全国中医药行业高等教育"十三五"规划教材

全国高等中医药院校规划教材（第十版）

药事管理学

（供中药学、中药制药、药学、管理学等专业用）

主　编

刘红宁（江西中医药大学）

副主编（按姓氏笔画排序）

何　宁（天津中医药大学）　　　　李春花（河北中医学院）

谢　明（辽宁中医药大学）　　　　覃　葆（广西中医药大学）

编　委（按姓氏笔画排序）

王素珍（江西中医药大学）　　　　王满元（首都医科大学）

邓伟生（黑龙江中医药大学）　　　兰　卫（新疆医科大学）

闫娟娟（山西中医学院）　　　　　李国文（上海中医药大学）

李越峰（甘肃中医药大学）　　　　吴颖雄（南京中医药大学）

张立明（宁夏医科大学）　　　　　胡奇志（贵阳中医学院）

侯安国（云南中医学院）　　　　　聂久胜（安徽中医药大学）

徐　文（山东中医药大学）　　　　郭冬梅（北京中医药大学）

唐冬蕾（成都中医药大学）　　　　程　潇（湖北中医药大学）

中国中医药出版社

·北　京·

图书在版编目（CIP）数据

药事管理学 / 刘红宁主编 . —北京：中国中医药出版社，2016.7（2018.8 重印）

全国中医药行业高等教育"十三五"规划教材

ISBN 978 – 7 – 5132 – 3493 – 1

Ⅰ . ①药… Ⅱ . ①刘… Ⅲ . ①药政管理 – 管理学 – 中医药院
校 – 教材 Ⅳ . ① R95

中国版本图书馆 CIP 数据核字（2016）第 150714 号

请到"医开讲 & 医教在线"（网址：www.e-lesson.cn）
注册登录后，刮开封底"序列号"激活本教材数字化内容。

中国中医药出版社出版

北京市朝阳区北三环东路 28 号易亨大厦 16 层
邮政编码 100013
传真 010 64405750
保定市西城胶印有限公司印刷
各地新华书店经销

开本 850×1168 1/16 印张 19 字数 475 千字
2016 年 7 月第 1 版 2018 年 8 月第 4 次印刷
书号 ISBN 978 – 7 – 5132 – 3493 – 1

定价 53.00 元
网址 www.cptcm.com

如有印装质量问题请与本社出版部调换（010–64405510）

社长热线 010 64405720
购书热线 010 64065415 010 64065413
微信服务号 zgzyycbs

书店网址 csln.net/qksd/
官方微博 http：//e.weibo.com/cptcm

淘宝天猫网址 http：//zgzyycbs.tmall.com

全国中医药行业高等教育"十三五"规划教材

全国高等中医药院校规划教材（第十版）

专家指导委员会

名誉主任委员

王国强（国家卫生计生委副主任　国家中医药管理局局长）

主 任 委 员

王志勇（国家中医药管理局副局长）

副 主 任 委 员

王永炎（中国中医科学院名誉院长　中国工程院院士）

张伯礼（教育部高等学校中医学类专业教学指导委员会主任委员
　　　　天津中医药大学校长）

卢国慧（国家中医药管理局人事教育司司长）

委　　　　员（以姓氏笔画为序）

王省良（广州中医药大学校长）

王振宇（国家中医药管理局中医师资格认证中心主任）

方剑乔（浙江中医药大学校长）

孔祥骊（河北中医学院院长）

石学敏（天津中医药大学教授　中国工程院院士）

卢国慧（全国中医药高等教育学会理事长）

匡海学（教育部高等学校中药学类专业教学指导委员会主任委员
　　　　黑龙江中医药大学教授）

吕文亮（湖北中医药大学校长）

刘　力（陕西中医药大学校长）

刘振民（全国中医药高等教育学会顾问　北京中医药大学教授）

安冬青（新疆医科大学副校长）

许二平（河南中医药大学校长）

孙忠人（黑龙江中医药大学校长）

严世芸（上海中医药大学教授）

李灿东（福建中医药大学校长）

李青山（山西中医药大学校长）

李金田（甘肃中医药大学校长）

杨　柱（贵阳中医学院院长）

杨关林（辽宁中医药大学校长）

余曙光（成都中医药大学校长）

宋柏林（长春中医药大学校长）

张欣霞（国家中医药管理局人事教育司师承继教处处长）

陈可冀（中国中医科学院研究员　中国科学院院士　国医大师）

陈明人（江西中医药大学校长）

武继彪（山东中医药大学校长）

范吉平（中国中医药出版社社长）

周仲瑛（南京中医药大学教授　国医大师）

周景玉（国家中医药管理局人事教育司综合协调处处长）

胡　刚（南京中医药大学校长）

秦裕辉（湖南中医药大学校长）

徐安龙（北京中医药大学校长）

徐建光（上海中医药大学校长）

唐　农（广西中医药大学校长）

彭代银（安徽中医药大学校长）

路志正（中国中医科学院研究员　国医大师）

熊　磊（云南中医学院院长）

秘　书　长

王　键（安徽中医药大学教授）

卢国慧（国家中医药管理局人事教育司司长）

范吉平（中国中医药出版社社长）

办公室主任

周景玉（国家中医药管理局人事教育司综合协调处副处长）

林超岱（中国中医药出版社副社长）

李秀明（中国中医药出版社副社长）

李占永（中国中医药出版社副总编辑）

全国中医药行业高等教育"十三五"规划教材

前 言

为落实《国家中长期教育改革和发展规划纲要（2010–2020 年）》《关于医教协同深化临床医学人才培养改革的意见》，适应新形势下我国中医药行业高等教育教学改革和中医药人才培养的需要，国家中医药管理局教材建设工作委员会办公室（以下简称"教材办"）、中国中医药出版社在国家中医药管理局领导下，在全国中医药行业高等教育规划教材专家指导委员会指导下，总结全国中医药行业历版教材特别是新世纪以来全国高等中医药院校规划教材建设的经验，制定了"'十三五'中医药教材改革工作方案"和"'十三五'中医药行业本科规划教材建设工作总体方案"，全面组织和规划了全国中医药行业高等教育"十三五"规划教材。鉴于由全国中医药行业主管部门主持编写的全国高等中医药院校规划教材目前已出版九版，为体现其系统性和传承性，本套教材在中国中医药教育史上称为第十版。

本套教材规划过程中，教材办认真听取了教育部中医学、中药学等专业教学指导委员会相关专家的意见，结合中医药教育教学一线教师的反馈意见，加强顶层设计和组织管理，在新世纪以来三版优秀教材的基础上，进一步明确了"正本清源，突出中医药特色，弘扬中医药优势，优化知识结构，做好基础课程和专业核心课程衔接"的建设目标，旨在适应新时期中医药教育事业发展和教学手段变革的需要，彰显现代中医药教育理念，在继承中创新，在发展中提高，打造符合中医药教育教学规律的经典教材。

本套教材建设过程中，教材办还聘请中医学、中药学、针灸推拿学三个专业德高望重的专家组成编审专家组，请他们参与主编确定，列席编写会议和定稿会议，对编写过程中遇到的问题提出指导性意见，参加教材间内容统筹、审读稿件等。

本套教材具有以下特点：

1. 加强顶层设计，强化中医经典地位

针对中医药人才成长的规律，正本清源，突出中医思维方式，体现中医药学科的人文特色和"读经典，做临床"的实践特点，突出中医理论在中医药教育教学和实践工作中的核心地位，与执业中医（药）师资格考试、中医住院医师规范化培训等工作对接，更具有针对性和实践性。

2. 精选编写队伍，汇集权威专家智慧

主编遴选严格按照程序进行，经过院校推荐、国家中医药管理局教材建设专家指导委员会专家评审、编审专家组认可后确定，确保公开、公平、公正。编委优先吸纳教学名师、学科带头人和一线优秀教师，集中了全国范围内各高等中医药院校的权威专家，确保了编写队伍的水平，体现了中医药行业规划教材的整体优势。

3. 突出精品意识，完善学科知识体系

结合教学实践环节的反馈意见，精心组织编写队伍进行编写大纲和样稿的讨论，要求每门教材立足专业需求，在保持内容稳定性、先进性、适用性的基础上，根据其在整个中医知识体系中的地位、学生知识结构和课程开设时间，突出本学科的教学重点，努力处理好继承与创新、理论与实践、基础与临床的关系。

4. 尝试形式创新，注重实践技能培养

为提升对学生实践技能的培养，配合高等中医药院校数字化教学的发展，更好地服务于中医药教学改革，本套教材在传承历版教材基本知识、基本理论、基本技能主体框架的基础上，将数字化作为重点建设目标，在中医药行业教育云平台的总体构架下，借助网络信息技术，为广大师生提供了丰富的教学资源和广阔的互动空间。

本套教材的建设，得到国家中医药管理局领导的指导与大力支持，凝聚了全国中医药行业高等教育工作者的集体智慧，体现了全国中医药行业齐心协力、求真务实的工作作风，代表了全国中医药行业为"十三五"期间中医药事业发展和人才培养所做的共同努力，谨向有关单位和个人致以衷心的感谢！希望本套教材的出版，能够对全国中医药行业高等教育教学的发展和中医药人才的培养产生积极的推动作用。

需要说明的是，尽管所有组织者与编写者竭尽心智，精益求精，本套教材仍有一定的提升空间，敬请各高等中医药院校广大师生提出宝贵意见和建议，以便今后修订和提高。

国家中医药管理局教材建设工作委员会办公室

中国中医药出版社

2016 年 6 月

编写说明

　　如何编写一本融知识性和实用性于一体的《药事管理学》教材，使学生产生学习兴趣并引导他们掌握药事管理的基本理论、基本方法和法律规章之规范，并为执业药师考试和药学服务提供参考，是我们编写本教材的基本出发点和最大愿望，同时也是一个难题。为此，我们在探索和实践基础上编写了这本《药事管理学》教材，并辅之以数字化教材，从而更好地拓展学生的知识面，培养其多视角看问题的习惯。本教材以药品的研发、生产、经营、使用、不良反应监测和召回之过程为主线，站在政府药品安全监管和企事业单位药品质量管理的不同角度，为保证药品质量安全和保障药品使用安全提供管理理论和方法，我们希望通过本教材的编写给学生以帮助，服务于大众用药安全。

　　本教材以药事管理的法律规章为主导，将药事管理的全过程作为本教材的结构主线，从相关概念、理论、方法，以及管理依据（法律规章）讨论药事管理的实际内容，使学生能较系统地学习和掌握药事管理学之相关内容和方法。

　　本教材在内容安排上注重结合相关学科（管理学、经济学、循证医学、法学等）理论、国家药品监管措施和药事管理技术的前沿成果，在传授理论基础的同时，力求拓展学生的知识面，开阔学生视野。

　　本教材结合学生的需要，一是将相关的法律规章进行分类介绍，二是对监管组织的变迁进行梳理，三是预判药事管理学之发展趋势，便于学生查阅和选择。

　　本教材每章都通过"引导案例"，让学生直观地感知本章的主题；每章结束时，给出一个案例，检验学生综合利用本章所学知识解决实际问题的能力，同时，还配有思考题，供学生思考和讨论。用身边事来吸引学生的高度关注，并参与所学内容的思考和实践。

　　本教材在文字教材的基础上辅之以数字教材配套，通过知识点将相关概念、理论用不同技术方法等，以数字化的形式进行梳理，使学习形式更加多样，学习内容更加丰富，更有利于学生学习、记忆和使用。

　　全国中医药行业高等教育"十三五"规划教材《药事管理学》是首次撰写，我们坚持实用性与理论性相结合的原则，尽量将学科前沿的理论和知识在本教材中加以呈现，就药事管理组织的变化、法律规章的变更等用表和图的形式进行总结，结合执业药师考试、临床药学服务等要求，本教材设有"管理理论在药事管理学中的运用""循证医学方法与药事管理""药事监管组织""药师与药学服务""药事管理学的发展趋势""药品类易制毒化学品管理""药品信息监管"等内容，使学生能准确、快速地掌握药事管理的内容和方法，了解药事管理的前沿，为胜任实际工作提供了知识准备。

　　本教材数字化工作是在国家中医药管理局中医药教育教学改革研究项目的支持下，由中国中医药出版社资助展开的。该项目（编号：GJYJS16079）由主编刘红宁负责，编委会全体人员参与。

本教材主要是为中药学、中药制药、药学和管理学等专业的学生编写，同时也为医疗专业和护理专业的学生拓展药事管理知识提供借鉴，供药品监管部门、企事业单位中从事药事管理的相关人员查阅，并为执业药师考试和药师继续教育培训提供参考。

本教材能较高质量地呈现在学生面前，离不开学识渊博的学长们之无私奉献，离不开中国中医药出版社的领导和编辑同志们的严格把关和悉心指导，离不开参与编写成员的敬业和奉献，离不开校稿成员们的严谨求实，在此，我们向他们表示深深的感谢！

在本教材编写过程中直接或间接地借鉴了国内外大量论著、教科书等一些素材，在此向原作者一并致谢！

药事管理学科发展迅速，药事管理相关法律规章、信息技术和科学研究发现变化不断，本教材若有疏漏不妥之处，敬请广大读者提出宝贵意见，以便再版时修订提高。

《药事管理学》编委会

2016 年 5 月

目 录

第一章　导　论

【引导案例】

保健食品与药品

某生物技术有限公司（证件持有者）的保健食品"×××牌蜂胶软胶囊"。该产品通过报纸和电视媒介发布广告，宣称"修复长期被糖毒、药毒损坏的心脑血管、肝肾及神经损伤，杜绝并发症风险，健康轻松地多活20年"等。CFDA于2015年11月12日对其违法行为移送有关部门查处。令有关省级食品药品监管部门依法撤销其有效期内的广告批准文号。

【思考】

1. 为什么CFDA要对其进行相关处理？
2. 药品与保健食品的主要区别是什么？
3. 保健食品与其他食品的主要区别是什么？

第一节　药品概述

人类在与疾病长期的抗争中，发现、发明了对抗疾病的相应物质，在不同的社会阶段，从不同的角度或观点出发，人们对药品的定义、特性、分类和管理等都有着不同的解释。本节将从法律和管理的角度对药品管理的相关问题进行阐述。

一、药品的定义

《中华人民共和国药品管理法》（以下简称《药品管理法》）对药品的定义：药品，是指用于预防、治疗、诊断人的疾病，有目的地调节人的生理机能并规定有适应证或者功能主治、用法和用量的物质，包括中药材、中药饮片、中成药、化学原料药及其制剂、抗生素、生化药品、放射性药品、血清、疫苗、血液制品和诊断药品等。

美国对药物的定义：药物（Drug）指：①法定《美国药典》（United States Pharmacopoeia）、法定《美国顺势疗法药典》（Homoeopathic Pharmacopoeia of the United States）或法定《国家处方集》（National Formulary），或对其中之一的任何增补中认定的物品；②预期用于诊断、治愈、缓解、治疗或预防人或其他动物疾病的物品；③预期用于影响人或其他动物身体结构或任何功能的物品（食物除外）；以及④预期用作第①、②或③项中所指定的任何物品的一种成分。"药物"必须是一种食物或饮食补充剂，应根据有关条款规定进行申明，它不仅仅是一个药物，它作为一种食物、饮食成分或饮食补充剂时，应按相应条款要求对其做出一种真实和不误导的声明，而不只是③项下的一个药物，因为标签或标记含有这样一种声明。

欧盟《关于人用药品的欧洲议会及其理事会指令（2001/83）》中人用的药品定义：药品是用于诊断、治疗人类疾病，恢复或影响人体的生理功能的物质或物质的组合，包括专利药、仿制药、免疫系统药、放射性药、血液及血浆制品、顺势疗法药品。

世界卫生组织对药品的定义：药品具有治疗、缓解、预防或诊断人和动物的疾病、身体异常或症状的，或者恢复、矫正或改变人或动物的器官功能的单一物质或混合物。

本书采用《药品管理法》中对药品的定义。

二、药品的分类

按不同的要求、不同的给药途径、不同的性质等可以将药品进行不同的分类，不同的学科采用不同的分类方法，中国药品管理法律法规中有关药品的分类如下。

（一）现代药与传统药

从药品的历史发展角度看，药品可分为现代药与传统药。

1. 现代药（modern medicines）　是指用现代医学观点和理论表述其特征，并能够用现代医学理论指导其研究与开发、制造和使用的药品，采用合成、分离提取、化学修饰、生物工程等方法制取。现代药首先在西方国家开始开发生产，后传入中国，老百姓常称其为西药，主要是指19世纪以来发展起来的化学药品（化学原料药及其制剂）、天然药物、抗生素、放射性药品、疫苗、血清、血液制品、生化药品和生物技术药品以及诊断药品等。现代药发展很快，已有数万个品种，该类药品的结构基本清楚，有控制质量的标准和方法。

2. 传统药（traditional drugs）　是指用传统医学观点和理论表述其特征，并能用传统医学理论指导其研究、开发、制造和使用的药品，是传统医学的主要组成部分，包括植物药、矿物药、动物药。中国传统药有中药和民族药，民族药主要有藏药、蒙药、维药、壮药、苗药、彝药、傣药等，中药是世界传统药中的典型代表。

（二）处方药与非处方药

根据药品品种、规格、适应证、剂量及给药途径不同，药品可分为处方药和非处方药。

1. 处方药（prescription drugs/ethical drugs）　是指凭执业医师和执业助理医师处方方可购买、调配和使用的药品。处方药中还有特殊管理的药品（包括麻醉药品、精神药品、医疗用毒性药品和放射性药品四大类）、其他严格管理的药品（易制毒化学品）、兴奋剂等。

2. 非处方药（nonprescription drugs/over-the-counter drugs）　是指由国务院药品监督管理部门公布的，不需要凭执业医师和执业助理医师处方，消费者可以自行判断、购买和使用的药品。

（三）新药、仿制药

按药品注册的创新程度、生产者的不同进行分类，可分为新药与仿制药。

1. 新药（new drugs）　是指未曾在中国境内外上市销售的药品。根据物质基础的原创性和新颖性，将新药分为创新药和改良型新药。

2. 仿制药（generic drugs） 仿制药是指仿与原研药品质量和疗效一致的药品。

（四）诊断药、预防药和治疗药

按照药品的用途不同进行分类，可将药品分为诊断药、预防药和治疗药。

1. 诊断药（diagnostic reagents） 又称诊断试剂，用以帮助医生判定人体健康状况和疾病的化学、生物物质及其理化组合或与器具、设备的组合。我国在注册和监督管理上将用于人体血液筛查，以及放射性核素标记的体外诊断试剂按药品管理，其他体外诊断试剂按医疗器械管理。

2. 预防药（preventive medicines） 指用于疾病预防目的之药品，典型的有计划生育用药和预防用生物制品。直接用于人体的体外消毒杀菌类制剂归入药品，不直接接触人体的按照消毒产品管理。

3. 治疗药（therapeutic drugs） 指用于机体疾病治疗，使疾病好转或痊愈的各类药品。

（五）中药与天然药、生物制品、化学药品

按药品成分不同可分为中药与天然药、生物制品、化学药品。

1. 中药与天然药（traditional Chinese medicines & natural drugs） 中药包括植物、动物、微生物和矿物药材，或其有效成分、有效部位的单、复方制剂。天然药物属于现代药，它与中药的主要区别在于其不是以中医理论为指导的组方制剂。

2. 生物制品（biological products） 是指用基因工程、细胞工程、发酵工程等生物技术制成的或从组织液中分离提取的，或其复合物等的生物大分子单组分、多组分或复方制剂，以及可以用于疾病预防或治疗的免疫制剂、生物活性制剂。

3. 化学药品（chemical drugs） 是通过合成或者半合成的方法制得的原料药及其制剂；天然物质中提取或者通过发酵提取的新的有效单体及其制剂；用拆分或者合成等方法制得的已知药物中的光学异构体及其制剂。

（六）国家基本药物、国家基本医疗保险目录药品、国家储备药品

从药品的社会价值和社会功能角度对药品进行分类，可分为国家基本药物、国家基本医疗保险目录药品、国家储备药品。

1. 国家基本药物（national essential drugs） 是指适应基本医疗卫生需求，剂型适宜，价格合理，能够保障供应，公众可公平获得的药品。

2. 国家基本医疗保险目录药品（drugs for basic national insurance） 是指在国家基本医疗保险制度指导下，为保障基本医疗用药，合理控制药品费用，国家本着临床必需、安全有效、价格合理、使用方便的收载原则，所收录的药品品种范围，包括全部基本药物。

3. 国家储备药品（national reserved drugs） 国家为维护社会稳定，加强药品储备管理，以确保发生灾情、疫情及突发事故时药品的及时有效供应所储备的药品，国家储备药品分中央与地方（省、自治区、直辖市）两级进行。

（七）进口药、医疗机构制剂和药械组合产品

从药品的来源渠道，可将其分为进口药、医疗机构制剂和药械组合产品等。

1. 进口药（imported drugs） 是指在境外生产，在国内上市销售的药品。

2. 医疗机构制剂（hospital preparations） 是本单位临床需要而市场上没有供应的品种，

并须经所在地省、自治区、直辖市人民政府药品监督管理部门批准后方可配制。

3. 药械组合产品（drug-device combination products） 系指由药品与医疗器械共同组成，并作为一个单一实体生产的产品。以药品作用为主的药械组合产品，需申报药品注册；以医疗器械作用为主的药械组合产品，需申报医疗器械注册。如带药物涂层的支架、带抗菌涂层的导管、含药避孕套、含药节育环等产品，按医疗器械进行注册管理，含抗菌、消炎药品的创可贴、中药外用贴敷类产品等按药品进行注册管理。如心脏起搏器、人工心脏瓣膜、血管内支架及导管、一次性使用塑料血袋、动物源医疗器械等，这些属于高风险医疗器械。

三、药品的属性与质量特性

根据药品的定义可知，药品是指用于预防、治疗、诊断人的疾病，有目的地调节人的生理机能并规定有适应证或者功能主治、用法和用量的物质。物质就其属性，加上使用它的特殊目的，从而质量特性尤其重要。

（一）药品的属性

药品从物质总体的概念看，它应该有自然和社会属性，从该物质的特殊用途来看，对其管理有不同于其他物质的相应法律，药品作为生产企业的产品，其商品属性也必然存在。

1. 自然属性（natural attribute） 自然属性是自然科学中自然界、生物界方面的事物本质的面貌、规律、现象，在人脑的反应和认识。也可以叫作人脑对自然界事物的面貌、规律、现象本质属性的反应和认识。药品的自然属性是指其本质的特性，如它的分子结构、药理特性、作用机理等就是人们对其本质的认识。

2. 社会属性（social attribute） 随着人类社会的发展，生产力和科学技术的提高，自然界里自然属性的东西也在不断地发展和变化，而被改变了的事物的属性就是社会属性范畴了。药品的研发、生产、经营、使用使其与社会的经济、文化、科学、环境、人群等形成了一定区域内的关系网络，药品关系到整个人类社会的繁衍和发展，还体现了公共福利和社会公共性的特点，这就是药品的社会属性所在。

3. 法律属性（legal attribute） 首先，在法学中，药品首先是产品，还是特殊产品，为保证人群的用药安全，国家制定一系列法律法规来实施监管，药品的质量等应符合《产品质量法》的规定，且受《消费者权益保护法》等一般法的调整，并受《药品管理法》等特别法的规制；药品的定义、注册、生产、经营、使用、知识产权、广告等都有明确的法律界定，充分体现了药品与其他商品的法律地位的不同，药品具有法律属性的特征。其次，药品的有效性和安全性是否包括法定性的问题则有探讨余地。

4. 商品属性（commodity attribute） 生产出来的药品要通过货币这一媒介同消费者进行交换，以取得药品生产者生产支出的补偿，维持其再生产，这种商品属性是药品在交换过程中所产生的附加属性。药品不仅是商品，而且是特殊商品，因为它具有：①生命关联性；②高质量性（药品只有合格品与不合格品的区分）；③公共福利性（国家对基本医疗保险药品目录中的药品实行政府定价，保证人们买到质量高、价格适宜的药品）；④高度的专业性；⑤品种多样性。

（二）药品的质量特性

药品质量特性是指药品与满足预防、治疗、诊断人的疾病，有目的地调节人的生理机能的要求有关的固有特性。药品的质量特性表现在 4 个方面：

1. 安全性（safety） 是指按规定的适应证和用法、用量使用药品后，人体产生毒副作用反应的程度。新药的审批中要求提供急性毒性、长期毒性、致畸、致癌、致突变等数据。在规定的用药条件下，药品使用应该是安全的。

2. 有效性（effectiveness） 是指在规定的适应证、用法和用量的条件下，能满足预防、治疗、诊断人的疾病，有目的地调节人的生理机能的要求。我国对药品的有效性表述分为"痊愈""显效"和"有效"。国际上有的采用"完全缓解""部分缓解"和"稳定"来区别。

3. 稳定性（stability） 是指在规定的条件下保持其有效性和安全性的能力。规定的条件包括在规定的效期内，以及生产、贮存、运输和使用等条件。

4. 均一性（uniformity） 是指药物制剂的每一单位产品都符合有效性、安全性的规定要求。均一性是指药品在制药过程中形成的固有特性。化学药品其均一性很好理解，但是中药的饮片是不是符合这一特性？

第二节 药品标准

药品与人类的健康和社会发展关系密切，因此对药品的管理显得尤为重要。制定相应的药品标准是管理的基础，是判断是否是药品，是否是合格药品的标准。

一、药品标准概述

（一）药品标准的定义

药品标准是国家对药品的质量规格和检验方法所做的技术规定，是药品生产、销售、使用和检验单位共同遵守的法定依据。合格的药品应有肯定的疗效、尽量小的毒性及副作用。好的药品质量标准应能控制药品的内在质量。药品质量的好坏，集中表现在有效性和安全性两方面，它取决于药品本身的性质和纯度。药品的有效性是发挥治疗效果的基本条件，安全性是保证药品充分发挥作用而又减少损伤和不良影响的必要条件。

（二）药品标准的内容和格式

1. 药品标准的内容 药品标准的内容一般包括：名称、成分或处方的组成；含量及其检查、检验的方法；制剂的辅料；允许的杂质及其限量、限度；技术要求以及作用、用途、用法、用量；注意事项；贮藏方法；安装等。其目的就是在正常的原辅料与正常的生产条件下通过药品标准检查与检验，以证明该药品的质量是符合专用要求的。制定药品标准必须坚持质量第一，充分体现"安全有效，技术先进，经济合理"的原则，药品标准应起到促进提高质量、择优发展的作用。

凡例、正文、附录、标准物质（对照品、对照药材、对照提取物、标准品）组成完整的药品标准。

2. 药品标准的格式 正文内容根据品种和剂型不同，按照顺序可分别列有：品名；有机药物的结构式；分子式与分子量；来源或有机药物的化学名称；含量或效价规定；处方；制法；性状；鉴别；检查；含量或效价测定；类别；规格；贮藏；制剂等。

NOTE

（三）国家药品标准

《药品管理法》规定，国务院药品监督管理部门颁布的《药典》（以下简称《药典》）和药品标准为国家药品标准。其内容包括质量标准、检验方法和生产工艺等技术要求。

国家药品标准由国家药品监督管理局批准颁布施行；并对其所批准颁布药品标准有解释、修订、废止的权力。根据《中华人民共和国标准化法》规定："保障人体健康，人身、财产安全的标准和法律是强制性标准。"为此，符合国家药品标准的药品才是合格药品，只有合格的药品才可销售、使用。

除中药饮片的炮制外，药品必须按照国家药品标准和国务院药品监督管理部门批准的生产工艺进行生产，生产记录必须完整准确。药品生产企业改变影响药品质量的生产工艺的，必须报原批准部门审核批准。

使用地方药品批准文号的药品，有的执行地方标准，有的执行国家标准。

1. 国家药典　《中华人民共和国药典》（以下简称《中国药典》）由国家药典委员会编纂，国家食品药品监督管理局颁布。《中国药典》是国家药品标准的核心，是国家为保证药品质量、保护人民用药安全有效而制定的法典。

《中国药典》于1953年编纂出版第一版以后，相继于1963年、1977年分别编纂出版。从1985年起每5年修订颁布新版药典一次，现行版为2015年版《中国药典》，是新中国成立以来第十版药典。国务院药品监督管理部门的药品检验机构负责标定国家药品标准品、对照品。药品标准的废止由CFDA按程序公布，新标准实施之日起旧标准废止。

2. 局颁药品标准　国家食品药品监督管理局颁布的药品标准，是指未列入《中国药典》而由国家食品药品监督管理局颁布的药品标准，以及与药品质量指标、生产工艺和检验方法相关的技术指导原则和规范。

3. 药品注册标准　是指CFDA批准给申请人特定药品的标准，生产该药品的生产企业必须执行该注册标准。药品注册标准是针对某一个企业的标准。根据《标准化法》规定和国际惯例，国家标准是市场准入的最低标准，原则上行业标准高于国家标准，企业标准应高于行业标准。所以，药品注册标准不得低于《中国药典》的规定。

4. 中药饮片炮制规范　《药品管理法》规定，中药饮片必须按照国家药品标准炮制；国家药品标准没有规定的必须按省、自治区、直辖市人民政府药品监督管理部门制定的炮制规范炮制。省、自治区、直辖市人民政府药品监督管理部门制定的炮制规范应当报国务院药品监督管理部门备案。

二、药品标准管理

（一）药品标准的制定与颁布、修订与废止

1. 药品标准的制定与颁布　《中国药典》的制定按立项、起草、复核、审核、公示、批准、颁布等环节进行。载入《中国药典》的药品标准，是国家对同品种药品质量的最基本的要求，该药品的研制、生产、经营、使用、监督及检验等活动的要求标准均不得低于《中国药典》的要求。

药品标准的载入应当按照《中国药典》收载原则进行，一般为质量可控、疗效确切，且工艺成熟的药品品种，其来源为药品注册标准、技术指导原则或规范，及其他需要制定国家药品

标准的，凡涉及专利的，按照国家有关规定执行。

2. 药品标准的修订与废止 《中国药典》的修订，是指对已载入的及需要载入但尚未载入的药品标准，按照《中国药典》收载原则重新审定，一般每五年修订一次。虽然《中国药典》是每 5 年颁布一次，但是在整个 5 年过程中，对药品标准的提高是不间断的，由增补本补充。对载入《中国药典》的药品标准修订及对经审定认为需要载入的药品标准，按照《中国药典》的制定程序进行。新版《中国药典》颁布实施后，原版《中国药典》载入的及增补本的药品标准同时废止。

（二）《中国药典》的载入原则、编纂体例

1.《中国药典》的载入原则

（1）科学性原则 药品的使用是为了提高大众的健康水平，《中国药典》载入的药品必须遵循科学性的原则，有严格的科学标准和科学依据，并能经受科学检验。

（2）实用性原则 药品的载入要体现出实用性，能够满足基本医疗卫生需求，剂型适宜、保证供应、基层能够配备、国民能够公平获得的药品，载入力求覆盖国家基本药物目录品种的需要，并扩大了中药饮片和常用辅料的收载。

（3）规范性原则 《中国药典》载入的药品其成分、作用机理、毒副作用等都必须是清楚的，严格按使用量、用药途径等规范要求进行载入。

（4）质量可控性原则 载入的药品在其生产、运输、储存和使用过程中要做到质量可以控制，这样才能使药品发挥正确的作用。

（5）标准先进性原则 随着国家科技的发展与进步，载入药品的标准应该与时俱进，体现标准的先进性。

（6）动态发展性原则 为适应药品研发、生产、检验、应用以及监督管理等方面的需要，国家药典委员会及时对国家药品标准进行新增修订和订正，也就是体现了药品载入的动态发展性。

《中国药典》2015 年版于 2015 年 12 月 1 日正式实施。《中国药典》2015 年版进一步扩大了药品品种的收载和修订，共收载品种 5608 种。其中，一部收载品种 2598 种，二部收载品种 2603 种，三部收载品种 137 种，并首次将上版药典附录整合为通则，与药用辅料单独成卷作为四部。《中国药典》2015 年版的实施，标志着我国用药、制药以及监管水平的全面提升，将促进药品质量的整体提高，对于保障公众用药安全有效意义重大。

2.《中国药典》编撰体例 《中国药典》编撰体例包括：凡例、正文、附录、标准物质（对照品、对照药材、对照提取物、标准品），它们组成完整的药品标准。

（1）凡例 凡例是为正确使用《中国药典》进行药品质量检定的基本原则，是对《中国药典》正文、附录及与质量检定有关的共性问题的统一规定。其包含：总则；正文；附录；名称与编排；项目与要求；检验方法和限度；对照品、对照药材、对照提取物、标准品；计量；精确度；试药、试液、指示剂；动物试验；说明书、包装、标签等。

（2）正文 系根据药物自身的理化与生物学特性，按照批准的处方来源、生产工艺、贮藏运输条件等所制定的、用以检测药品质量是否达到用药要求并衡量其质量是否稳定均一的技术规定。

正文内容根据品种和剂型不同，按照顺序可分别列有：①品名；②有机药物的结构式；

NOTE

③分子式与分子量；④来源或有机药物的化学名称；⑤含量或效价规定；⑥处方；⑦制法；⑧性状；⑨鉴别；⑩检查；⑪含量或效价测定；⑫类别；⑬规格；⑭贮藏；⑮制剂等。

正文与《药品生产质量管理规范》（Good Manufacturing Practice for Pharmaceutical Products，以下简称GMP）的关系：虽然正文所做的各项规定是针对符合GMP的产品而言，但是任何违反GMP所生产的产品，即使符合《中国药典》要求也不能认为其符合规定。

（3）附录　附录主要收载制剂通则、通用检测方法和指导原则。制剂通则是按照药物剂型的分类，针对剂型特点所规定的基本技术要求；通用检测方法系各正文品种进行相同检查项目的检测时所应采用的统一设备、程序、方法及限度等；指导原则系为执行药典、考察药品质量、起草与复核药品标准等所指定的指导性规定。

第三节　药事管理

一、药事管理概述

（一）药事范畴

"事"即"事情"，指自然界和社会中的一切现象和活动（新华词典，商务印书馆，1998年修订）。"药事"一词可理解为自然界和社会中一切与药有关的现象和活动事项（或事务）。由于各国"药事"内容范围的不同，与药有关的事项也不相同，因此，对"药事"的含义也不尽相同。

根据中共中央国务院2009年4月6日发布的文件《中共中央国务院关于深化医药卫生体制改革的意见》，概括我国"药事"范畴和主要内容为：建立国家基本药物制度；规范药品生产流通。完善医药产业发展政策和行业发展规划，严格市场准入和药品注册审批，大力规范和整顿生产流通秩序，推动医药企业提高自主创新能力和医药产业结构优化升级，发展药品现代物流和连锁经营，促进药品生产、流通企业的整合；建立便民惠农的农村药品供应网；完善药品储备制度；支持用量小的特殊用药、急救用药生产；规范药品采购，坚决治理医药购销中的商业贿赂；加强药品不良反应监测，建立药品安全预警和应急处置机制。

（二）药事管理内容

不同国家药事管理的内容有所不同。我国药事管理的内容主要包括：药事管理体制、药品管理法规制定、药品质量管理、药品注册管理、药品生产管理、药品经营管理、药品使用管理、药品包装管理、药品广告管理、药品说明书管理、药品价格管理、特殊管理药品的管理、中药管理、药品知识产权管理、药学技术人员管理等。

1. 药事管理体制　药事管理体制是指一定社会制度下药事系统的组织方式、管理制度和管理方法；是关于药事工作的国家行政机关、企事业单位机构设置、隶属关系和管理权限划分的制度；是药事组织运行机制的体系和工作制度。

2. 药品管理法规制定　药品关乎人群的生命和健康，是特殊的商品，所以对其管理有严格的法律规章约束，从国务院颁布的《药品管理法》，到CFDA的部门规章，再到省级食品药品监督管理局颁布的管理规定等，对药品进行严格的法制化管理，包括药品和药事管理立法和执法。

3. 药品质量管理　药品管理法规主要是保障药品质量。药品质量管理包括研究药品的特殊性及其管理的方法、制定药品质量标准，制定影响药品质量标准的工作标准和制度，制定国家基本药物目录，实施药品分类管理制度、药品不良反应监测报告制度、药品公报制度，对上市药品再进行评价，整顿与淘汰药品品种，并对药品质量监督、检验进行研究。

4. 药品注册管理　药品注册是指国家食品药品监督管理局根据药品注册申请人的申请，依照法定程序，对拟上市销售药品的安全性、有效性、质量可控性等进行审查，并决定是否同意其申请的审批过程。国家鼓励研究创制新药，对创制的新药、治疗疑难危重疾病的新药实行特殊审批。CFDA 主管全国药品注册工作，负责对药物临床试验、药品生产和进口进行审批，并遵循公开、公平、公正的原则。

5. 药品生产管理　药品生产管理包括国家对药品生产的管理和企业自身的管理。根据我国 GMP 的规定，企业应当建立药品质量管理体系，该体系应当涵盖影响药品质量的所有因素，包括确保药品质量符合预定用途的有组织、有计划的全部活动。企业应当建立符合药品质量管理要求的质量目标，将药品注册的有关安全、有效和质量可控的所有要求，系统地贯彻到药品生产、控制及产品放行、贮存、发运的全过程中，确保所生产的药品符合预定用途和注册要求。

6. 药品经营管理　《药品经营质量管理规范》（Good Supply Practice for Pharmaceutical Products，GSP）是药品经营管理和质量控制的基本准则，企业应当在药品采购、储存、销售、运输等环节采取有效的质量控制措施，确保药品质量。企业应当依据有关法律法规及本规范的要求建立质量管理体系，确定质量方针，制定质量管理体系文件，开展质量策划、质量控制、质量保证、质量改进和质量风险管理等活动。

7. 药品使用管理　药品使用管理的核心是保障合理用药，重点是药房管理，涉及药房的作用、地位、组织机构，药师的职责及其能力，药师与医护人员、患者的关系及信息沟通和顺利的交流，药品的分级管理、经济管理、信息管理以及临床药学、药学服务的管理等。

8. 药品包装管理　药品包装材料和容器是药品的有机组成部分，其质量与药品的质量息息相关；而药品包装工艺质量管理又是 GMP 的重要组成部分。在《药品管理法》中专列一章强调了药品包装的管理，直接接触药品的包装材料和容器（药包材）的生产质量管理体系必须符合国家标准，而药品生产的包装过程也必须符合 GMP 要求。直接接触药品的包装材料和容器的管理办法、产品目录和药用要求与标准，由国务院药品监督管理部门组织制定并公布。

9. 药品价格和广告管理　国家对药品价格实行政府定价、政府指导价或者市场调节价。列入国家基本医疗保险药品目录的药品以及国家基本医疗保险药品目录以外具有垄断性生产、经营的药品，实行政府定价或者政府指导价；对其他药品，实行市场调节价。

发布药品广告应当向药品生产企业所在地省、自治区、直辖市人民政府药品监督管理部门报送有关材料。核发药品广告批准文号的，应当同时报国务院药品监督管理部门备案。发布进口药品广告，应当向进口药品代理机构所在地省、自治区、直辖市人民政府药品监督管理部门申请药品广告批准文号。在药品生产企业所在地和进口药品代理机构所在地以外的省、自治区、直辖市发布药品广告的，发布广告的企业应当在发布前向发布地省、自治区、直辖市人民政府药品监督管理部门备案。接受备案的省、自治区、直辖市人民政府药品监督管理部门发现

NOTE

药品广告批准内容不符合药品广告管理规定的，应当交由原核发部门处理。

10. 药品说明书管理　针对药品说明书的管理有相应的法规，是用于指导药品注册申请人根据药品药学、药理毒理、临床试验的结果、结论和其他相关信息起草和撰写药品说明书的技术文件，也是药品监督管理部门审核药品说明书的重要依据。

从说明书、标签的内容要求、药品名称使用规定、商标使用规定，到说明书的修订、格式，以及标签的管理都有明确的规范。

11. 特殊管理药品的管理　狭义的特殊管理药品，是指"麻、精、毒、放"，即麻醉药品、精神药品、毒性药品、放射性药品。对特殊管理药品在研制、生产、经营、使用、运输、进出口等各环节均实行严厉的管制，国务院对这四类药品均颁布了相应的管理条例或办法。广义的特殊药品，是指特殊管理的药品。除上面的 4 类药品外，还包括药品类易制毒化学品、兴奋剂、含特殊药品类复方制剂。为了加强易制毒化学品管理，规范易制毒化学品的生产、经营、购买、运输和进口、出口行为，防止易制毒化学品被用于制造毒品，维护经济和社会秩序，制定《易制毒化学品管理条例》。

12. 中药管理　中药是中国医药学的重要组成部分，独具特色和优势，与现代药共同承担着保护人们健康的任务。中药管理从中药材种植、中药饮片，到中药材资源保护和中药材资源合理利用，以及提高中药质量，积极发展中药产业，推进中药现代化等内容均属于中药管理。

13. 药品知识产权管理　知识产权是高科技条件下企业最重要的资产之一，只有对包括知识产权资产在内的资源进行合理配置，才能形成竞争优势，药品知识产权的管理是运用相关法律对药品知识产权进行保护，涉及药品的商标权保护、专利权保护、著作权保护等。

14. 药学技术人员管理　药学技术人员是保障药品质量的关键因素，依法依规的药学技术人员管理是药事管理中的重要环节。药学技术人员的管理从药学人才培养，相应法律法规学习、执业资格获得，到继续教育、药学技术人员的药学服务、药学道德与伦理等。

（三）药事管理定义

药事管理是以药品为管理对象，以药品的安全为管理核心，围绕与药品有关的所有事项开展的各种管理活动。宏观上国家依照宪法通过立法，政府依法通过施行相关法律、制定并施行相关法规、规章，以保证人群用药安全、有效、经济、合理、方便、及时；微观上药事组织依法通过施行相关的管理措施，对药事活动施行必要的管理，其中也包括职业道德范畴的自律性管理。

二、药事管理发展历史

（一）中国药事管理发展史

中国药事管理从"神农尝百草，一日而遇七十毒"的传说，到《周礼》对医药行政管理制度和责任的文字记载，反映了中国药事管理有着悠久的历史，对人类的文明进步与健康做出了伟大的贡献。

1. 古代酿酒技术与医药管理　中国古代对药物的管理，有着与中医药同时发展的历史，从神农尝百草的药学实践过程起，就有意识地选择、辨别将动植矿物用于治疗疾病。特别是夏商时代酿酒与汤液的发明，奠定了药物管理的历史地位。"酒为百药之长"，"医（醫）"字从"酉"，可看出酒与医药的密切关系。随着酿酒技术之发展，到商周时期，发现了酒的一些特殊作用，酒可能是人类最早认识的兴奋剂（小剂量时）和麻醉剂（大剂量时），因此，在周朝出现了专管酒的官吏"酒正""掌酒之政令"，制定了具体的行政管理与责任制度。

2. 中国古代医药管理制度 古代药政管理始于周朝，建立了一整套医药行政管理组织和考核制度。《周礼·天官冢宰》记载："医师掌医之政令，聚毒药以供医事。凡邦之有疾病者、疮疡者造焉，则使医分而治之。岁终则稽其医事，以制其食，十全为上，十失一次之，十失二次之，十失三次之，十失四为下。"这里所说的医师，为众医之长，掌管国家医药卫生的行政事务。"医师"之下分设"上士二人，下士四人，府二人，史二人，徒二十人"。士即指食医、疾医、疡医、兽医等人员；府为掌药物、器械人员；史掌文书和医案；徒供役使并看护病人及制药。这里分工明确，人员各司其职，年终由医师考察其医药事务执行优劣情况，以制定人员级别和俸禄。这是中国最早建立的医药管理制度，"府"为最早专司药物管理的专门人员。

3. 中国古代医药行政管理发展 从周朝设立专门管酒的"酒正"和专掌药物事宜的"府"起，历代朝廷设置专门的医药管理机构和人员，掌医药之政令。春秋战国至秦汉时期，由于社会的急剧变革和学术上的百家争鸣，社会经济和科学文化呈现出前所未有的繁荣景象。在"诸子蜂起，百家争鸣"局面影响下，加上医药实践的成就，中医药理论体系和辨证论治原则开始建立并逐渐形成，推动医药管理制度不断发展完善。

秦汉王朝设太医令和太医丞掌握医药之政令。"药丞、方丞各一人"，药丞主药，方丞主药方。还有本草待诏、医待诏、典领方药、中宫药长、尝药太官等医药职官。南北朝至隋唐时期，在太医署下设立专门的药藏局，出现了专门的负责药物收发、存储管理的人员。《通志略十三·职官略第五》记载："药藏郎，北齐门下坊领药藏局，有监、丞各二人，侍药四人。隋如齐之制。唐药藏局有郎二人，丞二人。郎掌和剂、医药之事，丞贰之。"唐太医署既是国家最高医疗机构，又是医学教育机构，由行政管理、教学、医疗、药工四部分人员组成。《旧唐书·卷四十四·官职三》记载："太医署，令二人，丞二人，府二人，史二人，主药八人，药童二十四人，医监四人，药园师二人，药园生八人。太医令掌医疗之法，丞为之二。……诸医药博士一人，助教一人，医师二十人。医博士掌以医术教授诸生。"唐朝医药管理机构及人员分工细化，职责明确，医药教育得到发展，医药人员均"考试登用，如国子之法"。

宋代，医药管理组织进一步发展，设立翰林医官院，为能加强医药管理，改进太医局管理体制，该院专管医之政令和医疗事务，并设专管药政的机构"御药院""尚药局"，御药院保管国内外进献的珍贵药物，专为皇室贵族服务。尚药局为最高的药政机构。太医局专管医药教育。宋代的医药管理体制改革，是在唐、宋社会经济和城市工商业日益繁荣的基础上，为适应社会变革要求而产生的。北宋施行王安石变法，推行新政，按"市易法"设立了国家的药物贸易机构"官药局"，后改为"太平惠民局"，这是我国历史上最早的国家药局，使药物管理纳入国家法制管理的范围，由国家控制药物贸易，实行专营，制止商人投机，对制药实行监管。宋·周密《癸辛杂识·别集上》记载：和济惠民药局，当时制药有官监造，有官监门，又有官药，药成分之，内外凡七十局。出售则又各有监官，皆以选人经任者为之，谓之京局官……"药局"的创办，颁布了药物标准《太平惠民和剂局方》（简称"局方"），推行了成药，降低了药价，对人民的身体健康和疾病的救治、药物的贸易发展都产生了很大的作用。在药事管理发展史上，其制定的管理措施，如药物标准"局方"、药物生产监管与卖药轮值制度、药物质量检查制度等，作用巨大，影响深远，尤其是其专卖制度。宋代还曾以法律形式规定了医生的职

NOTE

业道德及医疗事故的责任，凡利用医药诈取财物者，以匪盗论处；庸医误伤致人死命者，以法绳之；主管官员不恤下属病苦者，亦予惩处。

元、明、清时期，医药管理机构与医药制度有了一些新的发展。元朝廷除设有御药院、典药局管理机构，为皇室贵族修制御用药物及和剂外，还设置有面向民间的药政机构（广惠司、广济提举司、大都惠民局、回回药物院等）。"掌修合药饵，以施贫民"；"大都、上都回回药物院二，秩从五品，掌回回药事"。明初置医学提举司，洪武三年（1370年）在太医院设惠民药局、生药库，有大使一人，副使一人。其职责为："凡药，辨其土宜，择其良楛（楛：恶也，劣也），慎其条制而用之。四方解纳药品，院官收储生药库，时其燥湿……礼部委官一员稽察之。"清朝设太医院，"置院使、左右院判各一员，御医十员，吏目二十员，俱属礼部职，专诊视疾病，修合药饵之事"。"凡药材出入隶礼部"。清朝在医药管理制度上，以刑律代罚比前代更为严厉，对开方配药有错者，处以笞杖之刑；医生误用针、药而使病人致死的，命其他医生来辨认方药、穴位，如属无意致害者，则以过失杀人论处，罚其不准行医；故意用假药治病以诈取他人财物者，则以盗窃论处；如因故意用假药致人而死或因事故用药杀人，则处以死刑。并且规定，未经官方许可而行医用药者，处以罚款。对太医院用药管理，"凡烹调御药，本院官清脉后开方，具本奏明同内臣监视。每二服合为一服，候熟分贮二器，本院官先尝之，次内臣尝之，其一器进御"。太医院内设专司药品加工的"切割医生"。使医药分工日趋完善。

4. 中国近代药事管理　鸦片战争前后的中国，烟毒泛滥，清政府多次下令查禁鸦片入口，但烟毒反而愈演愈烈。中国近代的药品管理受当时政治、经济的影响，清政府在1840年鸦片战争之后对药政管理处于失控的状态，国外大量化学原料药源源不断地输入中国。

民国时期的药政管理，明令禁止种植和吸食鸦片，在内务部下设卫生司，主管医药行政，由第四科主办药政管理。当时药政管理主要工作是：①审定、认可药剂士资格，发给或取消药剂士执照，对药剂士业务进行监督；②药商的呈报登录及取缔；③监督制药厂；④药品、毒剧品的核查及限制贩卖事宜；⑤调查方药等。1927年国民党中央政府成立后，照搬美国行政管理的模式，药政管理由卫生署内设医政科办理，1947年恢复建立卫生部后曾公布建立药政司。国民政府药政管理工作的主要内容：①1930年的卫生部颁布《中华药典》，它以《美国药典》1926年版为蓝本，参考《英国药典》和《日本药局方》等组织编订而成，收载药物718种。先后影印7次，未作任何修订。②公布了一批药政法规。《药师暂行条例》（1929年）；《管理药商规则》（1929年）；修正《麻醉药品管理条例》（1929年）；修正《管理成药规则（1930年）》；《细菌学免疫学制品管理规则》（1937年）；《药师法》（1944年9月）。③设立药品检验机构。1932年在全国经济委员会设中央卫生设施处，1933年改称卫生实验处，负责卫生实验及药品检验工作；1947年在卫生部下设立药品食品检验局。

5. 新中国药事管理

（1）初创时期　药事管理工作从新中国成立就受到重视。新中国成立初期，中央人民政府建立了卫生部，国家制定了保护人民身体健康，发展医药卫生事业的方针政策，确定了"预防为主，面向工农兵，团结中西医工作者"的卫生工作原则，统一全国医药卫生人员的思想，办好全国卫生医药事业。确定制药工业方针将以原料药为主，制剂为辅，对中药应有重点、有计划地进行整理。颁布药品管理的行政法规，如《关于严禁鸦片烟毒的通令》《管理麻醉药品暂行条例》《管理麻醉药品暂行条例实施细则》《中国药典》等。

药事管理组织机构逐步建立。卫生行政部门设立药政管理机构，1950 年中央卫生部医政局设置药政处；1953 年改为药政司，各省级卫生行政部门设药政处，负责国家各级药政管理工作。组建全国药品检验机构，1950 年卫生部接管原设置在上海的药品、食品检验局，组建卫生部药品检验所，并设立生物制品检定所。1954 年全国各省级卫生行政部门均组建省级药检所。至 1956 年，部分地、县设立了药检所，全国药品检验机构系统逐步建立。

国家药品生产经营管理机构成立。1952 年 9 月政务院财经委员会批准轻工部设立医药工业处，管理医药生产。1952 年 11 月经政务院批准，轻工部医药工业处改为医药工业管理局。1956 年医药工业管理局划归化工部；1958 年改为医药司。1954 年 4 月，政务院财经委员会批准组成国家医药工作委员会、中药管理委员会，由卫生部副部长苏井观任主任委员，协调全国医药管理工作，分工负责，加强联系。

（2）调整发展时期　20 世纪 50 年代后期药事管理工作步入调整发展时期，成立药品质量小组，加强药政管理工作，出台了一系列药品监督管理的行政法规，如《药品新产品管理办法》（1956 年），第一次明确了新药的定义和新药临床、生产审批的具体要求；《关于药品宣传工作的几点意见》，对药品宣传的内容和原则做出了规定，宣传内容必须实事求是，不得夸大，并须经省级卫生行政部门审查批准。

改革开放后，恢复和建立药事管理行政法规，1978 年 7 月起，国务院先后批转卫生部颁发《药政管理条例（试行）》，颁布了《麻醉药品管理条例》；卫生部、国家医药管理总局制定颁发《新药管理办法（试行）》、《医疗用毒药、限制性剧药管理规定》（1979 年）、《药品标准工作管理办法》（1980 年）、《医院药剂工作条例》（1981 年）等一系列药政管理文件，使我国药政管理工作得到恢复和加强，这些行政文件的颁布实施，为中国药事管理工作走上依法管理的轨道奠定了基础。国家有关部门开始组织起草《药品管理法》（草案）。并开展了药品生产企业的摸底和整顿，加强对医院制剂室的管理，下达了《医院药剂工作条例》。

（3）法制化时期　1984 年 9 月 20 日第六届全国人民代表大会常委会第七次会议审议通过了《药品管理法》，自 1985 年 7 月 1 日起施行。依据《药品管理法》，国务院先后发布了《麻醉药品管理办法》（1987 年 11 月）、《医疗用毒性药品管理办法》和《精神药品管理办法》（1988 年 12 月）、《放射性药品管理办法》（1989 年 4 月）等法规，国家对特殊管理的药品实行特殊的监管措施。卫生部作为《药品管理法》的行政执法主管部门，依据《药品管理法》制定发布了一系列配套文件：《中华人民共和国药品管理法实施办法》（1989 年 2 月）、《新药审批办法》（1985 年 7 月）、《新生物制品审批办法》（1985 年 9 月）。从 1985 年 10 月 1 日起，全国实行新药统一审批的管理办法，《药品广告管理办法》、《药品监督员工作条例》、GMP、《医院药剂管理办法》。到 20 世纪 80 年代末，以《药品管理法》为核心的药品监督管理法规体系基本形成，强化了国家对药品研究、生产、流通、使用过程的监管，推动了药事管理法制化进程。

2001 年 2 月 28 日，《药品管理法》由中华人民共和国第九届全国人民代表大会常务委员会第二十次会议修订通过，2000 年下发《关于城镇医药卫生体制改革的指导意见》（国办发〔2000〕16 号），全面推进实施城镇职工基本医疗保险制度改革、医疗卫生体制改革、药品生产流通体制改革，对医药卫生体制改革中的药品生产、经营、使用、价格等管理提出要求。2009 年发布的《中共中央国务院关于深化医药卫生体制改革的意见》对建立国家基本药物制度、规范药品生产流通等提出要求。2013 年 12 月 28 日第十二届全国人民代表大会常务委员

NOTE

会第六次会议对《药品管理法》做第一次修正；根据 2015 年 4 月 24 日第十二届全国人民代表大会常务委员会第十四次会议对《药品管理法》做第二次修正。

（二）国外药事管理发展史

世界各国在经历了曲折复杂的药学实践经验教训的基础上，特别是欧美等西方发达国家在 20 世纪经历了多次药物性灾难事件的悲剧后，对药品加强监督管理，并不断完善药事法规的建设。世界卫生组织（WHO）对有些管理经验进行推荐，得到普遍推广，成为药事管理的国际惯例。

1. 美国药事管理法制化发展

（1）法律法规的建立和完善　早在 1906 年美国国会就通过了《联邦食品和药品法》，由美国农业部化学局负责执行，这是第一部联邦药事法。20 世纪 30 年代（磺胺酏剂中毒事件）和 60 年代（反应停事件）发生的两次用药悲剧事件，促使美国国会进一步修订、修改药品法案。

第一部联邦药事法出台后，经过了不断的修正和完善，1911 年 Sherley 修正案取缔在专利药品标识上的欺骗性，1933 年，Tugwell 法案被国会通过，建立了更强有力的确保医疗器械和药品安全的法规。1938 年，通过《联邦食品、药品和化妆品法》，使食品、药品的管理更趋完善。同时，使化妆品和医疗器械的管理首次列入法规。1941 年，修正案增加了对每一批生产的胰岛素的安全性和疗效鉴定。1946 年，修正案补充了对青霉素的安全性和疗效鉴定。1951 年，Durham-Humphray 修正案对处方药和非处方药进行了划分。1953 年，修正案明确规定了 FDA 的检查职能。1954 年，杀虫剂修正案通过。1958 年，食品添加剂修正案通过。1962 年发生"反应停"事件，Kefauver Harris 药品修正案通过，要求药品上市不仅有效，还需安全。1966 年，FDA 组织评价 1938 年至 1962 年上市药品的有效性。1972 年，FDA 开始评价非处方药（OTC）药品。1976 年，医疗器械修正案通过。1980 年，婴儿营养食品法颁布。1983 年，珍稀药品法通过。1992 年，新药加速审批规定出台。美国的《食品、药品和化妆品法》也有不断的发展和完善。1962 年《药品修正案》进一步授权 FDA 在所有药品上市之前，要求生产者提供有效性和安全性的证据，并可命令有危险性的药品立即撤出市场。1976 年，《医疗器械修正案》授权 FDA 取缔有危害性的医疗器械在上市前必须证明其安全性。1994 年年底，美国国会通过了"关于饮食补充剂"（Dietary Supplement）的法律，为天然草药制品进入美国市场打开了方便之门。

为了满足患者用药需要，美国针对管理中的现实情况，通过法律程序，支持制药企业的研究开发，使美国的药品管理法律不断完善，并形成国际上公认的、科学的药品管理法律制度。1983 年国会通过《罕见病药物法案（Orphan Drug Act）》（也称为《孤稀药品法》），该法案同意每年拨款 1200 万美元作为临床研究基金，鼓励药品研究组织与制药公司将注意力集中在少见病患者身上，开发罕见病药品。1984 年颁布《价格竞争和专利期回复法案》，主要为了增进制药工业的竞争和降低药价，以利于消费者。1987 年颁布《处方药销售法》，禁止处方药从合法渠道转向非法渠道的销售；1992 年颁布《处方药使用申请税法》，要求药品及生物制品制造商支付申请的附加费。1992 年 FDA 关于新药优先加快审批的规定出台。1994 年国会通过《食品补充剂卫生及教育法案》，建立起对食品补充剂标签的规定。

（2）管理组织的建立和完善　FDA 最初隶属于农业部，1940 年，FDA 从农业部转到新成立的保护公众健康的联邦安全机构，后者又于 1953 年并入健康、教育部和福利部（HEW）。

1979 年，美国国会通过法案将 HEW 中的教育部分离出来成立教育部，余下部分，其中包括 FDA，改名为健康和人类服务部（HHS）。1988 年，国会肯定了 FDA 有效地保护了公众的健康，并认为其存在和重要地位应得到保护，其独立性和完整性应加强，以利于公众的健康。该法令提出 FDA 局长由总统直接任命。FDA 下设 7 个办公室和 5 个业务管理中心，以及一个地区业务系统，共有人员近 8000 人，其中 1/2 在本部，1/2 在其他地区工作。

FDA 的执行活动大致有三种：分析、监督和纠正。大多数分析工作是预防性的，在新产品上市过程中起到清理作用，他们复审新的药品、食品添加剂、兽药和生物制品有关文献和试验结果，并与有关的咨询委员会进行商讨。FDA 的地区办公室则负责化验市售的药品，以保证他们符合 FDA 的标准。发生违法事件，如发现伪劣或违标产品时，FDA 有权依法予以处理。

世界各国对药品管理的程序、管理体制等都在参考借鉴其科学规范的先进经验，特别是在药品生产管理规范制定实施方面，美国为各国提供了学习借鉴的模式，成为其他国家与国际惯例接轨的一个重要文件。

2. 欧洲及英国药事管理发展

（1）**药事管理法起源** 中世纪（5 世纪～ 17 世纪）意大利西西里统治者佛莱德立克二世于 1224 年公布第一个正式的药事管理法令，该法令规定：①药学职业从医学职业中分离出来；②官方要监督药学实践；③用誓言保证制备可靠的药品，这些药品是根据熟练的技术制备的，有均匀、一致的质量。这三条对欧洲及英国药事管理立法产生了三方面的影响，使近代欧洲及英国的药事法管理制度不断完善。

13 世纪开始，欧洲的医院逐渐从宗教垄断控制中脱离，置于国家市政当局的领导下，药学作为卫生事业的一部分，属政府管理。随着医学的发展和药物数量品种的增加，产生了药房，专门配制药物和发售药物，推动了药学的发展，由此产生了药学方面的专家，医师和药师的分业开始出现。佛莱德立克二世法令适应了这一社会发展，从立法上确定了药学职业从医学职业中分离出来。"官方要监督药学实践"为近现代国家依法加强药品管理奠定了法律基础，如意大利热亚那市于 1407 年制定发布的药师法，对药师的职责等问题做了规定，从法律上加强对药学实践过程的管理。中世纪以后欧洲各国政府以国家名义制定国家药品标准，为保证药品质量"均匀、一致"打下了技术管理的法律基础，使欧洲各国纷纷制定"药典"，实施标准化管理。如 1499 年的《佛洛伦斯药典》、1546 年的《纽伦堡药典》、1618 年作为第一版大不列颠王国全国性药典的英国药典"Londinensis 药典"等在欧洲都曾产生过重大影响。

（2）**英国药事法发展** 受中世纪欧洲药事法制度的影响，英国很早就通过制定药事法律管理药品及其实践。17 世纪早期成立的伦敦药剂师协会于 1841 年转变为大英药学会，即英国皇家药学会，该学会提出了控制毒药零售供应的法规和药剂师注册的规定。1859 年，英国议会制定通过了《药品、食品法规》，明确了对"商人制造出售掺假药物者须给予严厉惩罚"。同年对英国药典的出版做了法律的规定。1925 年在治疗药物法规中提出了对"生物制品"管理的要求，这个法规还规定了对药品生产者的登记注册及对审批产品制度和质量的检查。1933 年英国制定了《药房和毒药管理法规》，加强有关药品毒性的管理。1961 年因孕妇服用"反应停"而导致畸胎事件，英国也深受其害。这一教训引起社会广泛关注，从政府到公众都认识到制定法规加强药品管理的重要性。英国医学顾问委员会建议政府成立专家委员会复审新药，并提出

NOTE

了对新药毒性问题的看法。1963 年英国卫生部成立了药物安全委员会。同时建议应有一项新法规，对药物安全委员会的工作给予法令的支持，并对所有（英国）颁布的有关药品管理的法规进行一次清查检查。鉴于药品管理的实际情况，1968 年英国议会通过颁布了《药品法》，也称作《1968 年药品法》。除了麻醉药品另有法律外，该法包括了英国药政管理各个方面的内容。

政府任命药品"检查员"。英国在医、药分化成独立的职业前，主要由医生负责药品的调配与管理。1540 年英国法规授权任命四名伦敦医生为检查员，受命对"药商、药品和原料"进行检查，以保护消费者免受不法药商的欺骗。随着草药、香料、调味品贸易的发展，香料商发展了独特的手艺而成为药剂师，以及由炼金术士发展为化学师并转化为药师的演变。1545 年英国通过法律提出药剂师应具备草药使用和管理知识经验的要求。1617 年创立形成伦敦药剂师技艺协会，由此时起，在医生任"检查员"对"药商、药品和原料"进行检查的过程中，开始有药剂师协会的代表参加。

3. 日本药事管理的发展

日本药事管理的法规起源于 19 世纪，1847 年颁布的"医务工作条例"为第一个法规，这个法规主要明确了调剂的原则，对医师调配药品做了规定。1884 年制定了"医药条例"；1925 年制定了《药剂师法》，它是从"医药条例"中分出来的，后发展成为 1943 年的旧《药事法》，1948 年对旧《药事法》做了进一步的修订。这次修订的药事法包括了对化妆品和医疗用具的管理。"反应停事件"促使日本厚生省在 1967 年采取了严格审批新药上市，实行药品再评议以及制药企业有义务向国家管理当局提供药品副作用情报等措施，加强对药品管理。20 世纪 60 年代在日本发生了 Smon（斯蒙）病例，引起成千上万人患亚急性脊髓视神经炎，死亡人数达约 400 人。"Smon 事件"再一次给各国药品行政管理带来冲击，强化药事法建设再次引起日本各有关方面关注。1977 年 12 月厚生省药物局颁布了《药品副作用受害救济制度试行草案》。并对《药事法》进行修订，1978 年 7 月，日本厚生省发表了《药事法》修改要点后，于 1979 年 8 月作为政府提案向第八十八届国会提出，并于 9 月 7 日国会通过《药事法》修订案，一年后开始施行。这次修订法案进一步明确药事管理的目的是：确保药品的质量、有效性、安全性。

《药事法》《药剂师法》《麻醉药品控制法》《阿片法》《大麻控制法》《兴奋剂控制法》等为日本主要的药事管理法律。

第四节　药事管理学

一、药事管理学的定义与性质

（一）药事管理学的定义

药事管理学（the discipline of pharmacy administration）是一门正在发展的学科，美国学者 Manasse 和 Rucker 认为："药事管理学是药学科学的一个分支学科，它的研究和教育集中应用于社会、行为、管理和法律科学，研究药学实践中完成专业服务的环境性质与影响。"

明尼苏达大学药学院认为，与现在的以强调药物的合成、分离、吸收、分布、代谢、机理、活性物质等方面的药学学科比较，社会与管理药学研究的是药学的另一个系统，它研究药师、患者、其他医药卫生人员的相互关系、表现、行为、报酬、服务、教育；它研究这一系统与环境的关系。

《药事管理学科的历史发展》一书写到："药事管理学是一个知识领域，它具有社会科学的特性，与行政管理、经济、政策、行为、分配、法律和经营管理的功能、原理和实践紧密相连，涉及生产、分配、机构和人员，涉及满足法定药品的需求，满足给患者、处方者、调配者和卫生保健工业部门提供药学服务和药物信息。"

以上概念基本趋于一致，概括起来药事管理学是药学与社会科学相互交叉、渗透而形成的以药学、法学、管理学、社会学、经济学为主要基础的药学类边缘学科，是应用社会科学的原理和方法研究药事管理活动的规律和方法的学科。

（二）药事管理学的性质

1. 药事管理学是一门交叉学科 药事管理学是药学与社会科学交叉渗透而形成的边缘学科，涵盖了药学、管理学、社会学、法学、经济学、心理学等学科的理论和知识，是一门交叉学科。

2. 药事管理学是药学的一个分支学科 药事管理学是药学科学的重要组成部分，运用社会科学的原理和方法研究现代药学事业各部门活动及其管理，探讨药学事业科学管理的规律，促进药学事业的发展，因而是药学科学的一个分支学科。

3. 药事管理学具有社会科学的性质 药事管理学主要是探讨与药事有关的人们的行为和社会现象的系统知识，研究对象是药事活动中管理组织、管理对象的活动、行为规范以及他们之间的相互关系。因此，药事管理学具有社会科学的性质。

二、药事管理学的任务及研究内容

（一）药事管理学的任务

药事管理学科的任务是促进药学事业的发展，保证人民用药安全、有效、经济、合理，为保护人民群众的身心健康做出贡献。药事管理学科研究的最终目的，是通过对医药学领域各种社会、经济现象的探讨，剖析其影响因素，揭示其内在规律和发展趋势，从而为发展医药学事业提供理论依据和对策建议。

（二）药事管理学的研究内容

药事管理学是研究药学事业的活动和管理问题，提供药物的信息和药学服务，从而保障人体用药安全、维持人民身体健康和用药的合法权益。随着药学科学和药学实践的发展，药事管理学研究内容也在不断完善。根据教学、科研和实践情况，药事管理学科的研究内容主要有以下9个方面。

1. 药事管理体制 研究药事工作的组织方式、管理制度和管理方法，研究关于药事组织机构设置、职能配置及运行机制等方面的制度。运用社会科学的理论，进行分析、比较、设计和建立完善的药事组织机构及制度，优化职能配备，减少行业、部门之间重叠的职责设置，提高管理水平。

2. 药品监督管理 研究药品的特殊性及其管理的方法，制定药品质量标准，制定影响药品质量标准的工作标准、制度，制定国家药物政策，包括基本药物目录、实施药品分类管理制度、药品不良反应监测报告制度、药品质量公报制度等，对上市药品进行再评价，提出整顿与淘汰的药品品种，并对药品质量监督、检验进行研究。

3. 药品法制管理　用法律的方法管理药品和药事活动，是大多数国家和政府的基本做法和有效措施。药品和药学实践管理的立法与执法，是该学科的一项重要内容，要根据社会和药学事业的发展，完善药事管理法规体系，对不适应社会需求的或过时的法律、法规、规章要适时修订。药事法规是从事药学实践工作的基础，药学人员应能够在实践工作中辨别合法与不合法，做到依法办事。同时具备运用药事管理与法规的基本知识和有关规定分析和解决药品生产、经营、使用以及管理等环节实际问题的能力。

4. 药品注册管理　主要对药品注册管理制度进行探讨，包括新药注册管理、仿制药注册管理以及进口药品注册管理等。对新药的分类、药物临床前研究质量管理、临床研究质量管理及其申报、审批进行规范化、科学化的管理，制定实施管理规范如《药物非临床研究质量管理规范》（简称 GLP）、《药物临床试验质量管理规范》（简称 GCP），建立公平、合理、高效的评审机制，提高我国上市药品在国际市场的竞争力。

5. 药品生产、经营管理　运用管理科学的原理和方法，研究国家对药品生产、经营企业的管理和药品企业自身的科学管理，研究制定科学的管理规范如 GMP、GSP 及《中药材生产质量管理规范（试行）》（简称 GAP）指导企业生产、经营活动。

6. 药品使用管理　药品使用管理的核心问题是向患者提供优质服务，保证合理用药，提高医疗质量。研究的内容涉及药房的工作任务、组织机构，药师的职责及其能力，药师与医护人员、病人的关系及信息的沟通与交流，药品的分级管理、经济管理、信息管理以及临床药学、药学服务的管理。随着临床药学、药学服务工作的普及与深入开展，如何运用社会和行为科学的原理和方法，研究在使用药品的过程中，药师、医护人员和病人的心理与行为，研究沟通技术，推动药师和医生、护士的交流，药师和病人的互动，提高用药的依从性是今后药品使用管理的一项重点内容。

7. 药品信息管理　药品信息管理包括对药品信息活动的管理和国家对药品信息的监督管理。从药事管理的角度来讲，主要讨论国家对药品信息的监督管理，以保证药品信息的真实性、准确性、全面性，以完成保障人们用药安全有效，维护人们健康的基本任务。国家对药品信息的监督管理包括药品说明书和标签的管理、药品广告管理、互联网药品信息服务管理、药品管理的计算机信息化。

8. 药品知识产权保护　包括知识产权的性质、特征、专利制度、药品专利的类型、授予专利权的条件，运用专利法律对药品知识产权进行保护，涉及药品的注册商标保护、专利保护、中药品种保护等内容。

9. 药学技术人员管理　药学技术人员的管理在药事管理中尤为重要。保证药品的质量，首先要有一支依法经过资格认定的药学技术人员队伍，他们要有良好的职业道德和精湛的业务技术水平，优良的药学服务能力。因此，研究药师管理的制度、办法，通过立法的手段实施药师管理是非常必要的。

三、药事管理学的研究方法

（一）药事管理常用的研究方法

药事管理学具有社会科学属性，其研究方法属于社会学研究方法的范畴。根据研究的目标与问题的性质，可将研究方法分为调查研究、描述性研究、历史研究、发展性研究、实验研究、原因比较研究等。在实际研究中，各类研究方法常有所交叉，但应明确主要是哪种类型的研究并反映其特点。

1. 调查研究（investigative research） 调查研究是药事管理学研究中最常用、最重要的方法，同时也是一种最常用的收集资料的方法。作为研究方法，调查研究是以特定群体为对象，使用问卷、访问等测量工具，收集有关的资料信息，来了解该群体的普遍特征，是收集第一手数据用以描述一个难以直接观察的大总体的最佳方法。调查研究方法虽然准确性低，但较可靠，广泛用于描述性研究、解释性研究和探索性研究。

调查研究分为普查和样本调查两种类型。药事管理研究大多为样本调查。抽样方法是样本调查中的基本步骤，抽样设计对研究结果影响很大。样本大小、抽样方式和判断标准是样本设计的关键环节。

在调查研究中，问卷是收集调查数据的重要方法，包括自填式问卷、访问调查问卷。设计问卷时，应充分考虑问卷格式、答案格式、后续性问题、问题矩阵、提问顺序、答问指南等方面。邮寄的自填式问卷的回收率对样本的代表性有直接影响，一般来说，50% 的回收率是可以用来分析和报告的起码比例。

2. 描述性研究（descriptive research） 描述性研究旨在描述或说明变量的特质，对情况或事件进行描述、说明，解释现存条件的性质与特质，弄清情况，掌握事实，了解真相。如药品市场调查，目的是对购买或即将购买的某类、某品种药品的消费倾向进行描述。描述研究的应用范围很广，收集资料的方法也很多。根据描述对象不同，描述性研究可分为概况研究（如我国药品经营企业现状分析）、个案研究（如某制药厂现状分析）。目前，药事管理学研究大多为描述性研究。

3. 历史研究（historical research） 其主要目的是了解过去事件，明确当前事件的背景，探索其中因果关系，进而预测未来发展趋势，如探讨我国药品监督管理的起源与发展，探讨世界药事管理学科发展及启示。也可以结合当前药事管理的论题，作历史的追溯与分析，如以药品价格管理为题材，应用历史研究方法，探本溯源，了解其发展背景及发展轨迹，将对预测未来可能的发展有所帮助。

历史研究最主要的工作是历史资料的收集、鉴别、解释。史料的收集与鉴别往往比研究设计更为重要。历史研究的应用价值及结论在普遍性上受到限制，主要是由于其只能在已存的文献、史料中寻找证据。目前，历史研究方法在药事管理中应用不多。

4. 发展性研究（developmental research） 发展性研究是研究随着时间的演变，事物、群体变化的模式及顺序。如探讨药学教育的发展，了解不同时期药学教育的培养目标、课程设置、教学计划及教学内容，进而归纳其发展模式。发展性研究集中研究在一定时间内的变化和发展，研究变化、成长的模式（方式）及其方向、速度、顺序及影响的因素等问题。发展性研究可分为 3 类：

①纵向发展研究：在此研究中，由于取样问题随着时间演变而较复杂，从而增加了研究难度。由于选择性因素的影响，可能导致研究有倾向性而不客观。由于只用于连续性问题的研究，所以纵向研究需要投入较多人力、财力、物力。

②横向发展研究：其研究对象较多，但不能用于研究人类发展。横向研究虽然花经费少、

NOTE

时间短，但由于取样的样本不同，进行比较就非常困难。

③发展趋势研究：其易受无法预测的因素影响，一般来说，长期预测往往是猜想，短期预测则比较可靠、有效。

5. 实验研究（experimental research） 实验研究是指通过一个或多个实验组，用一个或多个控制处理措施后的结果，与一个或多个未进行处理的对照组进行比较，以研究可能的因果关系。适用于概念和命题相对有限的、定义明确的研究课题以及假设检验课题。如在药学教育方法中可采用此方法来研究。与实验研究相比，药事管理学实验研究与自然科学的实验研究虽然在设计方法上有很多相似之处，但在随机取样、确定自变量、测量结果、条件控制等方面均存在较大的差异，特别是人为因素影响，使得因果关系的准确度不高，因此其结果为可能的因果关系。另外，药事管理学研究是在社会事件的一般过程中进行的实验研究，而不是在实验室。

6. 原因比较研究（causal-compare research） 原因比较研究是通过观察现在的结果和追溯似乎可能的原因的材料，调查可能的原因和结果的关系。此方法与在控制条件下收集数据的实验方法对比，成为可能的因果关系的研究。原因比较研究的性质是"事后的"，这是指在有关的所有事件已发生后收集材料，调查者随后取一个或多个结果（依赖变量）并通过对过去的追溯去核查材料，找出原因、关系和意义。如假劣药案件，可以通过药品监督管理机构已掌握的材料，研究假劣药案发生的各种原因，并分析比较各种因素之间的关系。

（二）药事管理调查研究的一般程序

调查研究的一般程序是指对实际问题进行调查、研究和解答的全过程，分为准备阶段、实施阶段和总结阶段三个步骤。

1. 准备阶段 准备阶段包括确定研究课题、研究设计以及具体安排步骤。

（1）确定研究课题 进行一项调查研究首先必须确定研究课题，也即必须说明研究的对象是什么，为什么进行这样的研究，应根据社会的需要来选题。药事管理学研究选题要通过到药厂、医药公司、医院药剂科、药品检验所、药品监督管理部门及广大人群中去调查、了解药学各个领域工作的现状，发现问题，针对工作中存在的尚未解决的实际问题确定研究内容。

研究课题提出来后，必须对它加以评价。评价主要是说明课题研究的意义、价值、可行性以及研究条件等问题。评价一个课题是否值得研究，可根据三个原则来衡量。

①需要性原则：该原则体现了科学研究的目的性。有两种需要，一是实际工作中发现的对加强药事管理，提高药品质量，提高服务质量，维护人民健康有直接影响的问题，即社会实践的需要；另一种是出现一些事实与现有理论之间有矛盾的问题，即科学发展的需要。

②创造性原则：该原则体现了科学研究的价值，即题目应是新颖的，创新的，国内外尚无人研究的。

③科学性原则：该原则体现了科学研究的根据，即研究课题必须以客观事实和理论为依据。对研究课题的主、客观条件要进行可行性论证。主观条件是指研究人员的数量、专业知识、各种技能，有关人力、物力的配备，经费来源等，客观条件主要是指科学发展的程序，各方面资料的积累，研究方法是否可行等。

（2）研究设计 为实现研究的目的而进行的途径选择和工具准备。包括三个方面，即研究课题的具体化，确定研究的对象即分析单位和研究内容，为方案设计奠定基础；选择研究方式，如调查研究、实验研究、实地研究、文献研究，根据研究条件、内容、目的以及课题需要加以取舍；制定收集资料的具体形式，如调查问卷、访谈提纲、抽样方案的设计等。

（3）组织安排 即对一项研究的具体实施做出安排。首先需要选取或勘探好调查实施的地点，并就相关方面的联系、调查员的挑选与培训、实施过程的人员配置、物质供应、日程等做出具体安排。

2. 实施阶段 根据研究方案抽样、收集资料、整理资料。

（1）抽样 是从总体中按一定方式选择或抽取样本的过程，它是人们从部分认识整体的关键环节，其基本作用是向人们提供一种实现由部分认识总体的途径和手段。在药品质量检验或监督检查时，常常用到抽样的方法。抽样方法分为概率抽样与非概率抽样两大类，前者是依据概率论的基本原理，按照随机原则进行的抽样，可以避免抽样过程中的人为影响，保证样本的代表性；非概率抽样则主要是依据研究者的主观意愿判断或是否方便等因素来抽取对象，因而往往有较大的误差，难以保证样本的代表性。

（2）收集资料 选定具体方法收集有关资料，如采用问卷法收集资料。

（3）整理资料 资料的整理是统计分析的前提，其任务是对收集来的资料进行系统地科学加工，包括校对和简录。校对是对调查来的原始资料进行审查，看有无错误或遗漏，以便及时修正或补充；简录是对原始资料进行编码、登录和汇总，加以科学地分组，使材料系统化，为统计分析奠定基础。

3. 总结阶段 总结阶段是在全面占有调查资料的基础上，对资料进行系统分析和理论分析，进而写出研究报告。

（1）统计分析 统计分析包括叙述统计（描述统计）和推论统计（统计推断）。统计分析主要依据样本资料计算样本的统计值，找出这些数据的分布特征，计算出一些有代表性的统计数字，包括频数、累积频数、集中趋势、离散程度、相关分析、回归分析等。推论统计是在统计分析的基础上，利用数据所传递的信息，通过局部对全体的情形加以推断，包括区间估计、假设检验等内容。

（2）理论分析 理论分析是在对资料整理、汇总、统计分析的基础上进行思维加工，从感性认识上升到理性认识的过程。此过程是各种科学认识方法的综合。

（3）撰写研究报告 研究报告是反映社会研究成果的一种书面报告，它以文字、图表等形式将研究的过程、方法和结果表现出来。其作用与目的是告诉有关读者，作者是如何研究此问题的，取得了哪些结果，这些结果对于认识和解决此问题有哪些理论意义和实际意义等，以便与他人进行交流。

四、药事管理学科的发展历程

（一）国外药事管理学科的发展历程

19世纪的美国，贸易发展迅速，开设了很多药房、药店。药师既要配方发药又要经营生意。学习如何开展药房的经营业务以维持药房的生存，被列入当时的学徒式药学教育活动中，这是药事管理学科的萌芽。1821年费城药学院成立，开始了药学教育，并将"药房业务管理"列为药学教育基本课程；1910年，美国药学教师联合会首次在药学教育中提出了"商业药学"课程，1916年，美国开设了"商业与法律药学"课程，在1928年，又将其更名为"药学经济"，1950年再次更名为"药事管理"，最终将其名定为"药事管理学

NOTE

科"，对应的英文为 the discipline of pharmacy administration。随后几十年中，美国药事管理学科有了较大的发展。各药学院校相继成立了药事管理教研室，开设了多门课程。据1993 年美国药学院协会统计，在美国药学院校中 35% 开设了经济学、管理学、行为药学、药物流行病学、药学经济与政策、药品市场、药学实践伦理学、药学法律和规范等课程。20 世纪 50 年代以后，药事管理学科在美国高等药学教育中更受重视，药事管理学科这门专业不仅招收学士，而且还招收硕士、博士。目前攻读药事管理的硕士、博士研究生占全美药学研究生的 8% 左右。在高校，该学科的教师人数与药剂学、药物化学、药理学等学科基本相同。

前苏联将"药事管理学科"称为"药事组织"。1924 年，苏联在药学教育大会上明确提出"药事组织学"是高、中等药学教育的必修专业课，各药学院校均设置药事组织学教研室。国家设有中央药事科学研究所和地方药事科学研究室（站）。20 世纪 50 年代后在全苏药师进修学校设有药事组织专业，开设多门专业课程，其课程侧重于药事行政组织机构、规章制度及行政管理方面。

一些欧洲国家及日本称药事管理学为社会药学（social pharmacy）。在药学教育中也开设多门课程，如日本设有医院药局学、药事关系法规、药业经济、品质管理等课程。

（二）中国药事管理学科的发展历程

中国药事管理学科创建于 20 世纪 30 年代，当时只有部分教会学校开设了"药物管理学及药学伦理""药房管理"等课程。1954 年高教部仿苏联，在颁布的药学专业教学计划中将"药学组织"列为高等药学院（系）药学专业的必修课程和生产实习内容。1956 年后各高等药学院校普遍开设了"药事组织"课程。1966 年后开始了"文化大革命"，此类课程被迫停开。

1. 国家重视药事管理学科建设　1984 年《药品管理法》颁布，我国药事管理学科建设得到医药卫生、教育行政主管部门重视。卫生部先后在当时的华西医科大学、浙江医科大学以及大连市建立了三个国家级药事管理干部培训中心，在全国建立了七个卫生干部培训中心，对在职医药卫生干部进行现代管理知识和药事管理专业技术培训。

2. 药事管理学课程正式列入我国高等药学教育课程体系　1985 年，华西医科大学药学院、北京医科大学药学院、中国药科大学等先后开设"药事管理学"课程。1987 年，国家教委高等教育专业目录中将"药事管理学"列为药学、制药学、中药学、医药企业管理等专业必修课程。

1988 年，李超进主编的《药事管理学》由人民卫生出版社出版发行。1993 年，吴蓬主编卫生部规划教材《药事管理学》出版发行，之后对该教材进行了五次修订。1995 年，山东中医药大学、辽宁中医药大学等 10 所高等中医药大学合作编写出版了我国第一本供高等中药类专业使用的《药事管理学》教材。之后，各种《药事管理学》教材陆续出版发行。除此之外，有些院校还自编特色讲义和教材。教材建设推动了我国药事管理学科的发展。1995 年，国家执业药师、执业中药师资格考试将"药事管理与法规"列为四大考试科目之一，并组织专家编写了《药事管理》《中药药事管理》《药事法规汇编》等应试指导性教材。

1996 年，中国药科大学首次开设药事管理学本科专业。2002 年，北京中医药大学开设"工商管理专业药事管理（方向）"本科专业。1994 年，我国高等医学院校招收药事管理方向硕士研究生。2000 年，沈阳药科大学开始按照药学一级学科招收药事管理方向博士研究生。随后，其他大学也陆续招收了药事管理博士研究生。人才培养促进了我国药事管理学科的发展。

3. 药事管理学科研学术得到发展　1987 年，我国创办《中国药事》杂志，至今已有 20 多年的历史，在药学领域具有广泛而深远的影响。特别是在药监药检系统更是具有其他期刊不可比拟的作用。1996 年，中国药学会组建成立药事管理专业委员会（全国二级）学术机构，每年举办全国性药事学术交流。各单位和个人申报、主持了多项国家、省级药事管理学科科研课题，发表千余篇论文。这一系列教学、科研学术活动的开展，促使我国药事管理学科进入健康、快速发展的时期。

（三）药事管理学的发展趋势

20 世纪，药事管理学科的发展，对药学学科和药学实践做出了重大贡献并开辟了药学新领域。特别是一个国家、一个地区药品管理的有效经验，通过药事管理学科的传播，能迅速地推广到其他国家。药事管理理论与药学实践相结合，提高了药学领域各分支系统自身的水平，活跃了学术气氛，促进了整个药学事业的发展进步。

药事管理学科在发展过程中，同时受到各国政治、经济等多种因素的影响，这种影响也使药事管理学科不断地发展变化。总的发展趋势是从早期的商业药学（药品经营管理）向药品生产、经营企业的管理发展，继而发展到运用法律、行政手段进行药品质量的监督管理，由此向以保证药品安全有效、合理用药为目的的全面质量管理发展。当前，药事管理学科向以人为核心，运用社会学、心理学知识，面向患者和用药者的社会与技术服务发展。

随着科学技术的发展，药事管理学的发展必将与信息技术、互联网、精准医学等密不可分，在研究方法、学科内容、目标对象、手段、服务方式等方面都将有变革式的发展。

【课后案例】

网络销售处方药将解禁

2014 年 5 月，CFDA 出台"关于《互联网食品药品经营监督管理办法（征求意见稿）》公开征求意见的通知"。《征求意见稿》对放宽经营主体、开放处方药销售、承认第三方平台合法等内容均有明确表述。这意味着我国原来严格监管的网络不能销售处方药，将迎来"解禁"。处方药网购放开，有可能出现假药和用药风险，自征求意见到现在已经过去近 2 年，网络销售处方药的路还有多远？

【思考】

1. 为了保障大众用药安全，网上销售处方药之路，究竟面临哪些障碍？

2. 网上销售处方药怎样才能走得更稳更远，请你给出管理方案。

【思考题】

1. 请列举药品的分类方式。

2. 药品特性有哪些？

3. 药事管理包括哪些内容？

4. 简述药事管理研究的方法。

5. 简述药事管理调查研究的一般程序。

6. 描述药事管理学科发展趋势。

NOTE

第二章　药事管理的相关学科基础知识

【学习目标】

1. 掌握：药事管理相关的经济学、管理学、公共政策、流行病学、循证医学等知识内容以及理论基础。

2. 熟悉：经济学、管理学、公共政策、流行病学、循证医学等与药事管理相关学科的基础知识。

3. 了解：运用经济学、管理学、公共政策、流行病学、循证医学等分析和理解药事管理的相关知识。

【引导案例】

南京 × × 园陈馅月饼事件

2001 年 9 月 5 日，中央电视台等多家媒体报道了南京 × × 园陈馅月饼事件，随后，全国月饼整体销售量下降了 40%，各地带有"× × 园"名称的企业受到影响最大。上海 × × 园 10 天内销售量下降了 50%，在全国 12 个主要市场中退出了 5 个，估计利润损失在 70%～80% 之间。9 月 20 日，上海 × × 园宣布要起诉南京 × × 园。2002 年春节之后，南京 × × 园食品有限公司向南京市中级法院申请破产。显然，市场对月饼生产厂家实施了"连带性惩罚"，一些学者将这一事件称之为"品牌株连"。

【思考】

1. 为什么以前人们没有发现南京 × × 园的陈馅月饼，而一旦发现后会出现品牌株连，也就是连带性惩罚？试运用信息不对称理论加以解释。

2. 如果南京 × × 园生产的不是月饼而是一种药品，会出现什么后果，请讨论一下我们采取什么样的措施，可避免药品行业由于生产者与消费者之间的信息不对称而出现类似问题。

第一节　管理学与药事管理

一、管理概述

管理活动自古就有，它起源于人类的共同劳动。当人们组成一个群体去实现共同目标，就必须有管理，目的是协调集体中每个成员的活动。管理的范围很广，是我们这个现实世界普遍存在的现象。管理是人们在共同劳动中需要进行协作而产生的，而且协作劳动的规模越大，复杂程度越高，持续的时间越长，就越表现出管理的重要性。

（一）管理的定义与管理的职能

1. 管理的定义　自从 20 世纪初，管理学作为一门新兴学科形成发展以来，管理学者们对管理的定义做了大量的研究，并从不同的角度和侧重点，提出了大量的关于管理的定义。

"科学管理之父"泰罗提出："管理就是确切地知道你要别人干什么，并使他用最好的方法去干。"他认为：管理，就是指挥他人能用其最好的工作方法去工作。

现代经营管理理论的创始人、法国管理学家亨利·法约尔提出："管理是由计划、组织、指挥、协调及控制等职能为要素组成的活动过程。"该定义明确了管理的过程和职能。他的观点经历了 90 多年的研究与实践，虽然在此期间，对管理职能的提法各有不同，但基本上没有本质的变化，并已成为现代管理理论的基础。

美国管理学家彼得·德鲁克提出："管理是一种以绩效为基础的专业职能。"他认为：管理是专业性的工作，与其他技术工作一样，有自己特有的技能和方法；管理人员是一个专业管理阶层；管理的本质和基础是负有执行组织任务的责任。德鲁克的观点注重强调管理的自然属性，淡化管理的社会属性。

诺贝尔经济学奖获得者赫伯特·西蒙提出："管理就是决策。"他认为：管理者所做的一切工作归根到底是在面对现实与未来以及面对环境与员工时，不断地做出各种决策，使组织可以不断地运行下去，直到获得满意的结果，实现令人满意的目标要求。

综合来讲，比较完整的管理定义是：管理是指一定组织中的管理者通过有效地利用人力、物力、财力、信息等各种资源，通过决策、计划、组织、领导、激励和控制等职能，协调他人的活动，共同实现既定目标的活动过程。

管理定义包括以下含义：

（1）管理的目的是有效实现目标。所有的管理行为，都是为实现目标服务的。管理是一种有意识、有目的的活动过程。管理只有在目标明确的基础上，才能组织并实施。

（2）管理的过程是由一系列相互关联、连续进行的活动所构成的，实现目标的手段是管理的各项职能。任何管理者，要实现管理目标就必须实施计划、组织、领导、控制等管理行为与过程。这些，是一切管理者在管理实践中都要履行的管理职能。

（3）管理的本质是协调。要实现目标，就必须使资源与职能活动协调，而执行管理职能的直接目标与结果就是使资源与活动协调。因此，所有的管理行为在本质上都是协调问题。

（4）管理的对象是以人为中心的组织资源与职能活动。一方面，指出管理的对象是各种组织资源与各种实现组织功能目标的职能活动；另一方面，强调了人是管理的核心要素，所有的资源与活动都是以人为中心的。

（5）管理是在一定的环境条件下进行的，环境既为组织提供了机会，也对组织形成威胁。正视环境的存在，一方面，要求组织设计和维持一种良好的环境，这种环境相对稳定又同时具有适应性；另一方面，管理的方法和技巧必须因环境条件的不同而随机应变，没有一种在任何情况下都能奏效和通用的管理办法。

（6）管理的作用在于它的有效性。管理者的最终责任是取得高的绩效，即以有效益和高效率的方式使用资源来实现组织的目标。效率与效益是相互联系的，效益是解决做什么的问题，它要求我们确定正确的目标；效率是解决怎么做的问题，它要求选择合适的行动方法和途径，以求比较经济地达到既定的目标。

2. 管理的职能　一般来讲，计划、组织、领导、控制是各学派公认的管理职能的表述。

管理的各项职能是相互联系的。为了实现组织目标，首先管理者要根据组织内外部环境条件，确立组织目标并制定出相应的行动方案；一旦目标明确，就要组织力量去完成，为了落实计划，管理者要进行组织工作；由于目标的完成有赖于组织成员的共同努力，为了充分调动组织成员的积极性，在目标确定，计划落实下去以后，管理者还要加强领导工作；在设立目标、形成计划、建立组织、培训和激励员工以后，各种偏差仍可能出现，为了纠正偏差，确保各项工作的顺利进行，管理者还必须对整个活动过程进行控制，开展控制工作。如此不断循环，把管理工作推向前进。

（二）管理的基本问题

1. 管理资源的配置　组织目标确定后若要实现，必须有资源的支撑。一个组织能否调动更多的资源来支撑本组织目标的实现，充分表明了该组织调配资源能力的高低。现实中，组织的资源都是有限的。为了充分利用这些资源，管理活动就不得不比较它的成本与收益，选择更合适的管理活动。"资源有限，创意无限"，这才是现代组织在面对自己有限资源时的正确态度。

所谓资源的配置，就是指对组织中的人力资源、金融资源、物质资源、信息资源以及关系资源等不同类型的资源，根据组织目标和产出物内在结构的要求，在量和质等方面进行不同的配比，并使之在产出过程中始终保持相应的比例。管理作为对组织内有限资源整合的活动，贯穿于组织资源配置的全过程。

2. 管理环境的变化　管理环境，是指存在于社会组织内部与外部的影响管理实施和管理功效的各种力量、条件和因素的总和。随着经济、社会、科技等诸多方面的迅速发展，特别是世界经济全球化、一体化过程的加快，全球信息网络的建立和消费需求的多样化，组织所处的环境更为开放和动荡。这种变化几乎对所有组织都产生了深刻的影响。

按照环境因素是对所有相关组织都产生影响还是仅对特定组织具有影响，我们将组织所处的环境分为外部环境和内部环境。一般来说，组织的外部环境因素决定了一个组织可以做什么和不可以做什么，有哪些机会和威胁；内部环境因素则决定了该组织中的管理者能够做什么以及怎么做，做到何种程度等。

组织内部环境一般包括组织文化环境和组织经营环境两部分。组织文化环境是处于一定经济社会文化背景下的组织，在长期发展过程中逐步形成的独特的价值观、行为规范、道德准则以及群体意识等，对组织的绩效有着长期的和间接的影响。组织经营条件是指组织所拥有的各种资源的数量和质量的状况，包括人员素质、资金状况、技术能力、物质条件、信息管理水平、企业信誉等，对组织的绩效有着直接的影响。

组织外部环境一般分为任务环境因素和一般环境因素，所谓任务环境因素是指对组织目标的实现有直接影响的外部环境因素，又称微观环境。主要包括供应者（供应商）、服务对象（顾客）、竞争者、政府管理部门和社会特殊利益代表组织等。一般环境因素指政治法律、经济、社会文化、科学技术等对所有组织都产生间接影响的外部环境因素，又称宏观环境。

3. 管理机制的选择　管理机制是以客观规律为依据，以组织的结构为基础，由若干子机制组合而成。对于一般管理系统，主要包括运行机制、动力机制和约束机制三个子机制。

运行机制是组织中最基本的管理机制，是管理机制的主体。运行机制主要指组织基本职能的活动方式、系统功能和运行原理。任何一个组织，大到一个国家，小到一个企业、单位、部门，都有其特定的运行机制。

动力机制是管理系统动力的产生与运作的机理。动力机制主要由利益驱动、政令推动和社会心理推动三方面构成。

约束机制是对管理系统行为进行限定与修正的功能与机理。约束机制主要包括权力约束、利益约束、责任约束和社会心理约束四个方面。

4. 管理方法的运用　管理方法是指管理者为实现组织目标，组织和协调管理要素的工作方式、途径或手段。管理方法是实现目标的中介和桥梁，对于管理功效及目标实现，具有非常重要的意义。在管理方法体系中，主要包括：经济方法、行政方法、辩证逻辑思维方法、创造性思维方法、权变思维方法等。

（三）管理理论

1. 科学管理学派　科学管理学派的理论渊源可以追溯到20世纪初泰罗的科学管理。"科学管理"的实质，是反对凭经验、直觉、主观判断进行管理，主张用最好的方法、最少的时间和支出，达到最高的工作效率和最大的效果。这一点与管理科学所要求的最优化不谋而合。但作为科学管理学派的进一步发展，它的研究范围已经远远不是泰罗时代的操作方法和作业研究，科学管理学派运用了更多的现代自然科学和技术科学的成就，研究的问题也比科学管理更为广泛。

科学管理学派的管理思想，注重定量模型的研究和应用，以求得管理的程序化和最优化。他们认为，管理就是利用数学模型和程序系统来表示管理的计划、组织、控制、决策等职能活动的合乎逻辑的过程，对此做出最优的解答，以达到企业的目标。数量管理科学就是制定用于管理决策的数学或统计模式，并把这种模式通过计算机应用于企业管理理论和方法的体系中，这种方法通常就是运筹学。因为这个学派是新理论、新方法与科学管理理论相结合，而逐渐形成的一种以定量分析为主要方法的学派，因此它是泰罗科学管理理论的拓展。

2. 系统管理学派　系统管理学也是20世纪形成的新型学科。它是一门理论深刻、严谨而又有强烈技术实践能力的科学学科。该学派的主要理论要点是：组织是一个由相互联系的若干要素组成的人造系统；组织是一个为环境所影响，并反过来影响环境的开放系统。组织不仅本身是一个系统，它同时又是一个社会系统的分系统，它在与环境的相互影响中取得动态平衡。组织同时从外界接受能源、信息、物料等各种投入，经过转换，再向外界输出产品。

系统学派从系统观点出发，认为企业是一个由相互联系而共同工作的各个要素（子系统）所组成的以便达到一定目标（既有组织的目标，又有其成员个人的目标）的系统。企业又是一个开放的系统，它同周围环境（顾客、竞争者、工会、供货者、政府等）之间存在着动态的相互作用，并具有内部和外部的信息反馈网络，能够不断地自动调节，以适应环境和自身的需要。

系统管理学派的影响是很大的，尤其是利用系统的方法来进行管理，使管理的思想有了一个巨大的发展。现在任何一个现代的管理人员都应该掌握的管理思想就是系统的思想。系统管理学派对管理的定义是：用系统论的观点对组织或企业进行系统分析，进行系统管理的过程。系统管理学派认为，要进行成功有效的管理，就要对企业系统的基本问题进行系统分析，以便找出关键所在。系统分析要求有严格的逻辑性，即在拟订方案前先要确定方案的目的，实现的

NOTE

场所、地点、人员和方法。

3. 权变管理学派　权变管理学派是20世纪60年代末70年代初在美国经验主义学派基础上进一步发展起来的管理理论。权变理论认为，在组织管理中要根据组织所处的环境和内部条件的发展变化随机应变，没有什么一成不变、普遍适用、最好的管理理论和方法。

以往其他的理论有两个方面的缺陷，一是忽略了外部环境的影响，主要侧重于研究加强企业内部的组织管理。如泰罗的科学管理，法约尔的古典组织理论等。尽管系统管理理论也强调系统和环境之间的关系，但是又把企业作为一个独立的系统来研究，其实在许多情况下，企业不仅仅是一个独立系统，而是一个与环境紧密相连的实体。二是以往的管理理论大都带有普遍真理的色彩，追求理论的普遍适用性和最合理的原则、最优化的模式，但是真正在解决企业的具体问题时，却常常显得无能为力，而权变理论的出现意味着管理理论向实用主义方向发展前进了一大步。

权变学派的主要作用是将管理理论有效地指导管理实践，它在管理理论与实践之间成功地架起了一座桥梁。它反对不顾具体的外部环境而一味追求最好的管理方法和寻求万能模式的教条主义，强调要针对不同的具体条件采用不同的组织结构领导模式及其他的管理技术等。该理论把环境作为管理理论的重要组成部分，要求企业各方面活动要服从环境的要求。

但是，权变理论在方法论上也存在着严重的缺陷，主要问题是仅仅限于考察各种具体的条件和情况，而没有用科学研究的一般方法来进行概括；只强调特殊性、否认共性。这样研究，不可避免地滑到经验主义的立场上去。权变学派把各个学派的优点加以综合，也看到了其他学派的不足。尽管它得到了广泛的应用，但是权变学派对于管理理论没有突破性的发展，它的成绩在于对以往的管理理论的灵活应用，所以它本身并没有独特的内容。

二、管理理论在药事管理中的运用

（一）科学管理思想与药事管理

泰罗的科学管理的一个重要贡献是提出了标准化管理的思想，这种思想在后来的管理实践中不断得到发展，不仅仅运用在生产的管理，还运用在各个方面的管理。在药事管理中标准化管理的思想体现在诸多方面，甚至可以说无处不在。以下仅举几个例子予以说明。

1. 药品标准　在药事管理中对于所有注册药品设立了药品标准，其最典型的代表就是国家药典。药品标准的作用体现在以下几个方面：一是对于同一品种药品的质量指标和加工工艺进行统一规定，以保证不同企业和同一企业不同批次生产的同一品种药品符合相同的质量要求；其次，对于有关检验方法进行统一规定，以保证所有的企业内部质量检验和外部监管符合同一规定的要求。

2. GMP认证标准　政府的药品监督管理部门对所有药品生产企业进行GMP认证，也就是说要求所有药品生产企业符合GMP标准。这意味着药品生产企业在机构与人员、厂房设施及设备、洁净区、物料与产品、文件管理、生产管理、质量控制与质量保证、无菌药品灭菌方式及药品批次划分等诸多方面符合国家规定的标准才能进行相关药品的生产。GMP认证正是国家运用标准化管理的思想来保证药品质量的一种科学、先进的管理方法。与药品标准不同，GMP标准是一种动态的标准，或者说是一系列原则性的标准。

3. 执业药师资格考试　我国的执业药师资格考试制度实际上也是对于药学技术人员的一

种标准化考试和管理制度。所有的人员需通过药学（或中药学）专业知识（一）、药学（或中药学）专业知识（二）、药事管理与法规、综合知识与技能四门课程的考试合格后才能进行注册和执业。这样就建立了一套药学技术人员的知识体系的专业化标准，只有符合这个标准并通过考试的人员才能承担有关的药学技术工作。

药品各种标准化管理的关键是各类标准中包含了技术、管理、知识的进步和经验的总结，标准本身就是技术与管理的结合，是随着有关技术和管理的进步而不断改进和演化的。

（二）系统管理思想与药事管理

国家对于药品行业的监管方式及监管模式体现在《药品管理法》的有关内容中，其中一个重要的监管思想是系统管理的思想。药品管理法把药品行业从研发、生产、流通到使用看作一个完整的系统。

国家对药品监管的首要的方式是对于进入系统的所有企业和药品进行监管，医药企业需要领取《药品生产许可证》《药品经营许可证》《医疗机构制剂许可证》，而药品需要获得《药品进口注册证》、《医药产品注册证》、药品批准文号等文件。

对于这个大系统的监管包括了人员、企业、药品以及信息等方面的监管，对于人员的监管《药品管理法》在第二、三和四章给出了相应的规定，对于药品信息的监管包括标签、说明书以及药品广告，《药品管理法》分别在第六、七章做出了规定。

这个药品大系统是不断变化和演化的，比如说 2012 年新修订的新版 GSP 认证标准就把对于药品物流企业的要求纳入了监管的范围，这是随着系统变化而做出的相应的管理方面的调整。

（三）权变管理思想与药事管理

权变管理思想在药事管理中最典型的应用是对于中药的监管。体现在两个方面：第一是规定城乡集贸市场可以出售中药材，第二是中药品种保护条例。

中药的监管存在一些特殊情况，一是存在药食同源的药品，二是大量中药材分散种植或采收，三是标准化体系不完善。这些特殊情况给许多环节的标准化管理和系统化监管带来了一定的困难，但是又不存在比较符合要求的其他监管方式，所以规定城乡集贸市场可以出售中药材是一种权变管理的方式，对于中药品种实施行政保护而不是专利保护也是一种权变的管理方式。

根据我们前面对于权变管理思想的论述，权变理论在方法论上存在缺陷，主要问题是仅仅限于考察各种具体的条件和情况，而没有用科学研究的一般方法来进行概括，是一种特殊的管理方式。所以对于中药的管理和监管方式是需要不断论证和加以改进的。

第二节　经济学与药事管理

一、经济学概述

（一）经济学的定义

经济学是研究人类社会在各个发展阶段上的各种经济活动和各种相应的经济关系，以及其运行、发展规律的科学。

经济学之所以重要的原因在于资源具有稀缺性。正是由于各种资源不是无限的，不能挥霍浪费，才产生了如何有效配置和利用资源这个难题。合理配置资源，就是要求在社会经济活动中，以最少的资源消耗取得最大的经济效果。因此，资源的稀缺性及由此决定的人们要以最少消耗取得最大经济效果的愿望，是经济学作为一门独立的科学产生和发展的原因。

大多数自然资源和社会资源几乎都是稀缺的，人类的产品都要靠消耗自然资源和社会资源来生产，所以人类的产品也是稀缺的。经济学要研究如何生产、分配和利用这些资源和产品，以节省资源、达到最佳效用。

（二）需求

1. 需求的定义　一种商品的需求是指消费者在一定时期内，在各种可能的价格水平下愿意而且能够购买的该商品的数量。根据定义，需求要具备两个条件：购买欲望和购买能力。如果消费者对某种商品只有购买欲望而没有购买能力，就不能算作需求；如果消费者不愿意购买某种商品，则无论他是否具有购买能力，都不能构成对这种商品的需求。经济学里的需求是一种有效需求，即消费者对某种商品的购买欲望和购买能力的统一。

需求有个别需求和市场需求之分。个别需求是指单个消费者在一定时期内，对某种商品在每一可能价格下愿意并能够购买的数量。市场需求是个别需求的总和，即与市场上每一可能的价格相对应的所有个别需求的全部加总的结果。

2. 需求的影响因素　一定时期内，消费者对某种商品的需求数量是由多种因素共同决定的，主要有如下几个因素。

（1）商品的自身价格　一般来说，在其他条件不变的情况下，一种商品的价格越高，该商品的需求量就会越小。相反，价格越低，需求量就会越大。

（2）消费者的收入水平　对于大多数商品来说，当消费者的收入水平提高时，就会增加对商品的需求量；相反，当消费者的收入水平下降时，就会减少对商品的需求量。

（3）相关商品的价格　当一种商品本身的价格保持不变，而与它相关的其他商品的价格发生变化时，这种商品本身的需求量也会发生变化。相关商品分为替代品和互补品。

替代品是指两种功能相同或相近，都能够用来满足同一用途，可以互相替代的商品，如肥皂和洗衣粉、牛肉和猪肉等。在替代品中，一种商品的价格上升，该商品的需求量就会减少，它的替代品若是价格不变，其需求量就会上升；反之，一种商品的价格下降，该商品的需求量就会增加，它的替代品的需求量就会减少。

互补品是指共同用来满足某种用途，而且必须同时使用的商品，如汽车和汽油等。在互补品中，一种商品价格的上升不仅使该商品的需求量减少，也使它的互补品的需求量减少；相反，一种商品的价格下降，不仅使该商品的需求量增加，也使它的互补品的需求量增加。如汽车销量的增加导致汽油销量的增加，油价的上涨导致汽车销量的下降等。

（4）消费者偏好　当消费者对某种商品的偏好程度增强时，该商品的需求量就会增加；反之，则会减少。

（5）消费者对商品的价格预期　当消费者预期某商品的价格在未来会上涨时，就会增加对该商品的现期需求量；当消费者预期某种商品的价格在未来会下降时，就会减少对该商品的现期需求量。

3. 需求定理　需求定理反映商品本身价格和商品需求量之间的关系。对于正常商品来说，在其他条件不变的情况下，商品价格与需求量之间存在着反方向的变动关系，即一种商品的价格上升时，这种商品的需求量减少；相反，价格下降时需求量增加，这就是需求定理。

（三）供给

1. 供给的定义　在经济学中，供给是与需求相对应的概念。一种商品的供给是指生产者在一定时期内，在各种可能的价格下愿意而且能够提供出售的该种商品的数量。根据供给的定义，供给要具备两个条件：供给欲望和供给能力。如果生产者对某种商品只有供给欲望而没有供给能力，就不能算作供给；如果生产者不愿意供给某种商品，则无论他是否具有供给能力，都不能构成对这种商品的供给。经济学里的供给是一种有效供给，即生产者对某种商品的供给欲望和供给能力的统一。

2. 供给的影响因素　一种商品的供给数量受多种因素的影响。

（1）该商品的价格　一般来说，一种商品的价格越高，生产者提供的产量就可能越大；价格越低，生产者提供的产量就越小。

（2）生产成本　在商品自身价格不变的条件下，生产成本上升会减少利润，从而使得商品的供给量减少。相反，生产成本下降会增加利润，从而使得商品的供给量增加。

（3）生产技术水平　生产技术水平的提高可以降低生产成本，增加生产者的利润，生产者会提供更高的产量。

（4）相关商品的价格　在一种商品的价格不变，而其他相关商品的价格发生变化时，该商品的供给量会发生变化。例如，对于某个生产小麦和玉米的农户来说，在玉米价格不变和小麦价格上升时，该农户就可能增加小麦的耕种面积而减少玉米的耕种面积。

（5）生产者对未来的预期　如果生产者对未来的预期看好，如预期某商品的价格将上涨，往往会扩大生产，增加供给；如果生产者对未来的预期是悲观的，如预期某商品的价格会下降，往往会缩减生产，减少供给。

3. 供给定理　供给定理反映了商品价格和供给量两者之间的一种动态关系。对于正常商品而言，在其他条件不变的情况下，商品的供给量随着商品价格的上升而增加，随着商品价格的下降而减少，这就是供给定理。

（四）均衡

1. 均衡的概念　在西方经济学中，均衡是一个被广泛运用的概念。均衡是指经济事物中的有关的变量在一定条件下所达到的相对静止的状态。处于均衡状态时，有关该经济事物的各参与者的力量能够相互制约、各经济行为者的愿望都能得到满足。所以，西方经济学家认为，经济学的研究目的往往是寻找在一定条件下经济事物的变化最终趋于相对静止之点的均衡状态。

2. 均衡价格的决定　在西方经济学中，一种商品的均衡价格是指该种商品的市场需求量和市场供给量相等时的价格。在均衡价格水平下相等的供求数量被称为均衡数量。从几何意义上说，一种商品市场的均衡出现在该商品的市场需求曲线和市场供给曲线相交的交点上，该交点被称为均衡点。均衡点上的价格和相等的供求量分别被称为均衡价格和均衡数量。市场上需求量和供给量相等的状态，也被称为市场出清的状态。

（五）市场结构与产业组织

由于产品本身的特点和市场发育阶段的不同，商品市场的结构有许多种类型，最典型的结构就是竞争的市场结构和垄断的市场结构。在实际生活中，绝对的竞争市场和绝对的垄断市场都是不存在的。大多数市场介于两者中间，有的竞争性强一些，有的垄断性强一些。

1. 竞争的市场　对于一个市场来讲，如果满足下列条件，我们就称其为竞争市场：①卖者和买者的数目必须很多，没有一个卖者能对价格施加较大影响；②进入和退出市场比较容易；③产品是完全无差异的；④信息是完备和对称的。

2. 垄断的市场　对于一个市场来讲，如果满足下列条件，我们就称其为垄断市场：①只有一个卖者而买者有很多，没有一个买者能对价格施加较大影响，卖者对价格起到决定作用；②市场上不存在替代品；③卖者对买者实行差别价格。

3. 市场集中度　产业组织理论认为，一个产业的市场结构会影响产业中的企业行为，企业行为也会对产业的市场结构造成影响，同时产业的市场结构和企业行为会影响一个产业的绩效。

那么如何衡量一个产业的市场结构是竞争性强一些还是垄断性强一些，以及其结构对产业绩效的影响呢？其中一个重要的概念是集中度。所谓集中度是指产业内规模最大的前几位企业的有关指标数值（销售额、增加值、职工人数、资产额等）占整个市场或产业的份额。一般来讲，产业集中程度高的行业垄断性强一些，而产业集中度低的行业竞争性强一些。

二、经济学与药品市场

药品市场是一个非常特殊的市场，其原因在于药品作为一种商品，与其他商品相比较具有非常不同的经济性质。

1. 信息不对称性　药品作为一种商品的重要特点在于生产者和使用者之间存在信息不对称的性质，也就是说对于药品的质量和性能生产者知道而使用者不知道，也无法进行有效的检测。这种信息不对称性的不良后果由于医生的介入以及药品监管部门对于药品行业的严格监管而未能显现，但是药品市场的信息不对称性应该是国家机构介入药品监管的最根本的原因。

信息不对称的存在会削弱市场配置资源的能力和效果，出现市场失灵的情况，其不良后果就是出现假劣药品，严重的后果是假劣药品驱逐优良药品。所以需要政府加以严格的监管，以最大限度减轻或消除信息不对称的影响。需要明确的是，政府药品监管部门对于药品的监管其目的在于消除信息不对称的不良影响，使市场更好地发挥其配置医药资源的作用，而不是代替市场。

这种监管体现在国家的药品监督管理部门对于药品的研发、生产、流通和使用进行封闭式的监管。研发的监管，包括对于进行临床前研究和临床试验的过程和结果信息的真实性进行严格的审评，对于通过审评的药品信息进行注册，并发给药品批准文号以告知使用者，未通过审评的药品不准上市生产和销售。生产和流通的监管，包括对于生产企业进行 GMP 认证，以保证生产的药品符合注册的药品标准。对于流通企业进行 GSP 认证，以保证流通的药品来自于有资格的生产企业，并保证其质量。未通过认证的企业不允许生产和经营相关的药品。对于使用的监管，包括对医院和社会药房药师和药学技术人员的资格认定等，以保证药品保管、调配的正确性，也包括配备临床药师保证药品使用的合理性。

2. 流通环节的重要性　药品的另一个重要特点是品种繁多，生产比较分散，一般的药品企业所生产的品种只占所有药品品种很少的比例。而药品的使用也是比较分散的，各个医院和药品零售机构遍布各个基层社区和农村。这种特点使得药品的流通环节具有重要的经济价值。

药品流通企业收购生产企业的药品，然后通过相对固定的分销渠道，把成套的药品配送到各个医院和零售网点，实现了药品生产者和使用者之间的连接，从而降低了流通的成本，为生产企业减轻了销售的负担。

药品流通环节的重要性和存在，使得药品企业分化为两类，一类是药品生产企业，另一类是药品经营企业。药品市场分化为两个市场，一个是药品的批发市场，即药品企业之间的市场，另一个是药品的零售市场，或者称为终端市场，是药品企业（或医院）与消费者之间的市场。

3. 规模经济性　药品具有规模经济性，所谓的规模经济性是指药品的平均生产成本会随着生产数量的不断提高而逐步降低。药品的固定成本相对大大高于变动成本，所以随着产量的不断提高，单位产品摊销的固定成本逐步降低，同等价格之下的利润提高。

与一般商品相比较，大多数药品的生产能力往往大大高于市场需求的数量，也就是说提高生产能力比较容易一些，而困难在于销售和市场需求的扩大和提高。所以越是销量大的药品，其销售利润率会随着销售量的提高而不断增加。

因为药品具有这种性质，所以同类药品企业的兼并一般是具有经济效益的，而世界上全球化的医药公司比一般的区域性的公司具有更大的竞争能力。我国医药企业与世界先进医药企业相比较处于劣势的重要原因是企业规模相对较小，产量相对较少而不具备规模经济的优势。

4. 药品专利制度　由于药品研发作为一种知识创新活动具有外部性，也就是说研发者所获得的收益要远远低于社会总收益，研发的成果容易被其他生产者仿制，所以为了鼓励药品研发活动，各国政府设立药品专利制度来保护药品研发者的利益。因此新药研发者在该药品市场上，在一定期限内获得了产品的垄断地位。

专利制度的设立使得一些药品市场上会同时存在专利药品和非专利药品。专利药品一般是对于非专利药品的创新或改良，专利药品由于付出了较多的研发成本和推广成本，为了收回成本所以市场定价较高。原有的非专利药品在性能上不如专利药品，但是非专利药品具有价格优势和使用者忠诚度和方便的优势，所以两者可以长期共存。

拥有较多专利药品的企业由于具有一定程度的垄断地位，所以会获得较高的利润，相对来讲比一般企业具有更大的竞争力。同时，为了在专利期内获得更多利润，倾向于获得更大的市场份额和更愿意兼并同类型企业。

三、政府药品价格管理

（一）药品价格的影响因素

药品价格的影响因素除了前期研发过程投入作为一种沉淀成本外，主要包括制造成本、治疗先进性的比较、市场开发的费用、医疗保险和支付方的因素以及药品市场的竞争等。

1. 制造成本　药品价格与药厂生产药品的制造成本有关，在大型的研究型的药厂，一般生产成本不到药品价格的一半。大部分药品的边际成本是相对比较低的，不能解释药品价格的

NOTE

巨大差异。

2. 治疗的先进性　从需方角度来决定药价，最主要的影响因素是与市场上已有的药品治疗效果的比较。对于疗效更好的新药，医生、患者和医疗机构会愿意支付更高的费用。医药代理表示决定药价的主要因素，是新旧药物的相对效果，而不是投入研发的费用有多少。一些研究者提出老药与新药的平均中位数价格比值的概念，治疗急性病的药物应为 2.97，治疗慢性病的药物应为 2.29。在其他选择性用药的情况下如果没有增量效果的新药，其价格比应为市场上已有药品的 0.94～1.22 倍，也就是说没有太明显的差别。

3. 市场开发的费用　药品的市场开发成本，可以认为是从药品早年的生产周期一直到进入市场，也是一种沉没成本。无论是生产什么药或产量的多少，对药价的影响是不大的，也可认为是固定的成本。

4. 医疗保险和支付方的因素　药品的费用只有一部分是由个人支付的，大部分则由政府、社会保险或私人保险公司共同支付。药品的费用也是由上述两个渠道补偿的。医药招商网表示，药品的交易价格由药厂和中介机构来谈判，最后由生产企业对购买者提供较大的回扣和补偿，因此，成交的价格远远低于实际报告的价格。药品的自负价格（共付比例）主要是由医疗保险方来制定的，患者对药品的真实价格感受不深。

5. 市场竞争　同类药品的种类越多，竞争的程度越剧烈，降价的机会也越多。仿制药对市场的竞争和价格水平影响很大，它们的价格要比原研药品低得多。此外，通用名药的价格还受到经销商数量的影响，经销商越多价格竞争也越激烈。

（二）药品定价的主要方法

各个国家对于药品定价的方法不尽相同，一般来讲有三种形式，即政府定价、政府指导价和市场调节价。

政府定价指由价格主管部门或者其他有关部门，按照定价权限和范围所制定的价格。政府指导价是由政府价格主管部门或其他有关部门，按照定价权限和范围，规定基准价格及其浮动幅度，指导经营者制定的价格。市场调节价指除列入政府定价和政府指导价范围的药品外，其他药品实行市场调节价，由生产经营企业依据其生产经营成本和市场供求状况等因素，按照公平合法、诚实守信原则自主制定和调整价格。

药品的价格不仅关系到人民群众的医疗费用支出，也关系到政府部门的医保经费开支，实践证明，单纯通过政府部门进行药品价格管理存在诸多弊端。根据党的十八届三中全会精神和医药卫生体制改革的总体要求，国家发展改革委、国家卫生计生委、人力资源社会保障部、工业和信息化部、财政部、商务部、食品药品监管总局于 2015 年 5 月 4 日联合发布了《推进药品价格改革的意见》，总体目标是按照使市场在资源配置中起决定性作用和更好发挥政府作用的要求，逐步建立以市场为主导的药品价格形成机制，最大限度减少政府对药品价格的直接干预。坚持放管结合，强化价格、医保、招标采购等政策的衔接，充分发挥市场机制作用，同步强化医药费用和价格行为综合监管，有效规范药品市场价格行为，促进药品市场价格保持合理水平。除麻醉药品和第一类精神药品外，取消药品政府定价，完善药品采购机制，发挥医保控费作用，药品实际交易价格主要由市场竞争形成。

第三节　公共政策与药事管理

一、公共政策概述

(一) 政策与公共政策的概念

政策是人类社会发展到一定历史阶段的产物。随着社会生产力的发展，社会关系日益复杂，统治阶级为了实现统治意愿，制定一系列的行为规范或准则来维护自身利益，从而就产生了法律、法规、政策等。

从广泛意义上说，政策就是国家、团体或个人在具体环境下的行为准则或行动指南。"政策"与"公共政策"的区别就在"公共"二字，因此，我们把凡是为了解决社会公共问题，调整社会利益关系的政策问题都界定为公共政策问题。

由于标准和侧重点的不同，国内外学者对公共政策的理解也各有不同，但一般而言，在把握公共政策的内涵时都会重点关注以下几个方面：

1. 公共政策的主体　公共政策的主体主要指行使决策权的组织或个人，一方面包括国家权威机关、政党；另一方面包括受以上各政策主体的委托而行使权力的企业组织和社会团体、有影响力的权威人物等。

2. 公共政策的客体　公共政策客体包括政策问题和政策目标群体，其中政策问题指预计会产生重大影响并已进入政府议事日程的社会问题；政策目标群体则指那些利益会受到政策的产生、变化、发展及终结等影响的社会群体。

3. 公共政策的目标　公共政策的目标是调整不同社会成员利益关系，从而解决特定社会问题，其目标直接指向公共政策制定者所领导或代表的国家、社会或共同体的利益最大化。在这里，配置利益关系是满足需求的一种方式，这里的利益主要指社会政治利益、经济利益、文化利益等。

4. 公共政策的表现形式　公共政策系统的产出，通常是以法规、条令、措施、办法、决议以及其他形式实现的。针对政策问题而制定的不同政策产出状态，反映了社会公共事务处理中轻重缓急和地位差异。

综上所述，公共政策是指国家机关、政党组织及其他获得授权的社会政治团体、个人等政策主体，以权威形式标准化地规定在一定的历史时期内要实现的政治、经济、文化、社会和生态目标的行为准则，它是一系列法规、措施、办法、条例等的总称。

(二) 公共政策制定过程

公共政策制定是政策主体针对特定的政策问题，依据一定的原则和程序，通过确定政策目标、方案及方案优选，使公共政策合法化的过程。政策制定是整个公共政策过程的首要环节，是政策科学的核心主题。具体而言，公共政策制定主要包括以下几个环节。

1. 政策目标的确立　公共政策目标是政策主体为解决某一政策问题要达到的目的、效果与结果所采取的行动。政策目标的确立不仅是政策方案设计与优选的前提，也是政策执行的指导方针，并且为政策评估与监控提供了参照标准和调整方向。公共政策目标具有问题的针对性

NOTE

和未来的预期性两大特征。

2. 政策方案的设计与选择　政策方案设计的过程较为复杂，在设计方案时要遵循可行性、科学性、系统性、稳定性、灵活性等原则。同时设计出来的方案要统筹考虑实施后预期的效果，并保证制定出的政策方案尽可能详细和具体，一般至少包括确立原则、方针及法律草案和规章制度的制成等内容。通常要设计两种以上的政策方案，以供决策者或决策机构进行最优选择。

选择最优政策方案，也是十分关键的环节，选择了最佳的政策方案有利于充分发挥人力、物力等资源的作用，提高政策资源的利用效率，并能迅速、高效地达到政策的预期目标。当然，最优政策方案的选择有很多的参照标准，在此不赘述。此外，这个过程也会受到内外多种因素干扰，因此，往往最终确定的方案是各个利益相关方进行利益博弈的结果。

3. 政策合法化和法律化　在对政策方案进行抉择之后，就面临着将政策合法化的问题，即将方案合法化成为真正的具有强制性、权威性的公共政策。政策合法化过程包括政策方案内容的合法化和政策程序的合法化。政策合法化是公共政策制定过程的一个必要环节，又是政策执行的前提。政策方案只有经过合法化的过程，才能成为合法有效的政策，才能对特定的人群具有约束和制约能力，从而保证政策的有效贯彻执行。此外，不同的政策方案，不同的合法化主体，往往导致不同的合法程序。政策法律化的过程，即政策向法律转化的过程，也即立法的过程，只有经过法律化过程，政策才具有强制力和法律约束力。

（三）公共政策执行、评估、监控与调整

1. 公共政策的执行　公共政策执行指政策执行者通过建立组织机构，运用各种政策资源，采取解释、宣传、实验、实施、协调与监控等各种手段，将政策观念形态的内容转化为实际效果，实现既定政策目标的动态活动过程。政策执行是将公共政策目标转化成为政策现实的唯一合法有效的途径。

2. 公共政策的评估　公共政策评估指依据一定的标准和程序，对政策的效果做出判断，确定某项政策的效果、效益及优劣，并搞清政策成功或失败的原因、经验和教训的活动过程。公共政策评估也是公共政策运行过程中的一个必不可少的环节，是公共政策过程的重要组成部分。

3. 公共政策的监控　公共政策监控就是政策监督和政策控制的简称，是为了保证制定出来的政策能够得到切实的贯彻执行，而实行的对政策制定、执行、评估、终结等过程的监督与控制。政策监控贯穿于公共政策过程的始终，是公共政策过程的重要环节。

4. 公共政策的调整与终结　公共政策终结是指一项公共政策实施一段时间以后，在公共政策评估的基础上对已经实现政策目标、不再需要的政策或无效政策予以终止的政策行为。政策终止有强制性、连续性和多样性的特点。政策终结的形式有政策替代、政策合并、政策分解、政策缩减、政策废止等。

二、国家药品政策

国家药品政策是国家政府制定的有关药品研制、生产、经营、使用、监督管理的目标、行动准则、工作策略与方法的指导性文件。有利于政府各部门和社会各界对国家医药工作的目标、策略有全面的、一致的认识，便于协调行动，达到政府要求。

国家药品政策改革的目标是建立以国家基本药物制度为基础的药品供应保障体系，保障人民群众基本用药和安全用药，涵盖三个基本内容：第一，建立国家基本药物制度，保障药品生产供应，提高药物的可获得性；第二，完善药品质量监管体系，促进药品临床合理使用，保证用药安全；第三，完善"新药创制制度"和科技创新体系，促进医药产业可持续发展，提高医药供给能力和国际竞争力。

（一）国家基本药物制度

国家基本药物制度是对基本药物目录制定、生产供应、采购配送、合理使用、价格管理、支付报销、质量监管、监测评价等多个环节实施有效管理的制度。与公共卫生、医疗服务、医疗保障制度相衔接。

1. 建立国家基本药物制度的目的和意义 国家基本药物制度是国家药物政策的核心内容。建立国家基本药物制度的目标是既满足广大人民群众防病治病的需要，又使国家有限的卫生资源得到有效的利用，达到最佳的社会效益和经济效益，促进人人享有基本卫生保健为总体目标。

概括起来主要有以下三方面内容：

（1）提高药品的可获得性 通过建立国家基本药物制度，建立基本药物的生产供应和质量保障体系，保证治疗常见病、多发病和危害公众健康的主要疾病基本药物的生产供应，确保公众都能及时得到安全有效的药物治疗，满足广大人民群众防病治病的需求，国家也可通过完善药品流通配送体系，使公众能够多渠道、快速获得基本药物，提高药物的可获得性。

（2）保证药品的可支付性 通过建立国家基本药物制度，建立基本药物的价格管理体系，保证基本药物价格的合理性，并使价格控制在人民群众可承受的范围之内。同时，通过完善医疗保险体系的基本药物支付报销机制，保障人民群众基本药物的应用，提高整体居民对药品的可支付性。

（3）促进药品的合理使用 通过建立国家基本药物制度，完善医疗机构基本药物配备和使用制度，加强对医药人员的培训和指导，促进安全有效、质量可靠、价格合理的基本药物使用，并通过《处方集》与《标准治疗指南》规范临床用药行为，提高合理用药水平。

2. 国家基本药物制度的政策框架 国家基本药物制度政策框架主要包括：国家基本药物目录遴选调整管理；保障基本药物生产供应；合理制定基本药物价格及零差率销售；促进基本药物优先和合理使用；完善基本药物的医保报销政策；加强基本药物质量安全监管；健全完善基本药物制度绩效评估。

3. 国家基本药物制度的主要内容 党的十七大报告中提出"建立国家基本药物制度，保证群众基本用药"的要求。应在药品生产、流通、使用、价格管理、报销等方面完善相关制度和机制，保证群众能够获得基本用药。主要包括以下内容：

（1）完善国家基本药物目录管理 围绕公共卫生和人民群众常见病、多发病和重点疾病，以及基本医疗卫生保健需求，积极组织开展以循证医学证据为基础的药品成本效益和药物经济学等分析评估，遴选国家基本药物，保证人民群众基本用药。

（2）建立基本药物生产供应保障机制 加强政府宏观调控和指导，积极运用国家产业政策，引导科研机构及制药企业开发并生产疗效好、不良反应小、质量稳定、价格合理的基本药物，避免低水平重复生产和盲目生产。完善基本药物生产供应保障措施，采取各种措施，保证基本药物正常生产供应。

（3）建立基本药物集中生产配送机制   鼓励药品生产企业按照规定采用简易包装和大包装，降低基本药物的生产成本；引导基本药物生产供应的公平有序竞争，不断提高医药产业的集中度；建立基本药物集中配送系统，减少基本药物流通环节。

（4）建立医疗机构基本药品配备和使用制度   根据诊疗范围优先配备和使用基本药物，制定治疗指南和处方集，建立基本药物使用和合理用药监测评估制度，加强临床用药行为的监督管理，促进药品的合理使用。

（5）强化基本药物质量保障体系   加强基本药物质量监管，强化医药企业质量安全意识，明确企业是药品质量第一责任人，督促企业完善质量管理体系，建立基本药物质量考核评估制度，严格生产经营管理，保证公众用药安全。

（6）完善基本药物支付报销机制   政府卫生投入优先用于基本药物的支付，不断扩大医疗保障范围，逐步提高基本药物的支付报销比例，提高公众对基本药物的可及性。

（7）完善基本药物的价格管理机制   完善基本药物价格形成机制，健全基本药物价格监测管理体系，降低群众负担。

国家发展改革委员会制定基本药物全国零售指导价格，在保持生产企业合理盈利的基础上压缩不合理营销费用。基本药物零售指导价格原则上按药品通用名称制定公布，不分具体生产地、企业。实行基本药物制度的县市区，政府举办的医疗卫生机构配备使用的基本药物实行零差率销售。

（二）药品分类管理制度

我国从 1995 年开始探索药品分类管理，1997 年 1 月《中共中央国务院关于卫生改革与发展的决定》提出国家建立和完善处方药与非处方药分类管理制度；1999 年下半年开始药品分类管理试点工作；2000 年 1 月 1 日施行《处方药与非处方药分类管理办法（试行）》；2001 年修订的《药品管理法》规定国家对药品实行处方药和非处方药分类管理制度。

1. 处方药和非处方药分类管理的意义和作用   分类管理的目的是保证人们用药安全、有效、方便、及时。

分类管理的首要作用是确保用药安全，将麻醉药品、精神药品、医疗用毒性药品、放射性药品、注射剂等不良反应严重或使用要求高的药品作为处方药管理，需要凭医师处方，经药师审核调配后患者才能购买，这样可以保证用药安全。

其次，分类管理适应了一般疾病患者自我药疗的需要。将一般疾病使用的、安全有效、质量稳定、使用方便的药品划分为非处方药品，让一部分患者不必去医院，直接在药店购药进行自我治疗，节省时间，方便患者。

另外，分类管理可以提高药品监管的水平和效率。按照处方药和非处方药进行质量监督，管理目标清晰，分类管理要求各异，可以进行科学的高效管理，是国际普遍的做法。

2. 处方药和非处方药及其特点   处方药是指凭执业医师或执业助理医师处方方可购买、调配和使用的药品。为了保证用药安全，处方药由国家卫生行政部门规定或审定。一般被列入处方药管理的药品应该是有毒性和潜在的不良影响或使用时需要有特定条件的药品。

处方药主要有两个特点：①患者难以正确掌握其使用剂量和使用方法；②患者自身难以完成给药，无法达到治疗目的。因此患者只有就诊后，由医生开具处方获得处方药，并在医务人员的指导、监控或操作下使用，才能保证用药的安全和有效。新药和列入国家特殊管理的药品也基本都是处方药。

非处方药是指由国家药品监督管理部门公布的，不需要凭执业医师或执业助理医师处方，消费者自行判断、购买和使用的药品。非处方药主要有以下特点：①安全性高，正常使用时无严重不良反应或其他严重的有害相互作用。②疗效确切，适应证或功能主治明确，药品临床作用确切、效果好、不需要经常调整剂量。③质量稳定，在正常条件下储存时质量稳定。④使用方便，消费者可以根据说明书使用，不需要医护人员的治疗监护，以口服和外用为主。

3. 非处方药的主要分类及专有标识　国家根据药品的安全性又将非处方药分为甲、乙两类，乙类药品比甲类药品安全性更高一些。甲类非处方药必须在具有《药品经营许可证》的零售药店出售；乙类非处方药经审批后，可以在其他商店（商场、超市、宾馆等）零售。

从药品本身角度非处方药又可分为化学药、中成药，均分为 7 个治疗类别。非处方药中的化学药和生物制品分为神经系统用药、呼吸系统用药、消化系统用药、皮肤科用药、五官科用药、妇科用药、维生素与矿物质类药 7 类。非处方药中的中成药分为内科用药、外科用药、妇科用药、儿科用药、骨伤科用药、五官科用药、皮肤科用药 7 类。

非处方药专有标识图案为椭圆背景下的 "OTC" 3 个英文字母的组合，即 Over the counter 的缩写。甲类非处方药专有标识为红色椭圆形底阴文，乙类非处方药专有标识为绿色椭圆形底阴文。

（三）其他药品政策

1. 药品储备制度。《药品管理法》第五章规定国家实行药品储备制度，国内发生重大灾情、疫情及其他突发事件时，国务院规定的部门可以紧急调用企业药品。

2. 中药品种保护（见第十一章中药管理）。

3. 药品专利制度（见第十三章药品知识产权保护）。

第四节　流行病学与药事管理

一、流行病学概述

（一）流行病学的概念

流行病学是研究人群中疾病和健康状态的分布及其影响因素；阐明流行规律和探索病因；制定并评价防治对策和促进健康的科学。该定义概括起来有以下四层意思：

1. 流行病学的研究对象是人群　这里的人群是一个特定的群体，可以是特定的一群病人，也可以是特定的一群健康人，还可以是特定的一个包含病人和健康人的人群。这是流行病学区别于临床各学科的主要特征之一，也是流行病学被称为群体医学的主要原因。

2. 流行病学关注的事件包括疾病与健康状况　疾病包括传染性疾病、非传染性疾病；健康状况包括机体生理的、心理的以及社会适应性的各种状况。一句话，流行病学关注与人类疾病和健康相关的一切事件。

3. 流行病学的主要研究内容和流行病学研究的三个阶段　①某（些）事件在人群中是怎

NOTE

样分布的，并对影响疾病和健康状态分布的相关因素进行梳理，即揭示现象；②通过对疾病和健康的流行规律揭示，深入探索疾病流行的原因所在，即找出原因；③用什么策略和措施可以改变这种分布，即提供疾病预防控制的策略和措施。

4. 流行病学研究和实践的目的是防治疾病、促进健康。

（二）药物流行病学概述

1. 药物流行病学的定义　药物流行病学是用流行病学的理论方法及知识研究药物在人群中的效应、应用及其影响因素的一门科学，是临床药理学与流行病学的一门交叉性学科。

2. 药物流行病学的目的　药物流行病学的目的是通过研究药物在人群中产生的效应为临床医疗与药事管理提供合理用药的依据，最终达到促进广大人群合理用药和提高人群生命质量的目标。是否开展药物流行病学研究，不同的组织和个人其目的是不同的，可以从管理、市场、法律和临床四个角度来进一步细化。通常一项研究是出于多种目的。

3. 药物流行病学的研究内容　药物流行病学最初主要关注药品不良反应，但近些年来研究领域不断扩大，如从不良反应监测扩大到不良事件监测，从强调药物利用扩大到研究有益的药物效应，以及药物疗效的卫生经济学评价、生命质量评价和 meta 分析等。

近年来药物流行病学的主要研究内容包括：

（1）药物流行病学的方法学研究，做到能快速并准确地发现用药人群中出现的不良反应，保证用药人群安全。

（2）在众多药品中挑选和推荐经过科学评价的药品，保障合理用药。

（3）使药品上市后监测方法规范化与实用化，尤其是计算机的应用与用药人群数据库的建立。

（4）研制实用药物不良反应因果关系判断程序图或逻辑推理流程图。

（5）研究处方者的决策因素，改善其处方行为，提高处方质量。

（6）通过广大用药人群，对常见病、多发病的用药（抗癌药、心血管药、抗感染药、解热止痛药）进行重点研究，推动合理用药。

（7）以社会人群为基础对抗菌药合理应用与控制病原体耐药性的研究与成果，进行系统、深入、有效的推动与实践。

二、流行病学的研究方法

（一）描述性研究（现况调查）

描述性研究是药物流行病学研究的起点，它通过描述与药物有关的事件在人群、时间和地区的频率分布特征、变动趋势，通过对比提供药物相关事件发生和变动原因的线索，为进一步的分析性研究打下基础。

（二）分析性研究

在分析性研究中，由于事先设计了相应的对照组，通过比较研究组与对照组之间在各种分布的差异，可以筛选与检验病因假设。分析性研究方法应用较多，主要包括病例对照研究及队列研究。

（三）实验性研究

实验性研究包括随机对照临床实验和社区实验。

随机对照临床试验是预先制订以随机、盲法、对照为基础的实验方案，以查明药物的防治作用与不良反应，并直接估计发生毒副反应的危险度。这种方法多用于评价长期使用的药物对慢性疾病的效应，如针对降压药、降血脂药或抗血栓药对高血压、高血脂或动脉栓塞的疗效与不良反应的研究。由于用药人群较大，往往历时数年，并以多中心协作方式完成。例如20世纪80年代以来进行的阿司匹林预防心肌梗死的效果、轻度高血压治疗意义的评价以及长期使用降血脂药的效应的研究等。

社区实验是主要在社区中开展的人群干预试验，如在社区人群中开展的水中加氟、盐中加碘等实验研究。

（四）理论性研究（theoretical study）

是利用流行病学调查所得到的数据建立有关的数学模型，或用电子计算机仿真，通过各研究因素与疾病之间内在的数量关系，研究疾病流行的规律性，定量地反映病因、宿主和环境的各项因素对疾病发生的影响及其动态变化。

三、药物流行病学研究方法在药事管理中的运用

（一）药物上市前临床试验

提高上市前临床试验的质量：新药上市前的临床试验主要由临床专家执行，而临床试验属于流行病学实验研究的内容之一，因此具备丰富的流行病学知识和技能，有助于更好地设计人群研究和数据分析，以及认识混杂和偏倚的问题，从而提高研究质量。

（二）药物上市后临床试验

上市前临床试验观察时间短，观察对象样本量有限（500～3000人），病种单一，多数情况下排除老人、孕妇和儿童，因此一些罕见的不良反应、迟发反应和发生在某些特殊人群的不良反应难以发现，所以新药上市后仍需开展监测研究，即上市后监测，再次保证药物的安全有效。国外新药从研制到批准上市的成功率约为十万分之一，我国新药临床试验后获得批准的概率是国外的几十倍，因此上市后发生ADR的风险更大，开展上市后监测和药物流行病学研究的任务亦应更重。药物流行病学在这方面的主要用途如下：

1. 补充上市前研究中未获得的信息

（1）通过大数量人群用药调查，确定药物在治疗和预防时可能发生的不良反应的发生率，或是有效效应的频率。

（2）了解药物对特殊的人群组，如老人、孕妇和儿童的作用。

（3）研究并发疾病和合并用药的影响。

（4）比较并评价新药是否更优于其他常用药物。

2. 获得上市前研究不可能得到的新信息

（1）发现罕见的或迟发的不良反应或是有益效应，并用流行病学的方法和推理加以验证。

（2）了解人群中药物利用的情况。

（3）了解过量用药的效果。

（4）对药物在预防和治疗工作中的花费和效益进行评价。

（三）药物不良反应（adverse drug reaction，ADR）监测

上市后药物监测的目的是广泛收集大人群中非预期的不良反应及其发生率和严重程度，

NOTE

以补充上市前资料的不足，提高用药的安全性。这就要求临床医生和药师对任何一个新的诊断、非预期的病情恶化或既往疾病的改善，都应弄清药物使用是否与之有关，对治疗前并不存在的任何突发的和主诉症状，也应加以详细记录和分析，对可疑或肯定的 ADR 及时上报。

目前国际上常用的 ADR 监测方法如下：

（1）自愿报告系统　自愿报告系统又称黄卡制度，早在 20 世纪 60 年代初期就用于 ADR 监测，因英国的报告卡为黄色而得此名。这是一种自愿而有组织的报告制度，医务人员或药厂如果怀疑某种药物与服药者的某种不良事件有关，就应当填写 ADR 报告卡片，并向上级主管部门报告。监测中心通过收集大量分散的不良反应病例报告，经整理、分析因果关系评定后储存起来，并将不良反应信息及时反馈给各监测报告单位以保障用药安全。目前，WHO 国际药物监测合作中心的成员国大多采用这种方法。

（2）义务性监测　1975 年瑞典在自愿报告制度的基础上发展成义务性监测报告制度，要求医师报告所发生的每一例不良反应，从而使报告率大为提高。

（3）重点医院监测　重点医院监测系指定有条件的医院，报告不良反应和对药品不良反应进行系统监测研究。著名的波士顿协作药物监测计划就是采用这种监测方法。这种方法覆盖面虽然较小，但针对性和准确性提高，能反映一定范围内某些药品的不良反应发生率和药物利用的模式。主要缺点是花费较高，多用于临床常用药物，而对目前关心的一些重点药物，尤其是新药的问题无法提供即时回答。

（4）重点药物监测　重点药物监测主要是对一部分新药进行上市后监测，以便及时发现一些未知或非预期的不良反应，并作为这类药品的早期预警系统。哪些药物需要重点监测，往往根据该药物是否为新药，其相关药品是否有严重不良反应，并估计该药是否会被广泛应用，而由药物不良反应专家咨询委员决定。

（5）速报制度　许多国家要求制药企业对其产品有关的药品不良反应做出"迅速报告"。如美国、法国等欧共体成员国和日本均要求，上市后的药品发生严重 ADR 要在 15 个工作日之内向药品安全性监测机构报告，如属于临床试验之中的药品发生 ADR 要在 7 个工作日之内报告。我国规定最迟为 15 个工作日之内上报。

（四）药物经济学评价

药物经济学是近一二十年以卫生经济学为基础而发展起来的一门新型边缘学科。它是将经济学原理、方法和分析技术运用临床医疗过程，并以药物流行病学的人群观念为指导，从全社会角度开展研究，以最大限度地合理利用现有医疗卫生资源为目的的综合性应用科学。

药物经济学的主要任务：鉴别、测量和对比不同药物治疗方案以及药物治疗方案与其他方案以及不同医疗或社会服务项目所产生的经济效果的相对比值，为临床合理用药和防治措施科学化提供依据。

药物经济学研究的目的：从全社会角度、运用药物经济学的基本理论和方法、利用药物流行病学的"人群"概念，通过对成本和相应效益两方面进行鉴别、测量和比较，决定出最佳的医疗服务方案，以最大限度地合理利用现有药物资源。

第五节　循证医学与药事管理

一、循证医学概述

（一）循证医学定义

循证医学（evidence based medicine，EBM）核心思想是通过慎重、准确和明智地获取与评价最佳研究证据，结合个人专业技能和专家的多年临床经验，充分考虑患者的权利、价值和愿望，选择最佳治疗方案，最大限度地避免临床用药的随意性、盲目性，很好地克服传统医学的局限性。

循证医学在药学领域延伸便产生了循证药学，其核心内容为临床药师如何正确用药寻找证据（搜集和利用文献），分析证据（判断研究报告中可能存在的偏倚），运用证据（使用科学的评价方法，以做出科学合理的用药决策）。

（二）循证医学发展

1. 相关学术组织和学科交叉融合，共同推进循证医学发展　国际临床流行病学网、Cochrane 协作网、卫生技术评估组织和循证医学中心等国际组织不断结合临床和医疗保健问题发挥各自优势，共同深入研究临床试验的方法和评价指标，共同生产和传播高质量的临床证据，促进循证医学不断向深度和广度发展。

2. 循证医学文献量不断增长　1994 年 BMJ 主编 Morrison 和 Smith 曾预言："尽管现在循证医学鲜为人知，但在千禧年时，它将无人不晓。"2000 年，他们的预言已经成为现实——MEDLINE 将"循证医学"收录为主题词，其中有关循证医学及其主题的文献量是 1994 年的 50 倍，且 2000 年以后仍以 10% 的速度递增。截至 2008 年，MEDLINE 共收录近 30 种语言，在 2000 多种期刊上刊登的循证文献达 40000 余篇。

3. 从循证医学到循证科学　尽管只有 20 年左右的发展历史，循证医学的理念已基本深入到所有医药卫生领域，实现了以下三步跨越：① 1992 年前后发展起来的循证医学，主要关注预防、诊断、治疗、预后等临床医学领域的问题；② 1994 年前后公共卫生领域里的循证卫生保健逐渐成熟，主要关注公共体系、公共产品、公共服务等公共卫生领域的问题；③ 2004 年前后，循证理念在许多非医学范围内流行，可以概括为循证科学，主要关注决策的科学性和成果效果，重视第三方对决策质量和效果的循证权威评价。目前教育、管理、药学等领域都开始探索和引进以证据为基础的决策理念。

二、循证医学的研究方法

循证医学的主要研究方法有随机对照研究（randomized controlled trial，RCT）、系统评价（systematic review，SR）和临床指引（clinical guideline）。下面重点介绍 RCT 和系统评价中的 Meta 分析。

（一）RCT

随机对照研究按随机对照的原则把研究对象分到研究组和对照组，然后分别接受相应的处

NOTE

理（治疗），在一致的条件及环境里同步地进行研究和观察处理效应，按客观标准对结果进行评价，最后依据专业知识对试验结果进行统计分析和评价并得出结论。RCT 的最大特点在于通过随机的方法，使已知的和未知的可能影响结论可靠性的因素在各组间的分布上大致相等，使潜在的各种混杂偏倚因素干扰减小到最低限度。随机对照研究的另一大特点是试验的同步性和一致性。研究组和对照组是在同一时期内比较，不是历史性对照，而且试验研究的条件和环境都保持一致，这样增加了试验的可比性，排除了干扰因素。

随机对照研究之所以日益受到重视，在于它能够排除病例选择和分配中的偏性，能够平衡研究组和对照组已知的或未知的预后因素或其他影响因素，也能够保证统计检验的有效性。由于这些优点，使得临床随机对照研究能有效地确定研究组和对照组间的获益，增加了结果交流的可信度。循证医学随机对照研究不同于基础医学的随机对照研究，影响临床随机研究过程的因素特别多，其中一个主要原因是研究主体和研究客体是处在一个平等的位置上，研究客体随时可提出退出研究项目的要求并付诸行动，研究主体不可能也没有权利来阻止这一行动。另一方面，研究客体可能自作主张地增加或减少某些干预措施，这导致了资料分析的偏倚，从统计学角度看，这称为研究对象的依从性问题。同时，研究客体是人，因此，在研究方案中绝不能出现无效甚至有害的研究步骤。

医学界肯定的临床随机对照研究是大规模的多中心临床试验，是指由多个医疗中心参加的大样本（一般为千例以上）的临床试验。大规模的多中心临床试验，包括了新药临床试验和为评估某种治疗措施对患者生存率及重要临床事件的影响而进行的大样本随机临床试验。

（二）Meta 分析

系统评价，指的是全面搜集所有相关的 RCT 并进行科学的定量合成，从而得出综合可靠结论的过程。系统评价的科学性，体现在可用一些系统的方法来尽可能地减少单个研究所可能存在的偏倚和随机误差。系统评价可用于鉴别、判别和提炼假说，以认识和避免以前工作的误区，估计样本量，描述主要的副作用和确定进一步的研究方向，系统评价最常用的方法是Meta 分析（Meta analysis）法。

Meta 分析是汇总多个研究的结果并分析评价其合并效应量的系列过程，包括提出研究问题、制定纳入和排除标准、检索相关研究、汇总基本信息、综合分析并报告结果等。

与一般综述相比，Meta 分析可以用于分析危险因素较弱，但为公众所关心的重要健康问题（如被动吸烟与肺癌、低剂量辐射与白血病、避孕药与乳腺癌等），可以得到危险因素定量化的综合效应（如标准化死亡比、相对危险比）；还可用于较复杂的剂量反应关系研究及诊断试验研究的综合分析。

不论定性还是定量 Meta 分析，在实施过程中均有相同分析步骤，即提出问题、检索与题目相关的所有文献、筛选出符合纳入标准所有相关研究并进行严格评价、收集必要的数据信息、单个研究汇总描述、制定效应量综合分析与评价的计划书、异质性检验、估计合并效应量、敏感性分析等。

三、循证医学方法与药事管理

目前，循证医学在药事管理方面主要应用于新药准入及药物疗效评价、指导临床药学实践、指导药物经济学评价等方面。

（一）循证分析

1. 利用 Meta 分析指导新药准入、评价药物疗效 循证医学的 Meta 分析方法能够对现有的研究资料进行分析、评价，获得更客观、准确的关于新药对某种疾病是否有特殊疗效、不良反应是否减少、疗效是否比现有的药物更好，能否明显降低药费等证据，为新药的准入做出最佳的选择，使新药的引进决策更加科学。

2. 指导临床药学实践 应用循证医学，可以指导联合用药和判定药物不良反应，还可以科学对比评价多种药物联合应用是否优于单一药物的疗效。循证医学系统评价方法主要是指 Meta 分析或系统综述的方法，将涉及某药物安全性报告（包括非随机对照临床研究、随机对照试验、病例对照研究、队列研究、病例系列报告以及个案病例报告等）的所有临床研究进行系统地检索查询，然后评估其报告的质量，将数据资料进行定性综合或定量综合，得出有关干预措施安全性的循证医学证据。

（二）循证决策

循证决策包括三要素，即研究证据、经济原则和价值取向。循证医学强调证据在决策中的重要性和必要性。但是，证据本身不是决策，正如砖瓦泥水不等于高楼大厦一样，面对研究充分证明无效的干预措施时，证据可能是决策的决定因素，阻止或取缔该类措施的使用可能是最好的决定。然而，我们会拒绝采纳一项科学研究充分证明有效的治疗，可能是因为经济上负担不起，这是决策中的经济因素。我们也可能会拒绝采纳一项充分证明有效而且经济上负担得起的治疗，可能是希望把有限的积蓄花到更需要的地方，如孩子的教育，这是资源分配中的价值取向问题，不同的病人不同的人群，可能有着十分不同的资源分配原则。人们也可能会坚持进行昂贵无效的治疗，这时价值观主导了整个决策。因此，循证医学决策必须兼顾和平衡证据、经济效益和价值取向三个方面，依据实际情况，做出合理的决定。

（三）循证医学与药物再评价

在未来药物评价领域中经济学指标与疗效和安全性同等重要。循证医学在药事管理应用中的最终目的是使患者的治疗效果最佳和经济负担最小。为此临床治疗应充分考虑成本 – 效果的证据，依据药物经济学方法制定科学的成本 – 效果处方，为安全、合理、有效用药及治疗决策提供科学依据，利用循证医学对药物经济学研究建立合理的评价指南，进行方法学评价（研究的设计方法，样本大小及选择，成本测量和估计，结果衡量和估计，贴现率，敏感度分析，偏倚的控制，资料的统计分析，结论的报告），保证试验结果和结论准确可靠。

【课后案例】

医药行业对于企业和产品的双重监管

药品生产企业进行 GMP 认证，药品经营企业进行 GSP 认证，这成为药品企业进入医药市场的资质和认证标准，但是对于大多数行业来讲，服务行业由于产品特殊性（不可见）多进行企业资质认证；生产企业大多对于产品质量进行监测和审评，对于企业本身不进行认证。那么医药企业既需要对产品进行审评和抽检，又要对企业进行认证。

【思考】

分析医药行业对于企业和产品进行双重监管的必要性。

NOTE

【思考题】

1. 简述管理的主要职能和管理的基本问题。

2. 简述需求、供给、均衡、市场集中度的概念，以及药品市场的主要特点。

3. 简述药品定价的主要方法。

4. 简述公共政策制定的主要过程。

5. 简述药物流行病学在药事管理中的主要应用。

第三章 药事监管组织

【学习目标】

1. 掌握：药事行政监管体系及药事技术监管体系的构成，国家药事监管行政部门及国家药事技术监管机构的主要职责；药事行政监管及技术监管的主要措施。

2. 熟悉：药事行政监管的分类、执法依据及法律责任。

3. 了解：我国药事监管体系的变革。

【引导案例】

国外药事监管组织体制

1. 美国的药品监督管理体制　目前，美国的药品监督管理主要由以下机构组成：①美国联邦食品药品管理局（U.S. Food and Drug Administration，FDA），是由联邦法律授权、专门从事全国食品和药品管理的国家执法机关，隶属于美国人类健康服务部。FDA 总部设在华盛顿特区，机构庞大，由六个中心和两大办公室组成。分支机构布局合理，在美国中部、东北部、东南部、西南部及太平洋地区设有 5 个地区办公室及 13 个药品检验所。地区办公室之下设置辖区办公室，辖区办公室下设监督检查站。通过"总部—地区所—辖区所—监督站"的垂直领导模式，上下层级分明，分工明确。②各州政府卫生局的药政机构，根据各州的具体情况而设置，主要负责药师资格的认可、社会药房和医院药房的监督管理、麻醉药品和精神药品的监督管理等。③美国药典会是独立的非政府机构，负责制定药品的标准。④美国药学会是美国药事职业、行业的社会团体。下设若干协会和委员会，国家或州法律授予其药品监督管理的权利，如制定并监督实施有关管理规范、行为规范，协助 FDA 编纂美国药典和处方集，规范药剂师的行为，提供药学服务等。

2. 日本的药事管理体制　日本于 1943 年颁布实施了《药事法》，授权厚生省主管全国的药品管理工作。中央政府厚生劳动省是权力机构，地方政府为政策的贯彻执行部门。日本的药事管理体制共分三级，即中央级、都道府县级（省级）和市、町、村级（类似我国县级）。

3. 世界卫生组织（World Health Organization，WHO）　是 1948 年 6 月成立的联合国的卫生机构，属国际性组织。总部设在瑞士日内瓦，下设 3 个主要机构，即世界卫生大会、执行委员会和秘书处。根据世界卫生组织章程规定，世界卫生大会是世界卫生组织的工作机构，由会员国代表组成，每年举行一次例会，必要时举行特别会议。世界卫生大会闭会期间，由执行委员会代行其职权。

【思考】

国外药事监管组织体系对我国药事监管的启示有哪些？

第一节 药事监管组织体制

药事监督管理体制是指一定社会制度下药事监督管理系统的机构设置、职责划分及其相应关系的制度，即采取怎样的组织形式以及如何将这些组织形式结合成为一个合理的有机系统，并以怎样的手段、方法来实现监督管理的任务和目的。具体来说，药事监督管理体制是规定中央、地方、部门在各自方面的管理范围、职责权限、利益及其相互关系的准则。核心是药事监督管理机构的设置、职责分配以及各级组织的相互协调，其强弱直接影响到管理的效率和效能，在整个管理中起着决定性作用。目前，我国药事监督管理体制主要由药事行政监督管理体制和药事技术监督管理体制组成。

一、药事行政监管组织体制

药事行政监管组织体制包含药事行政监管部门及药事行政监管两部分。药事行政监管部门是依照法律法规的授权和相关规定，承担药品研制、生产、流通和使用环节行政监督管理职责的组织机构。药事行政监管是药事行政监管组织依照相关法律法规对药事活动进行行政监督管理的过程。

（一）药事行政监管部门

药事行政监督管理部门由药品监督管理部门及承担药品管理工作的相关部门组成。

1. 药品监督管理部门

（1）国家药品监督管理部门　根据《国家食品药品监督管理总局主要职责内设机构和人员编制的规定》（国办发〔2013〕24号），为加强食品药品监督管理，提高食品药品安全质量水平，将国务院食品安全委员会办公室的职责、国家食品药品监督管理局职责、国家质量监督检验检疫总局的生产环节食品安全监督管理职责、国家工商行政管理总局的流通环节食品安全监督管理职责整合，组建国家食品药品监督管理总局（China Food and Drug Administration，简称CFDA），并加挂国务院食品安全委员会办公室铭牌，为国务院直属机构。国家食品药品监督管理总局内设17个管理机构，其中负责药品监督管理的机构有综合司（政策研究室）、法制司、药品化妆品注册管理司（中药民族药监管司）、药品化妆品监管司、稽查局、应急管理司、科技和标准司等。

（2）地方药品监督管理部门　2013年4月国务院发布《关于地方改革完善食品药品监督管理体制的指导意见》（国发〔2013〕18号），要求加快推进地方食品药品监督管理体制改革，原则上参照国务院整合食品药品监督管理职能和机构的模式，结合本地实际，将原食品安全办、原食品药品监管部门、工商行政管理部门、质量技术监督部门的食品安全监管和药品管理职能进行整合，组建各级食品药品监督管理机构（省级、市级、县级），在本辖区对食品药品实行统一监管，同时承担本级政府食品安全委员会的具体工作。地方各级食品药品监督管理机构领导班子由同级地方党委管理，业务上接受上级主管部门的指导。县级食品药品监督管理机构可在乡镇或区域设置食品药品监督管理派出机构。

2. 药品管理工作相关部门　根据现行法律法规和国务院办公厅印发相关部委的主要职责、

内设机构和人员编制规定，药品管理工作涉及多个政府职能部门，包括卫生计生部门、中医药管理部门、发展与改革宏观调控部门、工商行政管理部门、人力资源与社会保障部门、工业和信息化管理部门、商务管理部门、海关、公安部门、新闻宣传部门、监察部门等。

（二）药事行政监管

根据法律法规的规定，药事行政监督管理部门行使以下行政监督管理职权：

1. 监督检查 各级药品监督管理部门有权按照法律法规的规定，对药品的研制、生产、流通、使用等全过程进行监督检查，接受监督检查的单位不得拒绝和隐瞒，应当主动配合，应当向药品监督管理部门提供真实情况，如研制资料、原始记录、生产记录、购销记录、处方登记等。

药品监督管理部门除了一般性监督检查，还应当对通过 GMP、GSP 认证的药品生产企业、药品经营企业进行认证后的跟踪检查，对企业贯彻执行 GMP、GSP 的情况实施动态监督管理。

2. 发布药品质量公告 药品质量公告是药品监督管理中的一项重要内容。从保障人民用药安全有效，对药品实行严格规范管理的角度出发，药品质量公告的重点是公告不符合国家药品质量标准的药品。2003 年 2 月，国家食品药品监督管理局发布了《药品质量监督抽验管理规定》，就药品质量公告做了以下规定：药品质量公告由国家和省（区、市）药品监督管理部门定期发布。国家药品质量公告每年至少 4 期，每季度至少 1 期。省（区、市）药品质量公告每年至少 2 期，每半年至少 1 期。国家药品质量公告公布国家药品质量监督抽验结果。省（区、市）药品质量公告公布本省（区、市）药品质量监督抽验结果。省（区、市）药品质量公告，应当及时通过国家药品监督管理部门网站向社会公布，并在发布后 5 个工作日内报国家药品监督管理部门备案。公告不当的，必须在原公告范围内予以更正。

3. 采取行政强制措施与实施行政处罚 行政强制措施是对紧急情况的控制，目的在于防止可能存在质量问题的药品在社会上扩散，防止能够证明可能存在违法行为的证据转移和灭失，不带有惩罚性，不属于行政处罚。药品监督管理部门对有证据证明可能危害公众健康的药品及有关材料可以采取查封、扣押的行政强制措施，并在 7 日内做出行政处理决定；药品需要检验的，必须自检验报告书发出之日起 15 日内做出行政处理决定。

药品监督管理部门实施查封、扣押的行政强制措施以后，有两种可能的后果，一种是经过进一步的调查，证明先前怀疑的药品和有关材料不存在危险或违法行为，应当及时解除行政强制措施，恢复正常的药品生产、经营秩序和药品使用秩序；另一种是经过进一步的调查，证明确实存在危害人体健康的药品和违法行为，依法做出正式的行政处罚决定或行政处理决定。依法实施行政处罚是药品监督管理部门的法定职责之一。实施处罚时，要遵守《行政处罚法》规定的依法处罚原则，在其法定的职权范围内，以法律法规为依据，依照法定程序，在法定的处罚种类和处罚幅度内合理裁量和实施处罚。并且坚持处罚与教育相结合的原则，教育公众、法人或其他组织自觉遵守药事管理法律法规。公众、法人或其他组织享有陈述权、申辩权，对处罚不服的，有权依法申请行政复议或者提起行政诉讼。药品监督管理部门不得因陈述和申辩加重处罚。

4. 对药品不良反应危害采取必要的控制措施 药品监督管理部门应当组织药品不良反应的监测和上市后的药品再评价工作，对疗效不确切、不良反应大或者其他原因危害人体健康的药品，国家和省级药品监督管理部门可以采取停止生产、销售、使用的紧急控制措施，并应当于 5 日内组织鉴定，自鉴定结论做出之日起 15 日内依法做出行政处理决定。对已确认发生严重不良反应的药品应采取停止生产、销售和使用的紧急控制措施，防止该药品使用范围和损害继续扩大；同时，药品监督管理部门在采取紧急控制措施期间，可以组织有关专家进行鉴定，以便进一步做出行政处理决定。

行政处理决定包括以下两种情况：①经过权衡利弊，以最大可能保证用药者安全为前提，在可控制的条件下继续使用该药品。例如，采取修改说明书、调整用法用量、增加注意事项和给予特别警示等措施后，即可撤销对该药品的紧急控制措施。②经过鉴定后认为继续使用该药品不能保证用药者安全的，或者有其他更安全的同类药品可以取代的，由国家药品监督管理部门依法撤销该药品的注册批准文号或者进口药品注册证书；已经生产或进口的药品，由当地药品监督管理部门监督销毁或处理。

二、药事技术监管组织体制

药事技术监管组织体制包含药事技术监管组织机构及药事技术监管两部分。药事技术监管组织机构是依照相关法律法规的授权和相关规定，承担药品研制、生产、流通和使用环节技术监督管理职责的组织机构。药事技术监管是药事技术监管组织依照相关法律法规对药事活动进行技术监督管理的过程。

（一）药事技术监管组织机构

药事技术监管组织机构是药事监管组织体制的重要组成部分，为药事行政监管提供技术支撑与保障。在国家食品药品监督管理部门中，与药事技术监管相关的组织机构包括：中国食品药品检定研究院、国家药典委员会、国家食品药品监督管理总局药品审评中心、国家食品药品监督管理总局食品药品审核查验中心、国家食品药品监督管理总局药品评价中心、国家中药品种保护审评委员会、国家食品药品监督管理总局执业药师资格认证中心等。

（二）药事技术监管

药品技术监督管理包括：药品质量监督检验；药品法典的编撰；药品研制、生产、流通和使用环节的技术规范、标准的制定；药品不良反应、医疗器械不良事件检测与评价等相关技术工作。本节重点讨论药品质量监督检验，药品技术监督管理其他内容见本教材其他章节。

药品质量监督检验是国家药品检验机构按照国家药品标准，对需要进行质量监督的药品进行抽样、检查和验证并发出相关质量结果报告的药品技术监督过程，是药品监督管理的重要组成部分。药品质量监督必须采用检验手段，检验的目的是为了监督，因此，开展药品质量监督检验的技术必须是可靠的，数据必须是真实的。

1. 药品质量监督检验的性质　药品监督检验与药品生产检验、药品验收检验的性质不同。药品监督检验具有以下性质：①公正性：药品质量监督检验属于第三方检验，不涉及买卖双方的经济利益，不以营利为目的，因此具有公正性；②权威性：药品监督检验是代表国家对研制、生产、经营和使用的药品质量进行检验，具有比生产企业的生产检验或经营企业等的验收检验更高的权威性；③仲裁性：药品监督检验是根据国家相关的药事法律、法规的规定进行的检验，检验结果具有法定意义，在法律上具有仲裁性。

2. 药品质量监督检验机构　根据《药品管理法》及其他有关规定，各级药品检验机构是执行国家对药品监督检验的法定性专业机构。国家依法设置的药品检验机构分为四级：①中国食品药品检定研究院；②省级药品检验所；③地市级药品检验所；④县级药品检验所。省和省以下各级药品检验机构受同级药品监督管理部门领导，业务技术接受上一级药品检验机构指导。

3. 药品质量监督检验的类型 药品质量监督检验根据其目的和处理方法不同，可分为抽查检验、注册检验、指定检验、复验等类型。

（1）抽查检验 简称药品抽验，是国家依法对生产、经营和使用的药品质量进行有目的的调查和检查的过程，是药品监督管理部门通过技术方法对药品质量合格与否做出判断的一种重要手段。根据《药品质量监督抽验管理规定》（国食药监市〔2006〕379号），抽查检验分为评价性检验和监督检验。评价性检验是药品监督管理为掌握、了解辖区内药品质量总体水平与状态而进行的抽查检验工作，它是建立在以科学理论为基础，以数理统计为手段的药品质量评价抽检方式，准确客观地评价一类或一种药品的质量状况；监督检验是药品监督管理部门，为保证人民群众用药安全而对监督检查中发现的质量可疑药品所进行的有针对性的抽检。评价检验的抽样工作由药品检验机构承担；监督检验的抽样工作由药品监督管理部门承担，然后送达所属区划的药品检验机构检验。

药品抽查抽验分为国家和省（自治区、直辖市）两级。国家药品抽验以评价抽验为主，省级药品抽验以监督抽验为主。抽验结果由国家和省级药品监督管理部门定期发布在药品质量公告上。抽查检验是一种强制性检验，不收取费用，所需费用由财政列支。

（2）注册检验 包括样品检验和药品标准复核。样品检验是指药品检验所按照申请人申报或国家食品药品监督管理局核定的药品标准，对样品进行的检验；药品标准复核是指药品检验所对申报的药品标准中检验方法的可行性、科学性，设定的项目和指标能否控制药品质量等进行的实验室检验和审核工作。药品注册检验由中国食品药品检定研究院或省级药品检验所承担。进口药品的注册检验由中国食品药品检定研究院组织实施。

（3）指定检验 是指国家法律或药品监督管理部门规定的某些药品在销售前或者进口时，必须经过指定的药品检验机构检验，检验合格的，才准予销售的强制性药品检验。《药品管理法》规定下列药品在销售前或者进口时，必须经过指定药品检验机构检验，检验不合格的，不允许销售或者进口：①国家药品监督管理部门规定的生物制品；②首次在中国销售的药品；③国务院规定的其他药品。

（4）复验 是指药品抽验当事人对药品检验机构的检验结果有异议而向药品检验机构提出要求复核的检验。根据规定，当事人对检验结果有异议的，可以自收到药品检验结果7日内，向原药品检验机构或者上一级药品监督管理部门设置或确定的药品检验机构申请复验，也可以直接向中国食品药品检定研究院申请复验。除此以外的其他药品检验机构不得受理复验申请。复验的样品必须是原药品检验机构的同一药品的留样，除此之外的同品种、同批次的产品不得作为复验的样品。

三、中国药事监督管理组织体制变革

新中国成立后，药品管理工作开始起步。1950年卫生部成立了第一届中国药典编撰委员会，组织编印了第一部《中国药典》（1953年）。1963年颁布了综合性药政管理行政法规《关于药政管理的若干意见》，对药厂进行了第一次全国范围的大整顿。改革开放以后，医药购销政策全面放开，生产流通体制逐步完善，外资进入医药领域，医药产业迅猛发展，我国政府职能也不断转变，先后进行了三次行政管理体制改革，组建了国家医药管理局等专业管理部门，出台了《药品管理法》等法律法规，逐步规范药品管理。

1998 年，我国进行了第四次行政管理体制改革，此次改革重要措施之一是，将原卫生部下属的药政管理局和原国家经贸委管理的医药管理局合并，组建国家药品监督管理局，为国务院直属机构，划入国家质量技术监督局承担的中西药质量监督管理职能，划入国家中医药管理局的中药流通监管职能，负责对药品（含医疗器械）研究、生产、流通、使用全过程的监督管理，药品集中统一监管体制正式建立。

2000 年，国务院批转药品监督管理体制改革方案，明确省级以下药品监督管理机构实行垂直管理，省、自治区、直辖市药品监督管理局领导省级以下药品监督管理机构，履行法定的药品监督管理职能。

2003 年，继续围绕转变政府职能这一主题，我国进行了第五次行政体制改革，在国家药品监督管理局基础上组建国家食品药品监督管理局，为国务院直属机构，主要职责是继续行使药品监督管理职能，并负责对食品、保健食品、化妆品安全管理的综合监督和组织协调，依法组织开展重大事故的查处。

2008 年第十一届全国人民代表大会第一次会议审议通过的《关于国务院机构改革方案的说明》指出，食品药品直接关系人民群众的身体健康和生命安全，为进一步落实食品安全综合监督责任，理顺医疗管理和药品管理的关系，明确由卫生部承担食品安全综合协调、组织查处食品重大事故的责任，同时将国家食品药品监督管理局改由卫生部管理，相应对食品安全监管队伍进行整合，并要求将食品药品监督管理机构省级以下垂直管理改为由地方政府分级管理，业务接受上级主管部门和统计卫生部门的组织指导和监督。

2013 年，根据十二届全国人大一次会议通过的《国务院机构改革和职能转变方案》和《国务院关于机构设置的通知》（国发〔2013〕14 号），将国务院食品安全委员会办公室职能、国家食品药品监督管理局职能、国家质量监督检验检疫总局中的生产环节食品安全监督管理职能、国家工商行政管理总局中的流通环节食品安全监督管理职能整合到一起，组建国家食品药品监督管理总局（简称 CFDA），并加挂国务院食品安全委员会办公室铭牌，为国务院直属机构。

第二节　药事监管组织职责

一、药品监督管理部门职责

1. 国家食品药品监督管理总局药事监管职责

（1）负责起草药品（含中药、民族药，下同）监督管理的法律法规草案，拟订政策规划，制定部门规章，推动建立落实药品安全企业主体责任、地方人民政府负总责的机制，建立药品重大信息直报制度，并组织实施和监督检查，着力防范区域性、系统性药品安全风险。

（2）负责组织制定、公布国家药典等药品标准、分类管理制度并监督实施。负责制定药品研制、生产、经营、使用质量管理规范并监督实施。负责药品注册并监督检查。建立药品不良反应监测体系，并开展监测和处置工作。拟订并完善执业药师资格准入制度，指导监督执业药师注册工作。参与制定国家基本药物目录，配合实施国家基本药物制度。

（3）负责制定药品监督管理的稽查制度并组织实施，组织查处重大违法行为。建立问题产品召回和处置制度并监督实施。

（4）负责药品安全事故应急体系建设，组织和指导药品安全事故应急处置和调查处理工作，监督事故查处落实情况。

（5）负责制定药品安全科技发展规划并组织实施，推动药品检验检测体系、电子监管追溯体系和信息化建设。

（6）负责开展药品安全宣传、教育培训、国际交流与合作；推进诚信体系建设。

（7）指导地方药品监督管理工作，规范行政执法行为，完善行政执法与刑事司法衔接机制。

（8）承办国务院以及国务院食品安全委员会交办的其他事项。

2. 省级食品药品监督管理局药事监管职责

（1）贯彻执行国家药品（含中药、民族药，下同）监督管理的法律、法规和规章；组织起草相关的地方性法规、省政府规章草案和政策规划并监督实施；推动建立落实药品安全企业主体责任、地方政府负总责的机制，建立药品重大信息直报制度，并组织实施和监督检查，着力防范区域性、系统性药品安全风险。

（2）依法监督实施药品行政许可，监督实施国家药品标准和分类管理制度，颁布实施地方中草药炮制规范；监督实施药品研制、生产、经营、使用质量管理规范；负责部分药品注册并监督检查；建立药品不良反应监测体系，并开展监测和处置工作；配合有关部门实施国家基本药物制度；组织实施执业药师注册工作。

（3）负责制定全省药品监督管理的稽查制度并组织实施，组织查处重大违法行为；建立问题产品召回和处置制度并监督实施。

（4）负责药品广告内容审查工作。

（5）负责全省药品安全事故应急体系建设，组织和指导药品安全事故应急处置和调查处理工作，监督事故查处落实情况；负责开展药品安全宣传，教育培训；推进诚信体系建设。

（6）负责制定全省药品安全发展规划并组织实施，组织推动药品检验检测体系、电子监管追溯体系和信息化建设。

（7）指导和监督各市药品监督管理工作，规范行政执法行为，完善行政执行与刑事司法衔接机制。

（8）承办省政府和省食品安全委员会交办的其他事项。

3. 市级食品药品监督管理局药事监管职责

（1）贯彻执行国家、省药品（含中药、民族药，下同）监督管理的法律、法规和规章；组织起草有关药品监督管理的地方性政府规章草案和政策规划并监督实施；推动建立落实药品安全企业主体责任、政府职能部门监管责任及区、县（市）政府负总责的机制，并组织实施和监督检查，防范区域性、系统性药品安全风险。

（2）依法实施药品行政许可，负责第一类医疗器械注册；承担省食品药品监督管理局下放和委托市局的行政许可事项。

（3）监督实施药品法定标准、分类管理制度，监督实施药品研制、生产、经营、使用质量管理规范及医疗机构制剂配制质量管理规范；制定药品监管年度工作计划、监督抽验计划和重大整治方案并组织实施；建立药品不良反应监测体系并组织开展监测和处置工作；监督指导麻醉药品、精神药品、医疗用毒性药品和药品类易制毒化学品及其他特殊管理药品的监管工作。

（4）负责全市药品安全事故应急体系建设，制定药品安全事故应急预案并组织演练，组织、指导食品药品安全事故应急处置和调查处理，监督事故查处落实情况。

（5）组织制定药品安全发展规划并监督实施；组织推动建立药品检验检测体系、药品电子监管追溯体系和信息化建设。

（6）依法受理有关药品安全的投诉举报，查处各种违法行为，完善行政执法与刑事司法有效衔接的机制；推进药品安全诚信体系建设；负责药品广告监测工作。

（7）建立、监督实施药品重大信息直报和信息公布制度；组织开展药品安全科普宣传、新闻发布和教育培训。

（8）负责指导、监督区、县（市）食品药品监督管理工作。

（9）承办市政府和市政府食品安全委员会、省食品药品监督管理局交办的其他事项。

4. 县级食品药品监督管理局药事监管职责

（1）贯彻执行国家药品监督管理法律、法规，监督实施有关地方性法规、规章。

（2）依法对药品生产、经营和使用环节进行监督管理，查处制售假劣药品以及其他违法违规行为。

（3）贯彻实施药品流通的管理制度和办法，初审药品零售企业资格。

（4）承办上级食品药品监督管理局和县政府交办的其他事项。

二、药品管理工作相关部门职责

1. 卫生计生部门 负责起草中医药事业发展的法律法规草案，拟定政策规划，制定部门规章、标准及技术规范；负责组织推进公立医院改革，建立公益性为导向的绩效考核和评价运行机制，建设和谐医患关系，提出医疗服务和药品价格政策的建议；负责组织制定国家药物政策和国家基本药物制度，组织制定国家基本药物目录，拟定国家基本药物采购、配送、使用的管理制度，会同有关部门提出国家基本药物目录内药品生产的鼓励扶持政策建议；参与制定药品法典；配合国家药品监督管理部门建立重大药品不良反应及医疗器械不良事件相互通报机制和联合处置机制。

2. 中医药管理部门 负责拟定中医药和民族药事业发展规划、政策和相关标准；负责指导民族药物的发掘、整理、总结和提高工作；负责中药资源普查，促进中药资源的保护、开发和合理应用；参与国家基本药物制度建设。

3. 发展与改革宏观调控部门 负责监测和管理药品宏观经济，制定医药行业发展规划等工作。

4. 工商行政管理部门 负责药品生产、经营企业的工商登记、注册；查处无营业执照生产、经营药品的行为；监管药品广告，处罚发布违法药品广告和药品流通中各种不正当竞争、损害消费者利益等行为。

5. 人力资源与社会保障部门 统筹建立覆盖城乡的社会保障体系。负责统筹拟订医疗保险、生育保险政策、规划和标准；拟订医疗保险、生育保险基金管理办法；组织拟定定点医疗机构、药店的医疗保险服务和生育保险服务管理、结算办法及支付范围等工作，包括制定并发布《国家基本医疗报销、工伤保险和生育保险药品目录》。

6. 工业和信息化管理部门　负责拟订和实施生物医药产业的规划、政策和标准；承担医药行业管理工作；承担中药材生产扶持项目管理和国家药品储备管理工作。同时配合药品监督管理部门承担对互联网药品信息服务、互联网药品交易和互联网药品广告的监管与整治。

7. 商务管理部门　负责研究拟订药品流通行业发展的规划、政策和相关标准，配合实施国家基本药物制度，提高行业组织化程度和现代化水平，逐步建立药品流通行业统计制度，推行行业信用体系建设，指导行业协会实行行业自律，开展行业培训，加强国际合作与交流。

8. 海关　负责药品进出口口岸的设置，药品进口与出口的监管、统计与分析。

9. 公安部门　负责组织指导食品药品犯罪案件侦查工作。与国家食品药品监督管理总局建立行政执法和刑事司法工作衔接机制。

10. 新闻宣传部门　负责加强药品安全新闻宣传和舆论引导工作。

11. 监察部门　负责调查处理药品监督管理人员违反行政纪律的行为；依法加强监督，对拒不执行国家法律法规、违法违规审批，以及制售假劣药品和医疗器械问题严重的地区和部门，严肃追究有关领导和人员的责任。

三、药品技术监督管理组织机构职责

1. 中国食品药品检定研究院（总局医疗器械标准管理中心）　原为中国药品生物制品检定所，于 2010 年 9 月更名为中国食品药品检定研究院，是国家检验药品、医疗器械、化妆品、保健食品、餐饮服务食品等质量的法定机构。主要承担药品的注册审批检验及其他药品质量检验；承担生物制品批签发相关工作；负责药品国家标准物质的研究、制备、标定、分发和管理工作；承担生产用菌毒种、细胞株的检定工作，承担医用标准菌毒种、细胞株的收集、鉴定、保存、分发和管理工作；承担对药品广告、互联网药品信息服务的技术监督工作；承担全国食品药品监管系统检验检测机构的业务指导、规划和统计等相关工作；承担严重药品不良反应或事件原因的实验研究等。

2. 国家药典委员会　主要承担《中国药典》及其增补本的编制与修订；组织制定和修订国家药品标准以及药用辅料、直接接触药品的包装材料和容器的技术要求与质量标准；负责《中国药典》和国家药品标准的宣传培训、技术咨询及相关丛书的编辑、出版和发行；负责药品标准信息化建设等工作。

3. 国家食品药品监督管理总局药品审评中心　主要承担对申请注册的药品进行技术审评，组织开展相关的综合评审工作；负责制定药品审评规范并组织实施；组织开展相关业务咨询服务及学术交流，组织开展药品审评相关的国际交流与合作等。

4. 国家食品药品监督管理总局食品药品审核查验中心　主要承担制定药品审核查验工作的技术规范和管理制度，参与制定药品、相关质量管理规范及指导原则等技术文件；组织开展药品注册现场核查相关工作及开展药物研究、药品生产质量管理规范相关的合规性核查和有因核查；承担相关国家核查员的聘任、考核、培训等日常管理工作，指导地方核查员队伍建设等。

5. 国家中药品种保护审评委员会（国家食品药品监督管理总局保健食品审评中心）　主要

负责组织制订中药品种保护，保健食品、化妆品审评相关的技术标准和规范；负责组织国家中药品种保护的技术审评工作。负责对申请注册的保健食品、化妆品进行技术审评，承担保健食品、化妆品备案的相关技术工作。组织开展技术审评中有关问题的核查工作等。

6. 国家食品药品监督管理总局药品评价中心（国家药品不良反应监测中心）　主要负责组织制订药品不良反应、医疗器械不良事件监测与再评价以及药物滥用、化妆品不良反应监测的技术标准和规范；组织开展药品不良反应、医疗器械不良事件、药物滥用、化妆品不良反应监测工作；开展药品、医疗器械的安全性再评价工作；参与拟订、调整国家基本药物目录、非处方药目录等。

7. 国家食品药品监督管理总局执业药师资格认证中心　主要承担执业药师资格准入制度及执业药师队伍发展战略研究，参与拟订完善执业药师资格准入标准并组织实施；承担执业药师资格考试相关工作。组织开展执业药师资格考试命题审题工作，编写考试大纲和应试指南。负责执业药师资格考试命题审题专家库、考试题库的建设和管理；组织制订执业药师认证注册工作标准和规范并监督实施。承担执业药师认证注册管理工作等。

第三节　药事行政执法

一、药事行政执法的执法依据

《中华人民共和国药品管理法》（简称《药品管理法》）是由全国人民代表大会常务委员会制定和修改的规范性文件，是药事管理法律法规中极其重要的法律文件。《药品管理法》第一章总则部分对立法目的、法律效力及监督管理的执法主体进行了界定。

（一）执法主体

药事监管组织和药事监管组织委托执法的机构是经法律法规授权进行药事监督管理执法的执法主体。

（二）行政执法

行政执法是药事监管组织依法对药事活动进行监督管理的主要形式。行政执法是药事管理组织执行法律的行为，此处的法律包括宪法、法律、行政法规、地方性法规、自治条例、单行条例、行政规章、法律解释和国际条约等。

药事监管组织行政执法的类别主要包含行政许可、行政处罚、行政强制、行政检查等。

1. 行政许可　行政机关根据公民、法人或者其他组织的申请，经依法审查，准予其从事特定活动的行为。如药品监督管理部门依法颁布《药品生产许可证》《药品经营许可证》《执业药师注册证》等。

2. 行政处罚　具有行政处罚权的行政机关、法律法规授权组织和行政机关依法委托的组织对公民、法人或者其他组织违反行政管理秩序的行为给予行政制裁的具体行政行为。行政处罚的种类包括警告；罚款；没收违法所得、没收非法财物；责令停产停业；暂扣或者吊销许可证、暂扣或者吊销执照；行政拘留；法律、行政法规规定的其他行政处罚。如《药品管理法》规定，对从事生产、销售假劣药情节严重的企业或者其他单位的直接负责的主管人员和其他责任人员进行从业资格限制,"十年内不得从事药品生产、经营活动"。

3. 行政强制 包括行政强制措施和行政强制执行。

行政强制措施是指行政机关在实施行政管理的过程中,依法对公民人身自由进行暂时性限制,或者对公民、法人或者其他组织的财产实施暂时性控制的措施。行政强制措施的方式主要包括:对公民人身自由的暂时性限制;对场所、设施或者财物的查封;对财物的扣押;对存款、汇款、有价证券等的冻结;强行进入住宅;法律规定的其他强制措施。

行政强制执行是指行政机关或者由行政机关申请人民法院,对不履行发生法律效力的行政决定的公民、法人或者其他组织,依法强制其履行义务的行为。行政强制执行的方式主要包括:排除妨碍、恢复原状等义务的代履行;加处罚款或者滞纳金的执行罚;划拨存款、汇款,兑现有价证券;将查封、扣押的财物拍卖或者依法处理;法律规定的其他强制执行方式。

如对专门生产、销售假劣药的原辅材料、包装材料、生产设备予以没收。

4. 行政监督检查 行政机关依照法定职权,对相对人遵守法律、法规和规章的情况进行检查、了解、监督的行政行为。如《药品生产质量管理规范》规定,药品监督管理部门应负责组织药品 GMP 跟踪检查工作;药品认证监察机构负责制定检查计划和方案,确定跟踪检查的内容及方式,并对检查结果进行评定。

(三)执法依据

药事监管组织或者经其委托授权的组织进行行政执法的依据,是药事监管法律法规中的相关规定,详情见表 3–1,对各法律、法规的学习请见本教材其他章节。

表 3–1 食品药品监督管理行政执法依据

颁布机关	规章名称	施行日期
人事部、原国家药品监督管理局	执业药师资格制度暂行规定	1999.4.1
原国家药品监督管理局	处方药与非处方药分类管理办法(试行)	1999.6.11
	处方药与非处方药流通管理暂行规定	2000.1.1
	药品经营质量管理规范	2000.7.1
	药品行政保护条例实施细则	2000.10.24
	医疗机构制剂配制质量管理规范	2001.3.13
	中药材生产质量管理规范	2002.6.1
国家食品药品监督管理局	药品监督行政处罚程序规定	2003.7.1
	中药材生产质量管理规范认证管理办法	2003.11.1
	药物非临床研究质量管理规范	2003.9.1
	药物临床试验质量管理规范	2003.9.1
	药品进口管理办法	2004.1.1
	药品不良反应报告和监测管理办法	2004.3.4
	药品经营许可证管理办法	2004.4.1
	国家食品药品监督管理局关于涉及行政审批的行政规章修改、废止、保留的决定	2004.7.1
	互联网药品信息服务管理办法	2004.7.8
	生物制品批签发管理办法(试行)	2004.7.13
	直接接触药品的包装材料和容器管理办法	2004.7.20

续表

颁布机关	规章名称	施行日期
国家食品药品监督管理局	药品生产监督管理办法	2004.8.5
	医疗机构制剂配制监督管理办法	2005.6.1
	医疗机构制剂注册管理办法（试行）	2005.8.1
	互联网药品交易服务审批暂行规定	2005.12.1
	国家食品药品监督管理局药品特别审批程序	2005.11.18
	进口药材管理办法（试行）	2006.2.1
	药品说明书和标签管理规定	2006.6.1
	蛋白同化制剂、肽类激素进出口管理办法（暂行）	2006.9.1
国家中医药管理局、卫生部	医院中药饮片管理规范	2007.3.20
国家食品药品监督管理局	药品流通监督管理办法	2007.5.1
卫生部	处方管理办法	2007.5.1
国家食品药品监督管理局	药品广告审查办法	2007.5.1
国家工商行政管理总局	药品广告审查发布标准	2007.5.1
国家食品药品监督管理局	药品注册管理办法	2007.10.1
	药品召回管理办法	2007.12.10
卫生部、国家发改委、财政部、国家食品药品监督管理局等9部委	国家基本药物目录管理办法（试行）	2009.8.18
卫生部	国家基本药物目录（基层医疗卫生机构配备使用部分）	2009.9.21
	医院处方点评管理规范（试行）	2010.2.10
	静脉用药集中调配质量管理规范	2010.4.20
	二、三级综合医院药学部门基本标准（试行）	2010.12.03
	药品生产质量管理规范（2010年修订）	2011.3.1
卫生部、国家中医药管理局、总后勤部卫生部	医疗机构药事管理规定	2011.3.1
卫生部	药品不良反应报告和监测管理办法	2011.7.1
国家食品药品监督管理局	医疗机构药品监督管理办法（试行）	2011.10.11
国家食品药品监督管理总局	食品药品行政处罚程序规定	2014.6.1
	蛋白同化制剂和肽类激素进出口管理办法	2014.12.1
	药品经营质量管理规范	2015.6.25

二、药事监管的法律责任

法律责任是指人民对自己的违法行为所应承担的带有强制性的否定法律后果。它包括民事责任、行政责任、刑事责任。法律责任的构成有两个部分：①法律责任的前提是人们的违法行为，包括侵权行为、不履行义务行为等；②法律责任的内容是否定性的法律后果，包括法律制裁、法律负担、强制性法律义务、法律不予承认或撤销、宣布行为无效等。法律责任必须由司法机关或者法律授权的国家机关予以追究。

药事监管组织及其人员违反药品监管的法律法规，依照《行政处罚法》《药品管理法》《药品管理法实施条例》等法律法规的有关规定，追究其法律责任，主要包括行政责任和刑事责任。

（一）行政责任

1. 药品检验机构出具虚假检验报告的法律责任　根据《药品管理法》第87条的规定，药品检验机构出具虚假检验报告，不构成犯罪的，责令改正，给予警告，对单位并处三万元以上五万元以下的罚款；对直接负责的主管人员和其他直接责任人依法给予降级、撤职、开除的处分，并处三万元以下的罚款；由违法所得的，没收违法所得；情节严重的，撤销其检验资格。药品检验机构出具的检验结果不实，造成损失的，应该承担相应的赔偿责任。

2. 参与药品生产经营活动的法律责任　根据《药品管理法》第95条的规定，药品监督管理部门或者设置的药品检验机构或者其确定的专业从事药品检验的机构参与药品生产经营活动的，由其上级机关或者监察机关责令改正，有违法收入的予以没收；情节严重的，对直接负责的主管人员和其他直接责任人员依法给予行政处分。药品监督管理部门或者设置的药品检验机构或者其确定的专业从事药品检验机构的工作人员参与药品生产经营活动的，依法给予行政处分。

3. 违法收取检验费用的法律责任　根据《药品管理法》第96条的规定，药品监督管理部门或者设置的药品检验机构或者其确定的专业从事药品检验的机构在药品监督检验中违法收取检验费用的，由政府有关部门责令退还，对直接负责的主管人员和其他直接责任人员依法给予行政处分。对违反收取检验费用情节严重的药品检验机构，撤销其检验资格。

4. 违法发放证书、批准证明文件的法律职责　根据《药品管理法》第94条的规定，药品监督管理部门违反法律规定，有下列情形之一的，由其上级主管机关或者监察机关责令收回违法发给的证书、撤销药品批准证明文件，对直接负责的主管人员和其他直接责任人员依法给予行政处分：①对不符合《药品生产质量管理规范》《药品经营质量管理规范》的企业发给符合有关规范的认证证书的，或者对取得认证证书的企业未按照规定履行跟踪检查的职责，对不符合认证条件的企业未依法责令其改正或者撤销其认证证书的；②对不符合法定条件的单位发给《药品生产许可证》《药品经营许可证》或者《医疗机构制剂许可证》的；③对不符合进口条件的药品发给进口药品注册证书的；④对不具有临床试验条件或者生产条件而批准进行临床试验、发给新药证书、发给药品批准文号的。

5. 不履行法定职责的法律责任

（1）不依法履行药品广告审查职责的法律责任　根据《药品管理法》第92条第2款的规定，药品监督管理部门对药品广告不依法履行审查职责，批准发布的广告有虚假或者其他违反法律、行政法规的内容的，对直接负责的主管人员和其他直接责任人员依法给予行政处分。

（2）不履行不良反应监测管理职责的法律责任　根据《药品不良反应报告和监测管理办法》第61条的规定，药品监督管理部门、卫生行政部门和药品不良反应监测机构及其有关工作人员在药品不良反应监测管理工作中违反规定，造成严重后果的，依照有关规定给予行政处分。

（3）滥用职权等行为的法律责任　根据《药品管理法》第 99 条的规定，药品监督管理部门滥用职权、徇私舞弊、玩忽职守，尚不构成犯罪的，依法给予行政处分。

根据《药品管理法》第 97 条第 2 款的规定，已取得《药品生产许可证》《药品经营许可证》的企业生产、销售假药、劣药的，对有失职、渎职行为的药品监督管理部门直接负责的主管人员和其他直接责任人员依法给予行政处分。

（二）刑事责任

根据《药品管理法》第 99 条的规定，药品监督管理部门的工作人员滥用职权、徇私舞弊、玩忽职守，构成犯罪的，依法追究刑事责任。

根据《药品管理法》第 92 条第 2 款的规定，药品监督管理部门对药品广告不依法履行审查职责，批准发布的广告有虚假或者其他违反法律、法规的内容的，对其直接负责的主管人员和其他直接责任人员构成犯罪的，依法追究刑事责任。

根据《药品管理法》第 97 条第 2 款的规定，已取得《药品生产许可证》《药品经营许可证》的企业生产、销售假药、劣药的，对有失职、渎职行为的药品监督管理部门直接负责的主管人员和其他直接责任人员构成犯罪的，依法追究刑事责任。

【课后案例】

药品监管机关人员渎职犯罪

在 2006 年发生的"××药"假药案中，×××药厂作为国家批准生产的合法企业，并且经过 GMP 认证，仍然出现了采购人员将有毒的化工原料"二甘醇"当作药用辅料"丙二醇"购入，从而导致 11 名用药患者死亡的重大后果。后来，12 名责任人被处理，10 人被移交司法机关，"有关药品监管及工商部门还被认定监管不力，工作严重失职"；但是没有人因涉嫌药品监管渎职犯罪被检察机关立案侦查。根据光明网记者的调查，早在 2004 年 3 月，湖南一家药业公司就曾向国家药监局举报某药厂生产假药。该企业是当时国内惟一生产销售氨甲环酸原料的企业，其在市场上发现有 12 家企业生产氨甲环酸时，原料来源不明。后经查证，上海某企业以化工产品名义，进口湖南这家药业公司出口到香港的某种型号的氨甲环酸原料，再经过有医药经营权的医药公司倒手销售到上述 12 家药厂。此过程中，上海某企业无进口许可证、质检报告单，并存在伪造湖南公司的中文报告单、供货合同等文件。这 12 家药厂就包括"××药厂"。根据药品法，使用来源不明的原料就应该按照假药查处。该企业在举报后，上海、江苏等地都对生产企业进行了查处，但是"××药厂"并没有因此事受到应有的处理。而 2005 年，湖南省新化县药监局经调查取证，查处一起以药物化学冒名药品通用名的劣药案，药品生产单位就是"××药厂"。新华县药监局与黑龙江省药监局和国家药典委员会联系后，根据《药品管理法》的规定，将该药按劣药查处。但是在黑龙江，"××药厂"仍然是 GMP 认证药品生产企业。不能不说，药监部门的严重失职为 2006 年的"××药"假药案埋下了祸根。

【思考】

1. 针对"××药"毒害事件，产生药品监管机关渎职现象的原因是什么？

2. 如何加大对药品监管渎职犯罪现象的查处？

【思考题】

1. 药品质量监督检验的性质和类型是什么?

2. 我国药品行政监管体系由哪些部门组成?

3. 我国药品技术监管体系由哪些部门组成?

4. 我国药品监管过程中行政执法的分类分别是什么?

5. 药品监管机构执法过程中因渎职而承担刑事责任的法律依据是什么?

第四章　药品管理法

【学习目标】

1. 掌握：药品管理法的概念、社会作用与主要内容，药品管理行政执法的概念、特点与分类。

2. 熟悉：药品管理法律体系，药品管理法律关系，药品管理法的立法程序与立法原则。

3. 了解：药品管理立法沿革。

【引导案例】

药品污染致人死亡案

2008 年 10 月 5 日，A 省某市人民医院使用 B 省某药业股份有限公司（以下简称某药业公司）生产的注射液后，病人发生严重不良反应。经查，2008 年 7 月 1 日，A 省某市特大暴雨造成某药业公司库存于此的 ××× 注射液被雨水浸泡。某药业公司销售人员张某从某药业公司调来包装标签，更换后继续销售。中国药品生物制品检定所、A 省食品药品检验所在被雨水浸泡药品的部分样品中检出多种细菌。此外，某药业公司包装标签管理存在严重缺陷，管理人员质量意识淡薄，包装标签管理不严，提供包装标签说明书给销售人员在厂外重新贴签包装。至 2008 年 10 月 6 日，国家食品药品监督管理局接到 A 省食品药品监督管理局报告，A 省某市 6 名患者使用了标示为某药业公司生产的两批 ××× 注射液（批号：2007122721、2007121511，规格：100mL/瓶）出现严重不良反应，其中有 3 名患者死亡。

【思考】

1. 该案中违法主体是谁？其有什么违法行为？

2. 案例中的 ××× 注射液应如何定性？

3. 根据《药品管理法》的规定，分析违法主体应承担的法律责任。

第一节　药品管理法概述

一、药品管理法的概念与社会作用

（一）药品管理法的概念

药品管理法有广义和狭义之分。广义的药品管理法是指调整药品研究、生产、流通、使用和监督管理，保证药品质量和用药安全，维护人体健康活动中产生的各种社会关系的法律规范的总称；狭义的药品管理法则仅指 1984 年六届全国人大常委会七次会议通过，2001 年九届全国人大常委会二十次会议重新修订的《中华人民共和国药品管理法》(简称《药品管理法》)。2013 年 12 月与 2015 年 4 月全国人大常委会先后两次对《药品管理法》的某些条款进行了修改。

（二）药品管理法的作用

1. 依法管理药学事业，建立和保护药事管理秩序 药学事业对提高公众的健康水平具有至关重要的作用，在卫生事业中占有举足轻重的地位，因此必须纳入国家的统一管理。药品管理法把复杂又庞大的药事管理工作纳入调整范围，从而建立起药事活动的正常秩序，使各药事部门的活动有法可依，逐步走上法治轨道，也为药品监督管理工作提供法律依据。

2. 保护公民的生命安全与健康，制裁违法行为 药品管理法的宗旨与核心目的就是通过保证药品质量来保障人体用药安全，维护人民身体健康。一方面，药品管理法把药事工作中的很多技术规范上升为法律规范，形成良好的药学工作秩序，使公民的药品需求能够得到满足，从而使公民的生命健康权得到保障；另一方面，药品管理法也可通过制裁各种违法行为，来保障公民的生命安全与健康。

3. 推动和规范药学科学的进步与发展 药品管理法的制定与实施是促进药学科学发展的重要手段。药品管理法使药学事业从行政管理上升为法制管理，从一般技术规范和道德规范提高到法律规范，这就为药学科学的进步和发展提供了法律保障。同时，药学科学技术的发展，也给药品管理立法提出了一系列新的问题，如新的药品品种的出现，特殊药品的管理和使用等，都需要通过立法做出明确规定，以有效防止某些药品对社会发展潜在的负面影响，从而使药学科学技术朝着有利于人类生存发展和进步的方向发展。所以，现代药学科学发展离不开药品管理法的规范和调整，药品管理法则是促进药学科学发展的法律手段。

4. 促进医药经济发展和国际交流与合作 药品管理法通过对药事活动的规范，特别是通过各种技术质量规范，规范药事行为，提高药品质量，推动药品生产和经营企业改进技术、加强管理，进而促使我国医药企业的产品质量提高，并开始在国际市场上有了一定的竞争能力，使我国医药产业走上可持续发展的道路。同时，我国药品管理法特别是药品生产质量管理规范、经营质量管理规范等逐渐与国际接轨，并注意与我国所加入或缔结的国际公约、条约如《麻醉品单一公约》《精神药物公约》等相协调，这也对我国医药产业参与国际间药品交流与合作起到了积极的促进和推动作用。

二、药品管理立法沿革

（一）国际药品管理立法沿革

对药品采用行政和法律手段进行监督管理，最早出现于奴隶社会。有关医药的法律条文，在公元前 3000 年古埃及的纸草文中和公元前 18 世纪古巴比伦的《汉谟拉比法典》中就已有记载。封建社会中，欧洲一些国家开始制定专门的药事法律，如 13 世纪意大利腓特烈二世制定的药事管理法令、14 世纪意大利热那亚市的药师法等。资本主义社会早期，19 世纪英国颁布药房法，1868 年美国许多州颁布药房法，虽然比古代药事法令有所进步，但其内容仍很局限。现代意义的药品管理立法始于 20 世纪中期，世界各国开始大力加强药品监督管理立法，这主要是因为，化学治疗药物快速增加，制药工业迅速兴起和发展，同时也出现了如"反应停"事件等震惊世界的药害事件，使各国政府意识到药事管理立法的重要性。其中比较有代表性的是英国、美国和日本。

NOTE

1. 英国药品管理立法的发展 作为世界上第一个资本主义国家，英国也是最早进行现代药品管理立法的国家。1859 年，英国议会通过了《药品、食品法规》，明确规定"商人制造出售掺假药物须给予严厉惩罚"。1860 年《掺假法案》规定选任药品监督员进行药品监督检查。1868 年，《药房法》又将药品法制管理向前推进了一步。1920 年通过的《危险药物法》是世界上特殊管理药品法律制度的最早萌芽，1941 年《药房和药品法》首次通过立法禁止"保密药品"的销售。1968 年《药品法》获得英国国会通过，该法对国家药事管理进行了系统规定，内容包括药品行政管理，药品执照与证明书，药品管理和药房管理，药品容器、包装和识别标识管理，药品推销管理，药典及相关出版物规定，各项补充条款等。1968 年《药品法》构成英国现代药品法制管理的基本框架。从 1860 年的《掺假法案》，到 1875 年的《食品和药品销售法》，再到 1941 年的《药房和药品法》和 1968 年的《药品法》，英国药品管理立法的一个重要特点在于，英国医药产业代表广泛参与药品管理立法，使得英国药品管理法律法规掺杂明显的产业利益色彩，但这并未导致法律管制标准的降低，相反，英国药品法制管理长期处于世界领先水平。其原因在于，医药产业集团的利益常常出现变化和分化，处于优势地位的医药产业集团有可能成为提高药品管制标准的重要支持力量，以排除弱小企业不规范的市场竞争。

2. 美国药品管理立法的发展 美国虽然不是现代药品管理立法最早的国家，但 20 世纪美国的药品管理立法对世界的影响却是最大的。自 19 世纪以来，美国药事管理立法逐渐发展并完善。1906 年美国国会通过的综合性法律《联邦食品和药品法》，成为美国现代药品管理立法的开端，而 1938 年《联邦食品、药品和化妆品法案》（FDCA）及其配套法规，则成为美国药品管理法律法规初步完善的标志，并成为美国食品与药品监督管理局（Food and Drug Administration，FDA）药品监督管理的主要法律依据。该法将 FDA 权限扩大至化妆品和医疗器械领域，并要求上市新药必须经过 FDA 安全性审查。其后，美国在 FDCA 所确立的法律框架下，进一步完善配套法规，药品管理法规逐步完善。这些配套法规包括 1944 年制定的《公众健康服务法》，1962 年通过的《联邦食品、药品和化妆品法案》（即 Kefauver-Harris 修正案）等。其中 Kefauver-Harris 修正案将处方药广告管理权限从联邦贸易委员会移交给 FDA，并确立了新药上市的审批程序，要求制药商必须在标签上说明药品不良反应，并在新药上市前必须向 FDA 提供证明药品安全有效两个方面的临床试验证据。这一重要变化使美国药品监督管理日益走向科学化和法治化。2007 年 9 月，《食品药品管理法修正案》获得通过，该修正案加大了对药品安全监管的力度，是美国 40 年来对 FDCA 最广泛和全面的修订之一，对美国制药业具有深远影响。美国药品管理法律体系经过长期的实践，日趋成熟和完善，尤其在化学药品和生物制品审批和管理方面具有世界影响。

3. 日本药品管理立法的发展 日本药品管理立法起始于 19 世纪，最早的法规是 1847 年制定的《医务工作条例》，该条例对医师调配药品做了详细的规定。1889 年制定《医药条例》，1925 年又将药剂师管理的内容从《医药条例》分离出来，制定专门的《药剂师法》。1943 年制定综合性的《药事法》，1948 年又对《药事法》进行修订，把化妆品、医疗用具的内容加进《药事法》中。1962 年"反应停事件"波及日本，1967 年日本厚生省严格新药的上市审批，实行药品再评议并要求制药企业向管理当局提供药品副作用情报，以加强管理。1979 年 9 月 7 日日本议会再次通过《药事法》修订案，进一步明确药事管理的目的在于确保药品的质量，确保药品的安全性和有效性，对日本的药品、类药品、化妆品和医疗器械管理的主要方面进行了系统的规定，成为日本药事管理的综合法。《药事法》与其他配套法律法规一起，构成一个层次分明的法律体系，标志着日本药品管理立法日趋完善。1985 年 12 月，日本通过了新《医疗法》，更加详细地对大医院药师的工作任务做了规定，主要包括保管、管理医药品；调剂（配药）工作；医院内制剂（制造药品）工作；测试医药品（品质优劣）工作；管理医药品情报工作；深入病房，在医生、护士的配合下直接接触患者，指导用药，使用药合理化等内容。其中后两项任务是在原《医疗法》基础上新增加的。2005 年 4 月 1 日，日本最新修订的《药事法》正式实施。新《药事法》进一步完善了药品不良反应监测管理，修改了新药审批规则和医疗器械安全管理规则；首次许可药品生产企业与销售企业分离，为药品委托加工打开了方便之门；进口药品的管理也做了相应调整；由于制造与销售分离，新《药事法》要求药品的生产企业与销售企业建立更为完善的药品售后安全管理体系，在确保公众用药安全的基础上承担更大的市场责任，新《药事法》也为企业提供了较旧法更为宽松的发展环境。

（二）中国药品管理立法沿革

我国是世界上最早采用法律手段对药品进行管理的国家之一。早在封建时代，就有对药品管理的规定，如《唐律疏议》中关于"诸合和御药，误不如本方及封题误者，送绞"等方面的规定。而我国现代意义上的药品管理立法，则始于 1911 年辛亥革命之后，一百多年的发展变迁大体经历了三个阶段。

1. 药品管理立法的萌芽（1912～1949 年）　辛亥革命胜利后，1912 年成立的中华民国政府，在内务部下设卫生司（1928 年改设卫生部），主管全国卫生工作，其下属第四科主办药政工作，并开始了药品管理方面的立法。至 1949 年，国民党政府先后发布《药师暂行条例》（1929 年 1 月）、《管理药商规则》（1929 年 8 月）、《麻醉药品管理条例》（1929 年 11 月）、《购用麻醉药品暂行办法》（1935 年 8 月）、《管理成药规则》（1930 年 4 月）、《细菌学免疫学制品管理规则》（1937 年 5 月）和《药师法》（1943 年 9 月）等药品管理法律，形成了我国最早的药品管理立法的框架。但由于刚刚起步，这些药品管理法律立法水平比较低，加之当时政治、经济等因素的影响，多流于纸上，在实践中未得到有效施行。

2. 药品管理立法的初创（1949～1978 年）　1949 年新中国成立后，一方面，为配合戒烟禁毒工作和清理旧社会遗留下来的伪劣药品充斥市场的问题，卫生部制定了《关于严禁鸦片烟毒的通令》《关于管理麻醉药品暂行条例的公布令》《关于麻醉药品临时登记处理办法的通令》《关于抗疲劳素药品管理的通知》《关于由资本主义国家进口西药检验管理问题的指示》等一系列行政规范性文件；另一方面，1958～1965 年间随着我国制药工业的发展，国家有关部委制订了《关于综合医院药剂科工作制度和各级人员职责》《食用合成染料管理暂行办法》《关于加强药政管理的若干规定》《管理毒药限制性剧药暂行规定》《关于药品宣传工作的几点意见》《管理中药的暂行管理办法》等一系列加强药品生产、经营、使用管理的规章，奠定了我国药品管理法的基础，并在实践中取得了一定的成效。但在此之后的十年"文革"期间，药品管理工作受到严重破坏，相关药品管理立法工作也基本停滞。

3. 药品管理立法的发展（1979 年至今）　1978 年十一届三中全会后，国家提出建设社会主义法治国家的目标，开始了法治国家建设的探索与实践。在药品管理立法领域，1978 年国务院颁布了新时期第一个纲领性药品管理文件——《药政管理条例（试行）》，卫生部和其他有关部门也颁布了一系列配套行政法规和部门规章，包括《麻醉药品管理条例》《新药管理办法

（试行）》《卫生部关于医疗用毒药、限制性剧药管理规定》等。这些法规和规章，对于保证药品质量，维护人体用药安全有效，发挥了极大的作用。但同时也存在着执法主体、法律责任不明确等问题，其效力的发挥受到限制。

鉴于我国医药卫生事业发展迅速与药品管理立法相对滞后的矛盾，第六届全国人大常委会从 20 世纪 80 年代初开始酝酿起草我国药品管理法，几经审议，1984 年 9 月 20 日第六届全国人大常委会第七次会议审议通过了《药品管理法》，自 1985 年 7 月 1 日起施行。《药品管理法》是我国第一部全面的、综合性的药品管理法律，是我国药品管理立法历史上的一个里程碑，标志着我国药品管理进入法制化管理阶段。其后，在《药品管理法》实施十几年间，以《药品管理法》为依据，国家又先后出台多部配套行政法规和部门规章，药品管理立法取得突破性进展。但随着我国政治、经济和社会生活的发展变化，在药品管理方面也出现了许多新情况和新问题，使原《药品管理法》的有些规定难以适应现实需要，如药品管理法的执法主体发生变化，对有些违法行为处罚过轻，实践中已经改变的药品监管制度需要修改有关法律条文等。为此，20 世纪 90 年代末，《药品管理法》的修订工作提上日程。至 2001 年 2 月 28 日，第九届全国人大常委会第二十次会议审议通过了修订后的《药品管理法》，并于 2001 年 12 月 1 日起施行。2002 年 8 月 14 日，国务院颁布《中华人民共和国药品管理法实施条例》（以下简称《实施条例》），于 2002 年 9 月 15 日起施行。《药品管理法》的修订和《实施条例》的颁布，是我国药品管理立法又一重大进展，也奠定了加入世界贸易组织（World Trade Organization，WTO）后我国医药产业发展的法律基础。2013 年 12 月 28 日，十二届全国人大常委会六次会议对《药品管理法》第 13 条进行了修改，将药品委托生产的审批权下放到省级药品监督管理部门。2015 年 4 月 24 日，第十二届全国人大常委会第十四次会议通过关于修改《药品管理法》的决定。2015 年《药品管理法》的修订主要是减少《药品生产许可证》和《药品经营许可证》在工商行政管理部门注册、变更和注销环节，取消不必要的审批手续，减少了对企业的限制；取消绝大部分药品政府定价，药品实际交易价格主要由市场竞争形成。

为保证《药品管理法》的有效实施，国务院又先后制定颁布了《医疗用毒性药品管理办法》《放射性药品管理办法》《麻醉药品和精神药品管理条例》等行政法规，原卫生部和国家药品监督管理部门也先后发布 GMP、GSP、《药品注册管理办法》等诸多部门规章。同时，各省、自治区、直辖市也相应制定了一系列有关药品管理的地方性法规和规章，使我国药品管理法在不断发展过程中逐渐形成了具有中国特色的药品管理法律体系。

三、药品管理法律体系

（一）药品管理法的渊源

药品管理法的渊源，是指药品管理法律规范的具体表现形式，即某种药品法律规范是由何种国家机关制定或认可，具有何种表现形式或效力等级。我国药品管理法的渊源主要包括以下几种形式。

1. 宪法   宪法是国家的根本大法，规定国家的根本制度和根本任务，具有最高的法律效力，是其他法律规范的基础。宪法由我国最高权力机关——全国人民代表大会制定和修改。我国《宪法》二十一条规定："国家发展医疗卫生事业，发展现代医药和我国传统医药，鼓励和支持农村集体经济组织、国家企业事业组织和街道组织举办各种医疗卫生设施，开展群众性的卫生活动，保护人民健康。"这是药品管理法律体系中最根本的法律规范。

2. 药品管理法律　药品管理法律是指由全国人大及其常委会制定的药品管理规范性文件，其地位和效力仅次于宪法。专门的药品管理法律即《药品管理法》，与药品管理有关的其他法律有《中华人民共和国刑法》《中华人民共和国广告法》和《中华人民共和国价格法》等。

3. 药品管理行政法规　药品管理行政法规是由最高行政机关——国务院依法制定、修改并发布的药品管理规范性文件，一般以"条例、规定、办法"三种名称发布，其效力低于宪法、法律。与药品管理活动相关的行政法规主要有《中华人民共和国药品管理法实施条例》《麻醉药品和精神药品管理条例》《中药品种保护条例》《野生药材资源保护管理条例》等。

4. 药品管理地方性法规　药品管理地方性法规是由各省、自治区、直辖市人民代表大会及其常委会依法制定的药品管理法律规范，其效力低于宪法、法律且不超出本行政区域，如黑龙江省人大颁布的《黑龙江省野生药材资源保护条例》。

5. 药品管理规章　药品管理规章分为部门规章和地方政府规章两种。部门规章是由国务院所属各部委和直属机构在本部门权限内发布的药品管理规范性文件，其地位低于宪法、法律、行政法规，主要为国家药品监督部门制定、修订并发布的行政规章，其规定的是执行药品管理法律或者药品管理行政法规、决定、命令的事项，如《药品注册管理办法》《处方药与非处方药分类管理办法（试行）》《药品生产监督管理办法》《药品经营监督管理办法》《药品不良反应报告和监测管理办法》《药品召回管理办法》《药品流通监督管理办法》等；地方政府规章是指省、自治区、直辖市和设区的市、自治州的人民政府制定的药品管理规范性文件，其效力低于宪法、法律、行政法规、上级和同级地方性法规，如浙江省人民政府颁布的《浙江省医疗机构药品和医疗器械管理办法》。

6. 民族自治地方药品管理法规　民族自治地方药品管理法规即民族自治地方人民代表大会及其常委会根据宪法、民族区域自治法和其他法律的规定，制定的自治条例、单行条例、变通规定和补充规定中的药品管理规范，在民族自治地方具有法律效力，如《玉树藏族自治州藏医药管理条例》《阿坝藏族羌族自治州野生中药材、菌类植物资源保护条例》等。

7. 中国政府承认或加入的药品管理国际条约　国际条约一般属于国际法范畴，但经中国政府缔结的双边或多边协议、条约和公约等，在我国也具有约束力，如1985年我国加入《1961年麻醉药品单一公约》和《1971年精神药物公约》。

8. 法律解释　法律解释是指有权的国家机关，在药品管理法律实施过程中，对法律的含义以及在实践中如何应用所做的解释，包括全国人大及其常委会对《药品管理法》等涉药法律所做的立法解释，国家行政机关在执行法律中对药品管理法律、法规和规章所做的行政解释以及司法机关对药品管理法律适用问题所做的司法解释。

9. 药品技术性规范　药品技术性规范包括国家药典、药品标准、工艺规程、炮制规范、药品生产质量管理规范、药品经营质量规范等，都是被我国赋予法律效力的广义法律，是有关单位和个人应遵循的技术标准和准则，也是执法部门进行药品监督管理标准，是我国药品管理法律体系的组成部分之一。其法律效力虽然不及法律、法规，但在具体的执法过程中却有着非常重要的地位。因为药品管理法律、法规是对药品管理中的一些问题作原则性的规定，但要对某种行为进行具体的控制，则需要依靠具体的标准、技术规范和操作规程。

NOTE

（二）中国药品管理法律体系

药品管理法律体系是指以宪法为依据，以《药品管理法》为基本法，由数量众多的药品管理法律、法规、规章及其他规范性文件，按照一定的原则和结构组成的相互协调与制约法律规范体系。

按照具体药品法律规范所调整的领域不同，药品管理法律体系可分为药品监督管理法律规范、药物研制与药品注册法律规范、药品生产法律规范、药品流通法律规范、医疗机构药事管理法律规范、药品不良反应追踪相关法律规范、药品信息管理法律规范、中药管理法律规范、特殊药品管理法律规范、药品知识产权保护法律规范及执业药师法律规范等几个主要组成部分。作为药品管理基本法的《药品管理法》及其《实施条例》从宏观上对以上各方面均做了原则性的规定，具体内容见本章第三节。而为贯彻实施《药品管理法》，国务院、原卫生部、国家药品监督管理部门等又围绕着《药品管理法》颁布了一系列行政法规、规章，使药品管理法律体系各部分内容得以充实、完善，具有可操作性。本节不再重复《药品管理法》及《实施条例》的内容，而主要从整体上概括各部分的法规、规章及其主要内容。

1. 药品监督管理法律规范　药品监督是指药品监督管理部门依照法定职权和程序，对药品的研制、生产、流通、使用的单位和个人遵守药品管理法律规范的情况进行监督检查的活动，药品监督管理的法律依据主要有《国家食品药品监督管理局药品特别审批程序》《国家食品药品监督管理局听证规则（试行)》《中华人民共和国行政复议法》《中华人民共和国行政处罚法》《食品药品行政处罚程序规定》等。

2. 药物研制与药品注册法律规范　从狭义上讲，药物研制与药品注册阶段主要包括药物的非临床研究、临床试验和药品上市注册三个阶段。这是药品质量的确定阶段，直接关系到上市后药品的质量和公众的用药安全。在我国，药物研制与药品注册阶段的法律规范主要包括以下几种，见表4-1。

表 4-1　药物研制与药品注册主要法律规范

规范	主要内容	施行日期	颁布机关
药物非临床研究质量管理规范（GLP）	对药物非临床安全性研究的组织机构、实验设施、仪器设备和实验材料、标准操作规程、研究工作的实施、资料档案等方面的标准化规范	2003.9.1	国家食品药品监督管理局
药物非临床研究质量管理规范认证管理办法	GLP认证的申请与受理、资料审查与现场检查、审核与公告、监督管理等	2007.4.16	国家食品药品监督管理局
药物临床试验质量管理规范（GCP）	对临床试验的方案设计、组织实施、监查、稽查、记录、分析总结和报告的标准化规范以及保护受试者和病人在新药研究中的安全和利益的规定	2003.9.1	国家食品药品监督管理局
药物临床试验机构资格认定办法（试行）	申请药物临床试验机构资格应具备的条件、申请与受理、现场检查、审核与公告、监督管理等方面的规定	2004.2.19	国家食品药品监督管理局、原卫生部
药品注册管理办法	临床前研究和临床研究的主要内容、药品注册的分类管理原则、药品注册申报和审批的条件和程序等	2007.10.1	国家食品药品监督管理局
药品注册现场核查管理规定	药品研究和生产现场核查的行政主体、工作流程、文书和表格形式及核查要点	2008.5.23	国家食品药品监督管理局
中药注册管理补充规定	中药研制、注册申请、补充申请、临床试验的补充规定	2008.1.7	国家食品药品监督管理局

续表

规范	主要内容	施行日期	颁布机关
新药注册特殊审批管理规定	符合规定的新药注册申请的特殊审批规定	2009.1.7	国家食品药品监督管理局
药品技术转让注册管理规定	药品技术转让注册申请的申报、审评、审批和监督管理	2009.8.19	国家食品药品监督管理局

特别需要注意的是，2015 年 8 月 18 日，国务院发布《关于改革药品医疗器械审评审批制度的意见》，针对当前我国药品医疗器械审评审批中存在的问题，提出提高审评审批质量、解决注册申请积压、提高仿制药质量、鼓励研究和创制新药、提高审评审批透明度五大改革目标。为实现这五大目标，改革的任务主要包括提高药品标准、推进仿制药一次性评价、加快创新药的审评审批，开展上市许可人持有制度的改革等 12 项。该意见的出台将对健全我国药品医疗器械审批审评体制和机制，提高药品审评审批质量和效率，提高上市药品的质量，促进医药产业创新和转型升级，将会起到积极作用。

3. 药品生产法律规范 药品生产阶段是药品质量的形成阶段，是决定药品质量的最关键阶段，药品生产管理的规范程度直接影响产出药品的质量。因此，药品生产阶段的法律规范至关重要，在我国主要包括以下几种，见表 4-2。

表 4-2 药品生产主要法律规范

规范	主要内容	施行日期	颁布机关
药品生产质量管理规范（GMP）	药品生产的质量风险管理、机构与人员、厂房设施及设备、洁净区级别、物料与产品、文件管理、生产管理、质量控制与质量保证、无菌药品灭菌方式、药品批次划分等方面标准化规范	2011.3.1	卫生部
药品生产质量管理规范认证管理办法	GMP 认证中的申请、受理与审查、现场检查、审批与发证、跟踪调查、《药品 GMP 证书》管理等方面的规定	2011.8.2	国家食品药品监督管理局
药品生产监督管理办法	开办药品生产企业的申请与审批，药品生产许可证管理，药品委托生产及药品生产监督检查等方面的规定	2004.8.5	国家食品药品监督管理局
直接接触药品的包装材料和容器管理办法	直接接触药品的包装材料和容器的生产、进口、使用注册管理等方面的规定	2004.7.20	国家食品药品监督管理局

4. 药品流通法律规范 药品流通一般是指药品从生产者转移到消费者的中间过程，流通阶段的环节众多，涉及储存、运输、经营等多方面主体，存在很多影响药品质量的因素，因此针对这一阶段的法律规范种类多而庞杂，主要包括以下几种，见表 4-3。

表 4-3 药品流通主要法律规范

规范	主要内容	施行日期	颁布机关
药品经营质量管理规范（GSP）	药品经营企业在药品采购、储存、销售、运输等环节的质量控制措施	2013.6.1	卫生部
药品经营质量管理规范认证管理办法	GSP 认证的组织与实施、认证机构、认证检查员、认证程序与监督检查的规定	2003.4.24	国家食品药品监督管理局

续表

规范	主要内容	施行日期	颁布机关
药品流通监督管理办法	生产、经营企业购销药品和医疗机构购进、储存药品的规定	2007.5.1	国家食品药品监督管理局
药品经营许可证管理办法	《药品经营许可证》的申领条件和程序、变更与换发、监督检查的规定	2004.4.1	国家食品药品监督管理局
药品进口管理办法	药品进口备案、报关、口岸检验及监督管理的规定	2004.1.1	国家食品药品监督管理局
零售药店设置暂行规定	零售药店的设置与布局、人员配备、设施环境等方面的规定	2001.2.9	国家药品监督管理局
互联网药品交易服务审批暂行规定	互联网药品交易的定义、类别与审批部门、各类别企业应具备的条件、申报审批程序和法律责任等规定	2005.12.1	国家食品药品监督管理局
处方药与非处方药分类管理办法（试行）	处方药与非处方药的概念，非处方的遴选、标签和说明书、销售等方面的规定	2000.1.1	国家药品监督管理局
处方药与非处方药流通管理暂行规定	生产、批发企业的销售药品、零售药店零售与医疗机构处方和使用药品、普通商业企业零售药品的规定	2000.1.1	国家药品监督管理局

5. 医疗机构药事管理法律规范　医疗机构药事管理包括两方面的重点工作，一是完善医疗机构的临床合理用药，改善治疗效果；二是对医疗机构配制制剂加强监管，主要包括以下法律规范，见表4-4。

表4-4　医疗机构药事管理主要法律规范

规范	主要内容	施行日期	颁布机关
医疗机构药事管理规定	医疗机构的药事管理组织、药学部门的设置；药品供应、制剂、调剂和研究管理以及医疗机构药学人员管理的规定	2011.3.1	卫生部、国家中医药管理局、总后卫生部
医疗机构制剂注册管理办法（试行）	医疗机构制剂的配制、调剂使用，以及进行相关的审批、检验和监督管理活动的规定	2005.8.1	国家食品药品监督管理局
医疗机构制剂配制质量管理规范（试行）	医疗机构制剂室的人员、机构、房屋和设施设备、物料、卫生、文件、配制管理、质量管理与自检、使用管理等方面规定	2001.3.13	国家药品监督管理局
医疗机构制剂配制监督管理办法（试行）	医疗机构制剂室设立、许可证管理、委托配制、监督检查等方面的规定	2005.4.14	国家食品药品监督管理局
医疗机构药品监督管理办法（试行）	医疗机构药品购进、验收、储存、养护、调配和使用的规定	2011.10.11	国家食品药品监督管理局
处方管理办法	处方的开具、调剂、保管等相关方面的监督管理规定	2007.2.14	卫生部
抗菌药物临床应用管理办法	抗菌药物临床应用管理的组织机构和职责、临床应用管理及监督、法律责任等方面的规定	2012.4.24	卫生部

6. 药品不良反应追踪相关法律规范　药品不良反应追踪主要是针对上市药品进行再评价，控制药品危害，及时淘汰不良反应大、疗效不确切的已上市药品，以保证公众用药的安全、有效、经济、合理，主要法律规范有以下几种，见表4-5。

表 4-5 药品不良反应追踪主要相关法律规范

规范	主要内容	施行日期	颁布机关
药品不良反应报告和监测管理办法	不良反应相关概念、药品生产企业、药品经营企业、医疗卫生机构应报告所发现的药品不良反应的责任、不良反应的评价与控制、相关责任主体的违法处罚等方面的规定	2011.7.1	卫生部
药品召回管理办法	药品召回的概念与分类、召回程序与责任主体、法律责任等方面的规定	2007.12.10	国家食品药品监督管理局
药品安全"黑名单"管理规定（试行）	纳入药品安全"黑名单"的情形、处罚措施等规定	2012.10.1	国家食品药品监督管理局

7. 药品信息管理法律规范 药品信息管理主要是针对药品标签和说明书、药品广告、互联网药品信息服务等方面进行监管，以保证传递给消费者有关的药品信息准确、客观，主要法律规范有以下几种，见表 4-6。

表 4-6 药品信息主要法律规范

规范	主要内容	施行日期	颁布机关
药品说明书和标签管理规定	药品说明书和标签管理的原则、药品说明书和标签内容、格式和书写印制等方面的要求	2006.6.1	国家食品药品监督管理局
互联网药品信息服务管理办法	互联网药品信息服务的定义与分类、申请条件与审批程序、服务要求、法律责任等规定	2004.7.8	国家食品药品监督管理局
药品广告审查发布标准	药品广告审查的对象、依据和审查机关，药品广告审查的内容及程序，以及对虚假违法药品广告的处理等规定	2007.5.1	国家工商总局、原国家食品药品监督管理局
药品广告审查办法	药品广告审查的对象、依据和审查机关，药品广告审查的内容及程序，以及对虚假违法药品广告的处理	2007.5.1	国家食品药品监督管理局、国家工商总局

8. 中药管理法律规范

中药管理主要是针对我国传统医药的特点采取相关的管理措施，主要法律规范有以下几种，见表 4-7。

表 4-7 中药管理主要法律规范

规范	主要内容	实施日期	颁布机关
野生药材资源保护管理条例	重点野生药材保护分级及品种、保护管理办法等方面的规定	1987.12.1	国务院
中药品种保护条例	中药保护品种的范围和登记划分、申请保护程序、保护措施等方面的规定	1993.1.1	国务院
中药材生产质量管理规范（试行）（GAP）	中药材产地、栽培、药用动物养殖、采收与加工、包装运输与贮藏、人员设备、文件管理等方面的规定	2002.6.1	国家药品监督管理局
中药材生产质量管理规范认证管理办法（试行）	中药材 GAP 认证管理部门、认证程序等方面的规定	2003.11.1	国家食品药品监督管理局

9. 特殊药品管理法律规范 麻醉药品、精神药品、医疗用毒性药品和放射性药品在我国属于特殊管理的药品，除此之外，实践中，易制毒化学品、兴奋剂、部分有特殊要求的生物制

品也采取特殊管理措施。由于这些药品具有独特的毒副作用，药品本身风险巨大，若管理不当，滥用或流入非法渠道，将极大危害公众的健康和社会的稳定，因此国家颁布了专门的法律规范严加管理，主要包括以下几种，见表4-8。

表4-8　特殊药品管理主要法律规范

规范	主要内容	施行日期	颁布机关
麻醉药品和精神药品管理条例	麻醉药品和精神药品的种植、实验研究和生产、经营、使用、储存、运输、审批程序、监督管理和法律责任等的方面规定	2005.11.1	国务院
医疗用毒性药品管理办法	医疗用毒性药品的概念和品种、生产管理、经营和使用管理、法律责任等方面的规定	1988.12.27	国务院
放射性药品管理办法	放射性新药的研制、临床研究和审批，生产、经营和进出口，包装、运输和使用，以及放射性药品的标准和检验等方面的规定	1989.1.13	国务院
反兴奋剂条例	兴奋剂的生产、销售、进出口等方面的规定	2004.3.1	国务院
药品类易制毒化学品管理办法	药品类易制毒化学品生产、经营、购买许可的范围、条件、程序、资料要求和审批时限，药品类易制毒化学品原料药、单方制剂和小包装麻黄素的购销渠道，生产、经营企业和有关使用单位的安全管理制度、条件要求	2010.5.11	卫生部
疫苗流通和预防接种管理条例	疫苗流通、疫苗接种、保障措施、预防接种异常反应的处理、监督管理等方面的规定	2005.6.1	国务院
生物制品批签发管理办法	生物制品批签发的概念，批签发的申请，检验、审核与签发、复审监督与处罚的规定	2004.7.13	国家食品药品监督管理局
蛋白同化制剂和肽类激素进出口管理办法	蛋白同化制剂、肽类激素进出口管理的规定	2014.9.28	国家食品药品监督管理总局、海关总署与体育总局

10. 药品知识产权保护法律规范　药品知识产权保护主要是针对药品领域的智力劳动成果，主要法律规范有以下几种，见表4-9。

表4-9　药品知识产权保护主要法律规范

规范	主要内容	实施日期	颁布机构
药品行政保护条例	药品行政保护的申请与审批程序、保护内容和期限等方面的规定	1992.12.19	国家医药管理局
药品行政保护条例实施细则		2000.10.24	国家药品监督管理局
专利法	药品专利权、商标权、著作权的获得与条件、保护等方面的规定	1985.4.1（2008.12.27 修改）	全国人大常委会
商标法		1983.3.1（2013.8.30 修订）	全国人大常委会
著作权法		1991.6.1（2010.2.26 修订）	全国人大常委会
知识产权海关保护条例	知识产权的备案、扣留侵权嫌疑货物的申请及其处理等方面的规定	2009.7.1（2010.3.24 修订）	国务院

11. 执业药师法律规范　执业药师管理主要是针对执业药师资格考试、注册、继续教育等方面进行监督，主要法律规定有以下几种，见表4-10。

表4-10　执业药师主要法律规范

规范	主要内容	实施日期	颁布机关
执业药师资格制度暂行规定	执业药师的定义，执业药师考试、注册，执业药师的职责、权利与义务，执业药师的继续教育等方面的规定	1999.4.1	人事部、国家药品监督管理局
执业药师资格考试实施办法		1999.4.1	人事部、国家药品监督管理局
执业药师注册管理暂行办法		2000.4.14	人事部、国家药品监督管理局
执业药师继续教育管理暂行办法		2003.11.3	国家药品监督管理局

四、药品管理法律关系

（一）药品管理法律关系的概念

法律关系，是指由法律规范调整的，人们在社会活动中所形成的各种权利和义务关系。药品管理法律关系，则是指药品管理法律规范调整的人们在药品管理活动中所形成的权利和义务关系。

药品管理法律关系是药品管理法律规范通过调整人的行为而作用于药品管理活动的结果，是药品管理法运行过程中立法指令转变为社会行为的形式。人们把药品管理法律规范的抽象规定转化为药品管理法律关系时，就把药品管理法上的一般的权利和义务与具体的人或组织结合在一起，使静态、抽象的药品管理法变成了动态、具体的药品管理法。药品管理法律关系的当事人在药品管理法律关系内，实现了一定的利益和自由，从而使药品管理法的立法宗旨和调整目的得以实现。

（二）药品管理法律关系构成要素

药品管理法律关系的构成要素，是指构成每一个具体的药品管理法律关系必须具备的因素，包括药品管理法律关系主体、药品管理法律关系客体和药品管理法律关系内容，三者缺一不可。

1. 药品管理法律关系的主体　药品管理法律关系的主体，即药品管理法律关系的参加者，是指在药品管理法律关系中享有权利并承担义务的当事人。

我国药品管理法律关系的主体主要有国家机关、企事业单位和自然人（公民）三类。

（1）国家机关　即依法设立的各级药品监督管理部门和其他有关部门。作为药品监督管理的主体，其与被监督管理的行政相对人（如药品生产、经营企业）形成药品管理行政法律关系，同时各级药品监督管理部门之间又形成内部管理关系。

（2）企事业单位　包括药品生产企业、药品经营企业、医疗机构、药店等，一方面其与药品监督管理部门形成药品管理行政法律关系；另一方面，在提供药品与药学服务过程中，与需求药品与药学服务的单位和公民形成了药品（药学服务）民事法律关系，或与内部职工形成管理关系。

（3）自然人（公民）　包括中国公民、外国公民和无国籍人等。自然人作为药品管理法律关系的主体有两种情况：一是受过专业教育、依法从事药学技术工作的药学技术人员，在申请资格考试、执业注册及执业过程中与药品监督管理部门形成药品管理行政法律关系；二是普通公民在接受药品和药学服务时与提供者形成药品（药学服务）民事法律关系。

2. 药品管理法律关系的内容　药品管理法律关系的内容是指药品管理法律关系主体依法

所享有的权利和承担的义务。

（1）权利　是药品管理法律关系中的权利主体依照药品管理法规定，根据自己的意愿实现自己某种利益的可能性。它包含三层含义：第一，权利主体有权在药品管理法规定的范围内，根据自己的意愿为一定行为或者不为一定行为；第二，权利主体有权在药品管理法规定的范围内，要求义务主体为一定行为或者不为一定行为，以便实现自己的某种利益；第三，权利主体有权在自己的权利遭受侵害或者义务主体不履行义务时，请求人民法院给予法律保护。

（2）义务　是药品管理法律关系中的义务主体依照药品管理法规定，为了满足权利主体某种利益而为一定行为或者不为一定行为的必要性。它也包含三层含义：第一，义务主体应当依据药品管理法的规定，为一定行为或者不为一定行为，以便实现权利主体的某种利益；第二，义务主体负有的义务是在药品管理法规定的范围内为一定行为或者不为一定行为，对于权利主体超出法定范围的要求，义务主体不承担义务；第三，义务是一种法定义务，受到国家强制力的约束，如果义务主体不履行或者不适当履行，就要承担相应的法律责任。

权利和义务是将法律关系主体联系在一起的纽带，两者相互依存、密不可分，二者是对等的，即一方的权利就是另一方的义务，一方的义务就是另一方的权利；二者又是一致的，既没有只享有权利不尽义务的主体，也没有只尽义务不享有权利的主体。权利和义务从不同的角度来表现同一个药品管理法律关系的具体内容。

3. 药品管理法律关系的客体　药品管理法律关系的客体，即药品管理法律关系主体的权利和义务所指向的对象，是主体间权利和义务的纽带，主要包括以下几类。

（1）生命健康权益　这是药品管理法律关系最高层次的客体，是公民人身权益的一部分，包括生命、身体、生理功能等，是公民正常生活和从事各种活动的重要前提。我国药品管理法就是以保障公民的生命健康权为核心，药品管理的一切活动均要以此为目的。

（2）行为　即药品管理法律关系主体行使权利和履行义务的活动，包括受法律保护的合法行为和应承担法律责任的违法行为，如提供药品或药学服务、药品的生产经营、药品的审批等。

（3）物　是指现实存在的，能够被人所支配、利用，具有一定价值和使用价值的物质财富，如药品、医疗器械等。但并非一切具有自然属性的物均能充当药品管理法律关系的客体，如假药和劣药，从自然属性上讲是物，但从法律角度讲，它们属于禁止流通物，生产销售假药和劣药者会受到法律的制裁。

（4）智力成果　是指主体从事脑力劳动和智力活动所创造的成果，属于精神财富，如学术著作、发明、商标等。智力成果可以转换成一定形式的物质财富。保护智力成果是保护和发展生产力的要求，也是保护和发展药学技术、提高人民健康水平的要求，是药品管理法的一项基本任务。

（三）药品管理法律关系的形成、变更和消灭

1. 药品管理法律关系的形成、变更和消灭的概念　药品管理法律关系不是一成不变的，而是在一定条件下从产生到终止的演变过程。药品管理法律关系的形成，是指因一定法律事实的发生而引起药品管理法律关系的主体之间权利义务关系的确立，例如患者在药店购买药品而引起药品买卖民事法律关系的形成。

药品管理法律关系的变更，是指因一定法律事实的发生而使药品管理法律关系主体之间原有的药品管理法律关系发生变更，包括主体的变更、客体的变更和内容的变更，比如患者在使用药品过程中发生不良反应，则可能引起药品管理法律关系内容的变更。

药品管理法律关系的消灭，是指因一定的法律事实的发生使药品管理法律关系主体之间既有的权利和义务消失和终止。药品管理法律关系主体任何一方的消亡或者义务主体一方依法履行法定义务，都会使原有的药品管理法律关系消失或终止。

2. 药品管理法律关系的形成、变更和消灭的原因　药品管理法律关系的产生、变更和消灭，不是自然而然的，而是以一定的药品管理法律规范为前提，以一定的药品管理法律事实为直接原因。药品管理法律规范规定了人们的行为模式，使得药品管理法律关系的产生、变更和消灭成为可能。但要使这种可能变为现实，还必须有赖于一定的药品管理法律事实，即只有同时具备某种法律事实，法律上所规定的权利义务关系才能转变为实际的权利义务关系。

药品管理法律事实是指法律规定的、能够引起药品管理法律关系产生、变更和消灭的客观情况或现象。依据其是否以人的主观意志为转移，药品管理法律事实分为药品管理法律事件和药品管理法律行为。

药品管理法律事件是指法律规定的、不以人们意志为转移的客观情况，分为社会事件和自然事件，前者如来自当事人主观意志之外的国家医药政策的重大调整、药品管理法律的重大修改等；后者如人的出生与死亡、自然灾害等。这两种事件对于药品管理法律关系主体而言都是不以其意志为转移的，由于这些事件的出现，使药品管理法律关系有可能产生、变更或消灭。

药品管理法律行为是指法律规定的、以当事人的主观意志为转移的行为，分为合法行为和违法行为。合法行为是指当事人依据药品管理法律规定或授权实施的能够引起预期的法律后果的行为，这种行为为法律所确认和保护，如当事人向药品监督管理部门申请药品生产许可，药品监督管理部门依法对违法的相对人进行处罚等；违法行为是指当事人未履行或未能正确履行义务致使对方的权利未能实现或受到损害的行为，这种行为为法律所禁止，行为人必须承担相应的法律责任，如未取得药品批准文号而制售药品，生产或销售假药、劣药等。不论是合法行为还是违法行为都能够引起药品管理法律关系的产生、变更和消灭。在药品管理法律领域中，药品管理法律行为是药品管理法律关系产生、变更或消灭的最普遍的法律事实，它所起的作用和意义比药品管理法律事件重要得多。

第二节　药品管理法的制定和实施

一、药品管理法的制定

（一）药品管理法制定的概念

药品管理法的制定，也称药品管理立法，是指有权的国家机关依照法定的权限和程序，制定、认可、修改、补充或废止规范性药品管理法律文件的活动。

药品管理法的制定有广义和狭义之分。狭义的药品管理法的制定，专指全国人民代表大会及全国人民代表大会常务委员会制定药品管理法律的活动；广义的药品管理法的制定，则包括所有具有立法权的国家机关依法定职权和程序而制定药品管理法的专门性活动，不仅包括全国人民代表大会及全国人民代表大会常务委员会，还包括国务院以及省、自治区、直辖市和设区的市、自治州人民代表大会或人民政府制定药品管理法的活动。

（二）药品管理立法体制

立法体制，又称法的制定权限的划分，是指国家机关在制定法律规范过程中权限的划分。这种权限的划分在不同的国家或同一国家的不同时期是不同的，它取决于国家的性质、形式、国家机构和历史传统等因素。我国的立法体制实行中央集中统一领导下的、中央和地方两级、多层次的形式，即"一元、两级、多层次"的立法体制。

根据《中华人民共和国宪法》和《中华人民共和国立法法》规定，全国人民代表大会和全国人民代表大会常务委员会行使国家立法权，制定药品管理法律；国务院根据宪法和法律，制定药品管理行政法规；省、自治区、直辖市和设区的市、自治州人民代表大会及其常务委员会在不同宪法、法律、行政法规相抵触的前提下，制定药品管理地方性法规；民族自治地方的人民代表大会有权依照当地民族的政治、经济和文化的特点，制定药品管理自治条例和单行条例；国务院组成部门和具有行政管理职能的直属机构，根据法律和国务院的行政法规，制定药品管理部门规章；省、自治区、直辖市人民政府和设区的市、自治州人民政府，可以根据法律、行政法规和本省、自治区、直辖市的地方性法规，制定药品管理地方政府规章。

（三）药品管理法制定的依据

1. 法律依据 宪法是国家的根本大法，具有最高法律效力，是其他法律、法规的制定依据。宪法有关国家发展医药卫生事业，保护人民健康的规定，是药品管理法制定的来源和法律依据。药品管理立法必须以宪法的规定为法律依据，同时药品管理立法也是对宪法相关规定的具体化。

2. 思想依据 健康是人类生存与发展的基本条件，是人全面发展的基础。药品管理法必须要把保护人体健康作为其立法的思想依据、立法工作的出发点和落脚点，无论其以什么形式表现出来，也无论其调整的是哪一特定方面的社会关系，都必须坚持保护人体健康这一思想依据。

3. 自然科学依据 以保护人体健康为核心思想的药品管理法，必然要涉及与人的生命、健康相关的自然科学。因此，药品管理立法工作在遵循法律科学的基础上，还必须遵循药品管理工作的客观规律，即必须把药学、医学、生物学等自然科学的基本规律作为药品管理法制定的科学依据，遵循人与自然环境、社会环境及人的生理、心理环境相协调的规律，使法学和医药卫生科学紧密联系在一起，科学立法，促进药学科学进步和药品管理事业发展。只有这样才能达到有效保护人体健康的立法目的。

4. 物质依据 社会经济条件是药品管理法制定的重要物质基础。虽然改革开放以来，我国综合国力不断增强，社会经济水平有了很大提高，为我国药品管理立法工作提供了坚实的物质依据。但与世界发达国家相比，我国的综合国力、生产力和人民生活水平都不高，地区间发展又严重不平衡。这些都是药品管理立法工作的制约因素。因此，药品管理法的制定必须着眼于我国的实际，正确处理好药品管理立法与现实条件、经济发展之间的关系，达到满足人民群众不断增长的多层次的药品需求、保护人体健康同时保障经济和社会可持续发展的目的。

5. 政策依据 卫生方针、卫生政策是党和国家在一定历史阶段提出的卫生事业、卫生工作的特定任务与行为准则，是药品管理法制定的政策依据。党的十八大报告指出，健康是促进人全面发展的必然要求。要坚持为人民健康服务的方向，坚持预防为主、以农村为重点，中西医并重，按照保基本、强基层、建机制的要求，重点推进医疗保障、医疗服务、公共药品管理、药品供应、监管体制综合改革，巩固基本药物制度，扶持中医药和民族医药事业发展，改革和完善食品药品安全监管体制机制。药品管理立法应以上述药品管理政策为指导，要体现党的政策的精神和内容。

（四）药品管理法制定的基本原则

1. 民主立法原则 民主立法，就是在整个立法过程中，使社会公众参与和监督立法的全过程，建立充分反映民意、广泛集中民智的立法机制，推进法制建设的科学化、民主化，使法律真正体现和表达人民的意志，反映广大人民群众的根本利益和长远利益。因此，药品管理立法要坚持群众路线，采取各种行之有效的措施，调动群众的积极性和主动性，广泛听取人民群众的意见，集思广益，在民主的基础上集中。

2. 维护社会主义法制统一和尊严原则 维护法制统一和尊严原则，是指我国药品管理法律法规的制定要从国家的整体利益出发，立足全局，各项法律法规之间及药品管理法律法规与其他法律之间应相互衔接，协调一致，避免规定的重复和矛盾。同时注重地区之间、不同人群之间有关药品方面的利益协调，形成我国科学和谐的药品管理法律体系，并注意防止出现部门利益保护、地方保护主义的倾向。

3. 借鉴国外先进经验与从中国实际出发相结合原则 我国药品管理法的制定起步较晚，经验较少，而国际社会中药品管理法的立法成果、立法技术有较为成熟的经验，我国药品管理法的制定应与国际接轨，并符合国际药品管理公约、条约和惯例的要求。但在借鉴别国经验的同时，还必须根据我国的经济社会发展、公民健康状况、医药卫生改革和发展现状等基本国情，充分考量中国特色，保证药品管理法的制定从实际出发，具有可行性。

4. 原则性与灵活性相结合原则 原则性是指在药品管理立法中必须坚持药品管理法的性质、根本任务、方向以及有关药品管理法体系的科学性与和谐性统一的系列原则；灵活性是指在原则允许的限度内，在特定情况和条件下允许在一定范围和程度上，做出有一定弹性幅度的或者是灵活变通的规定。原则性是药品管理立法的主导和前提，灵活性是实现原则性的措施和保障，二者是目的和手段的关系。我国药品管理立法必须坚持原则性与灵活性相结合的原则。

原则性要求药品管理立法中把我国药品管理工作中一些带根本性、全局性的问题确定下来，如药品管理工作的性质、地位、基本指导思想和方针，药品管理的原则和制度，药品管理行政机关的职权、职责和活动原则等，对这些问题做出的原则性规定，不仅有利于在全国范围内形成共识，保证我国药品管理工作顺利发展，而且有利于我国药品管理法制的统一与协调。但是我国幅员辽阔，民族众多，各地药品管理事业的发展很不平衡，又处在政治经济和医药药品管理体制改革时期，这一切又决定了在制定药品管理法时对各项内容的规定不能太具体，应根据各地在各个时期的实际情况做出灵活变通的规定，这样才能既保证药品管理法的稳定性又能充分发挥药品管理法调整社会关系的实际作用。

（五）药品管理立法的程序

药品管理法的制定程序，是指有权的国家机关制定药品管理法所必须遵循的时限、方式、步骤、顺序等的总和。程序是立法质量的重要保证，是民主立法的保障，药品管理法的制定必须依照法定程序进行。以药品管理法律的制定程序为例，我国药品管理法制定程序一般包括以下几个阶段。

1. 药品管理法律案的提出　根据《立法法》的规定，全国人民代表大会主席团、全国人民代表大会常务委员会或 10 名以上全国人大常委、国务院、中央军事委员会、最高人民法院、最高人民检察院、全国人民代表大会各专门委员会、一个代表团或 30 名以上的代表联名可以向全国人民代表大会或全国人大常委会提出药品管理的法律案，由主席团决定或先交有关专门委员会审议，提出意见后再决定是否列入会议议程。在全国人民代表大会闭会期间，也可以向全国人民代表大会常务委员会提出法律案，由全国人民代表大会常务委员会依法审议后，决定提请全国人民代表大会审议。

2. 药品管理法律草案的审议　药品管理法律议案列入日程以后，有权机关或者有权机关委托专家起草药品管理法律草案。药品管理法律草案要经过常委会会议审议或全国人大教科文卫委员会、法律委员会等审议。列入常委会会议议程的药品管理法律草案，全国人大教科文卫委员会、法律委员会和常委会工作机构应当听取各方面的意见。对于重要的药品管理法律草案，经委员长会议决定，可以将药品管理法律草案公布，向社会征求意见。

3. 药品管理法律案的表决、通过　药品管理法律案提请全国人民代表大会常务委员会 3 次审议后，由常委会全体会议投票表决，以全体组成人员的过半数通过。

4. 药品管理法律的公布　获全国人民代表大会常务委员会通过的药品管理法律，由国家主席以主席令的形式公布，使社会各界周知。药品管理法律的公布是药品管理立法的最后一步，是药品管理法律生效的前提。法律通过后，凡是未经公布的，均不发生法律效力。

二、药品管理法的实施

（一）药品管理法实施的概念

药品管理法的实施，是指通过一定的方式使药品管理法在社会生活中得以实际贯彻与实现的活动，是把药品管理法的规定转化为主体行为的过程。

药品管理法实施的方式主要有两种，即药品管理法的遵守和药品管理法的适用。

（二）药品管理法实施的内容

1. 药品管理法的遵守　药品管理法的遵守，是指一切国家机关和武装力量、各政党和社会团体、企事业单位和公民个人要按照药品管理法的规定，行使权利和履行义务，依法办事，不得违反。遵守药品管理法是现代法治社会的必然要求，是药品管理法实施的重要方式，也是每个公民的基本义务。

（1）**药品管理法遵守的主体**　既包括一切国家机关、社会组织和全体中国公民，也包括在中国领域内活动的国际组织、外国组织、外国公民和无国籍人。

（2）**药品管理法遵守的范围**　主要包括宪法、药品管理法律、药品管理行政法规、药品管理地方性法规、药品管理自治条例和单行条例、药品管理规章、技术规范、我国参加的世界药品管理组织的章程及我国参与缔结或加入的国际药品管理条约、协定等。对于药品管理法适用过程中，有关国家机关依法做出的、具有法律效力的决定书，如人民法院的判决书、调解书，药品管理行政部门的药品管理许可证、药品管理行政处罚决定书等非规范性文件，也是药品管理法的遵守范围。

（3）**药品管理法遵守的内容**　药品管理法的遵守不是消极、被动的，它既要求国家机关、社会组织和公民依法承担和履行义务（职责），更包含国家机关、社会组织和公民依法享有权利、行使权利，即其内容包括依法行使权利和履行义务两个方面。

2. 药品管理法的适用　药品管理法的适用有广义和狭义之分。广义的药品管理法的适用，是指国家机关和法律、法规授权的社会组织依照法定的职权和程序，行使国家权力，将药品管理法律规范创造性地运用到具体人或组织，用来解决具体问题的一种专门活动。它包括药品管理行政部门以及法律、法规授权的组织依法进行的药品管理执法活动和司法机关依法处理有关药品管理违法和犯罪案件的司法活动。狭义的药品管理法的适用，仅指司法活动。本章所讲药品管理法的适用是指广义的药品管理法的适用。

作为药品管理法的实施方式之一，药品管理法的适用具有国家强制性、权威性、程序性、要式性等特点，而在适用过程中应当遵循以下原则。

（1）合法性原则　即药品管理法的适用必须依照法律规定，在法律授权范围内行事，这是药品管理法适用的最基本原则，包括药品管理法适用的主体、内容及程序都必须有法律依据，遵循相关的程序制度等。

（2）合理性原则　即药品管理法的适用既要体现法律的基本精神，又要符合公共秩序和风俗习惯，符合药学科学的规律。在适用过程中，事实应清楚，证据要确定，定性要准确，处理要适当，做到适宜、适当、合情、公正，行使自由裁量权应坚持法律原则和法律精神，不得超越法律规定的幅度；对不适当不合理的处理应依法及时纠正。合理性原则是现代法治社会的必然要求。

（3）效率原则　即在依法、合理的前提下，药品管理法的适用应取得最大的效益，如应当在法定期限内办理案件等。这就要求药品管理法适用的主体在依法行政的前提下，应做好必要的成本效益分析和可行性分析，使其行为具有最大的合理性，并尽可能以最低成本取得最大效益。

（三）药品管理法的效力范围及效力冲突的解决

1. 药品管理法的效力范围　药品管理法的效力范围是指药品管理法的生效或适用的范围，即药品管理法律法规在什么时间、什么地点、对什么人具有法律效力，这是药品管理法规适用的前提，包括时间效力、空间效力和对人的效力三个方面。

（1）药品管理法的时间效力　是指药品管理法何时生效、何时失效以及对药品管理法生效前所发生的行为和事件是否具有溯及力的问题。

药品管理法的生效通常有下列情形：

①在药品管理法律文件中明确规定从法律文件颁布之日起施行，如2007年12月10日国家食品药品监督管理局公布《药品召回管理办法》，自公布之日起施行。

②在药品管理法律文件中明确规定在其颁布后的某一具体时间生效，如2001年2月25日第九届全国人大常委会第二十次会议通过《药品管理法》自2001年12月1日起施行。

③药品管理法律公布后先予以试行或者暂行，而后由立法机关加以补充修改，再通过为正式法律，公布施行，在试行期间也具有法律效力，如国家食品药品监督管理局2005年6月22日公布的《医疗机构制剂注册管理办法（试行）》规定，自2005年8月1日起施行。

④在药品管理法规、规章中没有规定其生效时间，但实践中，均以该法公布的时间为其生效的时间。

NOTE

药品管理法的失效通常有下列情形：

①从新法颁布施行之日起，相应的旧法即自行废止，如《医疗机构药事管理规定》自2011年3月1日生效后，2002年发布的《医疗机构药事管理暂行规定》自行失效。

②新法代替了内容基本相同的旧法，在新法中明文宣布旧法废止，如国家食品药品监督管理局2007年7月10日颁布的《药品注册管理办法》规定，本法自2007年10月1日起施行，2005年2月28日公布的《药品注册管理办法》同时废止。

③由于形势发展变化，原来的某项法律已因调整的社会关系不复存在或完成了历史任务而失去了存在的条件自行失效，或有的法律规定了生效期限，期满该法即终止效力。

④有关国家机关发布专门的决议、命令，宣布废止其制定的某些法，而导致该法失效。

药品管理法的溯及力，亦称药品管理法溯及既往的效力，是指新法颁布施行后，对它生效以前所发生的事件和行为是否适用的问题。如果适用，该药品管理法就有溯及力；如果不适用，该药品管理法就不具有溯及力。我国药品管理法一般不溯及既往，但为了更好地保护公民、法人和其他组织的权利和利益而做的特别规定除外。

（2）**药品管理法的空间效力**　是指药品管理法生效的地域范围，即药品管理法在哪些地方具有拘束力。药品管理法适用的地域范围，因立法机关不同而有区别。

药品管理法的空间效力有以下几种情况：

①全国人大及其常委会制定的药品管理法律，国务院及其各部门发布的药品管理行政法规、规章等规范性文件，在全国范围内有效。

②地方人大及其常委会、民族自治机关颁布的地方性药品管理法规、自治条例、单行条例，以及地方人民政府制定的政府药品管理规章，只在其行政管辖区域范围内有效。

③中央国家机关制定的药品管理法律、法规，明确规定了特定的适用范围的，即在其规定的范围内有效。

④某些药品管理法律、法规还有域外效力。

（3）**药品管理法对人的效力**　是指药品管理法对哪些人具有拘束力。药品管理法对人的效力有以下几种情况：

①我国公民在我国领域内，一律适用我国药品管理法。

②外国人、无国籍人在我国领域内，也都适用我国药品管理法，一律不享有药品管理特权或豁免权。

③我国公民在我国领域以外，原则上适用我国药品管理法，法律有特别规定的按法律规定。

④外国人、无国籍人在我国领域外，如果侵害了我国国家或公民、法人的权益，或者与我国公民、法人形成药品管理法律关系，也可以适用我国药品管理法。

2. 药品管理法效力冲突的解决

（1）**药品管理法的适用规则**　是指药品管理法律规范之间发生冲突时如何选择适用药品管理法律规范的问题。药品管理法的适用规则主要有以下5项。

①上位法优于下位法：即不同位阶的药品管理法律规范发生冲突时，应当选择适用位阶高的药品管理法律规范。

②同位阶的药品管理法律规范具有同等法律效力：即药品管理部门规章之间、药品管理部门规章与地方政府药品管理规章之间具有同等效力，在各自的权限范围内施行。

③特别规定优于一般规定：也称"特别法优于一般法"，即同一机关制定的药品管理法律、药品管理行政法规、药品管理地方性法规、药品管理自治条例和单行条例、药品管理规章，特别规定与一般规定不一致的，适用特别规定。

④新的规定优于旧的规定：也称"新法优于旧法"，即同一机关制定的药品管理法律、药品管理行政法规、药品管理地方性法规、药品管理自治条例和单行条例、药品管理规章，新的规定与旧的规定不一致的，适用新的规定。适用这条规则的前提是新旧规定都是现行有效的，采取从新原则。

⑤不溯及既往原则：即一般情况下药品管理法律规范都没有溯及既往的效力，但为了更好地保护公民、法人和其他组织的权利和利益而做的特别规定除外。

（2）药品管理法效力冲突的裁决制度　如果药品管理法律规范之间发生冲突，又不能适用上述规则进行选择适用时，应通过以下裁决方式解决。

①药品管理法律之间对同一事项的新的一般规定与旧的特别规定不一致，不能确定如何适用时，由全国人大常委会裁决。

②药品管理行政法规之间对同一事项的新的一般规定与旧的特别规定不一致，不能确定如何适用时，由国务院裁决。

③药品管理地方性法规、药品管理规章之间不一致时，由有关机关依照下列规定的权限进行裁决：同一机关制定的新的一般规定与旧的特别规定不一致时，由制定机关裁决；药品管理地方性法规与药品管理部门规章之间对同一事项的规定不一致，不能确定如何适用时，由国务院提出意见，国务院认为应当适用药品管理地方性法规的，应当决定在该地方适用药品管理地方性法规的规定，认为应当适用药品管理部门规章的，应当提请全国人大常委会裁决；药品管理部门规章之间、药品管理部门规章与地方政府药品管理规章之间对同一事项的规定不一致时，由国务院裁决；根据授权制定的药品管理法规与药品管理法律规定不一致，不能确定如何适用时，由全国人大常委会裁决。

三、药品管理行政执法

（一）药品管理行政执法的概念与特点

1. 药品管理行政执法的概念　药品管理行政执法，是指国家药品监督管理行政主体、法律法规授权的组织依照药品管理法律、法规和规章的规定处理具体药品管理行政事务，将药品管理法律规范适用于现实社会，实现国家药品管理的活动。

药品管理行政执法有广义和狭义两种理解。广义的药品管理行政执法，是指药品监督管理行政机关、法律法规授权的组织依法从事药品管理的行政管理和具体运用药品管理法律、法规和规章处理药品管理行政事务的一切活动，既包括具体药品管理行政行为，也包括抽象药品管理行政行为。具体药品管理行政行为是针对某特定人、特定事物、特定对象等做出的直接对相对人产生法律后果的行政行为，如药品管理行政许可、药品管理行政处罚、药品管理行政强制等行为；抽象药品管理行政行为，是指以不特定的人或事为管理对象，制定或发布具有普遍约束力的规范性文件的行为，如药品监督管理部门根据法律、法规的规定，在本部门的权限内，发布命令、指示和规章的行为。

狭义的药品管理行政执法，仅指药品监督管理行政执法主体将法律、法规、规章运用于现实生活中的具体对象，处理具体药品管理行政案件所做出的具体药品管理行政行为。本章所阐述的药品管理行政执法即指具体药品管理行政行为。

2. 药品管理行政执法的特点

（1）合法性　即药品管理行政执法必须是合法的行为，包括主体合法、内容合法、程序合法。主体合法是指药品管理行政执法的主体必须是药品管理法律、法规规定的行政机关或授权的组织；内容合法是要求药品管理行政执法必须符合药品管理法律规范的规定；程序合法是指药品管理行政执法必须严格遵守和执行法律程序。

（2）主动性　即药品管理行政执法一般都以执法主体的单方意思表示即可成立，在药品管理行政执法中大多数情况下不需得到相对人的请求，也不以相对人的意志为转移，主动执法才能使药品管理法律规范得以实现。

（3）国家强制性　药品管理行政执法是代表国家管理药品事务，是国家行政权运转的一种特殊方式，体现国家意志，具有国家强制性是药品管理行政执法的根本保证。

（4）药品管理行政执法行为的可诉性　即药品管理行政执法行为是确定特定人某种权利或义务，或者剥夺、限制其某种权利的行为，由此，必然会直接或者间接地产生相关的权利义务关系，产生相应的、现实的法律后果。当相对人认为药品管理行政执法主体的具体行政行为侵犯其合法权益时，依法可以申请行政复议或提起行政诉讼。

（二）药品管理行政执法的主体

药品管理行政执法主体是指依法享有药品管理行政执法权力，以自己的名义实施药品管理行政执法活动并独立承担由此引起的法律责任的组织。

药品管理行政执法的主体是组织而非个人。尽管具体的执法行为是由行政机关的工作人员行使，但是工作人员不是行政执法主体。在某些情况下，药品管理行政机关依法委托其他单位或组织行使执法权力，但受委托的单位或组织并不以自己的名义进行执法，执法后果也仍然由药品管理行政机关承担，因此受委托的单位或组织也不是药品管理行政执法主体。

根据执法主体资格取得的法律依据不同，药品管理行政执法主体可以分为职权性执法主体和授权性执法主体两种。职权性执法主体是指根据宪法和行政组织法的规定，在机关依法成立时就拥有相应行政职权并同时获得行政主体资格的行政组织，职权性执法主体只能是国家行政机关，包括各级人民政府及其职能部门以及县级以上地方政府的派出机关；授权性执法主体是指根据宪法和行政组织法以外的单行法律、法规的授权规定而获得行政执法资格的组织，即授权性执法资格的获得，是根据宪法和行政组织法以外的单行法律、法规，其职权的内容、范围和方式是专项的、单一的、具体的，必须按照授权规范所规定的职权内容去行使。我国药品管理行政执法主体主要有药品行政监管组织和药品技术监管组织两大类。

（三）药品管理行政执法的依据

药品管理行政执法的依据是指药品管理行政机关实施药品管理行政执法行为能够对行政相对人产生效力的依据。药品管理行政执法的依据只能是国家现行有效的药品管理法律、法规、规章以及上级药品管理行政机关的措施、发布的决定、命令、指示等。其中，《中华人民共和国行政处罚法》和《中华人民共和国行政许可法》等是药品管理行政执法程序性法律依据；而其他药品管理法律、法规、规章以及各种技术标准则是药品管理行政执法的实体性法律依据。此外，凡是我国承认或者参加的国际卫生方面的条例、公约或者签署的双边或多边协议等，也是我国卫生行政执法的依据。2014年4月，为规范食品药品监督管理部门行使行政处罚权，保护公民、法人和其他组织的合法权益，根据《中华人民共和国行政处罚法》《中华人民共和国行政强制法》《中华人民共和国食品安全法》《中华人民共和国药品管理法》等有关法律法规，CFDA又专门制定了《食品药品行政处罚程序规定》。

（四）药品管理行政执法行为的分类

具体药品管理行政执法行为有以下几种主要形式。

1. 药品行政许可　是指药品管理行政执法主体根据公民、法人或者其他组织的申请，经依法审查，准予其从事特定活动的行为。按原国家食品药品监督管理局关于施行行政许可项目的公告，其负责组织施行的行政许可涉及各类注册、审批、审查、审核、批准、核发、核准、认证、认定、保护、备案等共计67项，包括药品注册，临床实验审批，各类规范认证，中药的品种保护，药品类易制毒化学品、特殊管理药品的生产、经营的审批，处方药与非处方药转换评价等内容。药品行政许可的目的主要在于维护公共利益和社会秩序，保障和监督药品监督管理部门有效实施行政管理。

2. 药品行政监督检查　是指药品管理行政执法主体为实现行政管理职能，对行政相对人遵守药品管理法律规范和具体药品管理行政处理决定的情况予以察看、监督的行政执法行为。

各级药品监督管理部门可在法律规定的权限范围内对药品的研制、生产、流通、使用等领域实施监督检查，对生产、流通领域规范认证后的跟踪检查及贯彻规范后的动态监督检查，如对GMP的飞行检查等。检查的对象应主动配合，不得拒绝与隐瞒，同时还应向药品监督管理部门提供真实情况，如研制的原始资料、生产记录、购销凭证、处方登记等内容。

3. 药品行政处罚　是指药品管理行政执法主体依照法定权限和程序对违反药品行政管理法律规范尚未构成犯罪的个人或组织给予行政制裁的具体行政行为，主要包括警告、罚款、没收财物、责令停业（产）、改正或整顿、吊销许可证、禁止从事药品相关活动、不受理相关申请等。

4. 药品行政强制措施　是指药品管理行政执法主体为保障药品监督管理目标的实现，依法采取强制手段促使义务人履行义务，或者为维护公共利益、保护人民健康和生命安全对有关场所和行政相对人的人身或财产采取的紧急性、即时性的强制措施的执法行为。目前，我国对药品监督管理采取的行政强制措施主要有药品责令召回、对药品不良反应采取必要的控制措施等，具体内容详见本书第九章。

第三节　《药品管理法》及其实施条例的主要内容

一、立法宗旨与适用范围

我国《药品管理法》的立法宗旨在于加强药品监督管理，保证药品质量，保障人体用药安全，维护人民身体健康和用药的合法权益。

从适用范围看，在中华人民共和国境内从事药品的研制、生产、经营、使用和监督管理的单位或者个人，必须遵守《药品管理法》。但在地域上，《药品管理法》不在中国香港、澳门地区施行，而按照其特别行政区基本法的规定执行；而在"使用"上，仅指医疗机构对患者使用药品，不包括患者个人自己使用药品。

二、药品生产企业与经营企业管理

（一）药品生产企业管理

1.《药品管理法》的规定　开办药品生产企业应当符合国家制定的药品行业发展规划和产业政策，防止重复建设，同时应在人员、设施与环境、质量控制和规章制度等方面具备相应的条件。开办药品生产企业，须经企业所在地省级药品监督管理部门批准并发给《药品生产许可证》。

药品生产企业必须按照国务院药品监督管理部门制定的《药品生产质量管理规范》组织生产。药品监督管理部门按照规定对药品生产企业是否符合《药品生产质量管理规范》的要求进行认证；对认证合格的，发给认证证书。

药品生产企业必须按批准生产工艺或国家药品标准进行生产或炮制；生产药品所需的原料、辅料，必须符合药用要求；药品生产企业必须对其生产的药品进行质量检验；经省级药品监督管理部门批准，药品生产企业可以接受委托生产药品。

2.《药品管理法实施条例》的规定　开办药品生产企业的申办人应当向拟办企业所在地省级药品监督管理部门提出申请。省级以上人民政府药品监督管理部门组织对药品生产企业的认证工作，符合《药品生产质量管理规范》的，发给认证证书；其中，生产注射剂、放射性药品和国务院药品监督管理部门规定的生物制品的药品生产企业的认证工作，由国务院药品监督管理部门负责。

药品生产企业变更《药品生产许可证》许可事项的，应当在许可事项发生变更30日前，向原发证机关申请《药品生产许可证》变更登记；《药品生产许可证》有效期为5年。有效期届满，需要继续生产药品的，持证企业应当在许可证有效期届满前6个月，按照国务院药品监督管理部门的规定申请换发《药品生产许可证》。

除未实施批准文号管理的中药材、中药饮片外，药品生产企业生产药品所使用的原料药，必须具有国务院药品监督管理部门核发的药品批准文号或者进口药品注册证书、医药产品注册证书。

接受委托生产药品的，受托方必须是持有与其受托生产的药品相适应的《药品生产质量管理规范认证证书》的药品生产企业。但是，疫苗、血液制品和国务院药品监督管理部门规定的其他药品，不得委托生产。

上述具体内容详见本书第六章"药品生产管理"。

（二）药品经营企业管理

1.《药品管理法》的规定　开办药品经营企业应当遵循合理布局和方便群众购药的原则，同时应在人员、设施与环境、质量控制和规章制度等方面具备相应的条件。开办药品经营企业须经企业所在地省级或县级以上药品监督部门批准并发给《药品经营许可证》。

药品经营企业必须按照国务院药品监督管理部门制定的《药品经营质量管理规范》经营药

品。药品监督管理部门按照规定对药品经营企业是否符合《药品经营质量管理规范》的要求进行认证；对认证合格的，发给认证证书。

药品经营企业应建立进货检查验收制度，建立真实完整购销记录，保证药品销售和处方调配准确无误，制定和执行药品保管制度。

城乡集市贸易市场不得出售中药材以外的药品，但持有《药品经营许可证》的药品零售企业在规定的范围内可以在城乡集市贸易市场设点出售中药材以外的药品。

2.《药品管理法实施条例》的规定　开办药品批发企业，申办人应当向拟办企业所在地省级药品监督管理部门提出申请；开办药品零售企业，申办人应当向拟办企业所在地设区的市级药品监督管理机构或者省级药品监督管理部门直接设置的县级药品监督管理机构提出申请。新开办药品批发企业和药品零售企业，应当自取得《药品经营许可证》之日起 30 日内，向发给其《药品经营许可证》的药品监督管理部门或者机构申请 GSP 认证。

药品经营企业变更《药品经营许可证》许可事项的，应当在许可事项发生变更 30 日前，向原发证机关申请《药品经营许可证》变更登记；《药品经营许可证》有效期为 5 年。有效期届满，需要继续经营药品的，持证企业应当在许可证有效期届满前 6 个月，按照国务院药品监督管理部门的规定申请换发《药品经营许可证》。

经营处方药、甲类非处方药的药品零售企业，应当配备执业药师或者其他依法经资格认定的药学技术人员；经营乙类非处方药的药品零售企业，应当配备经设区的市级药品监督管理机构或者省级药品监督管理部门直接设置的县级药品监督管理机构组织考核合格的业务人员。交通不便的边远地区城乡集市贸易市场没有药品零售企业的，当地药品零售企业经所在地县（市）药品监督管理机构批准并到工商行政管理部门办理登记注册后，可以在该城乡集市贸易市场内设点并在批准经营的药品范围内销售非处方药品。

上述具体内容详见本书第七章"药品流通管理"。

三、医疗机构的药剂管理

1.《药品管理法》的规定　医疗机构必须配备依法经过资格认定的药学技术人员。非药学技术人员不得直接从事药剂技术工作。

医疗机构配制制剂，必须具有能够保证制剂质量的设施、管理制度、检验仪器和卫生条件；须经所在地省级卫生行政部门审核同意，由省级药品监督管理部门批准，发给《医疗机构制剂许可证》。医疗机构配制的制剂，应当是本单位临床需要而市场上没有供应的品种，并须经所在地省级药品监督管理部门批准；必须按照规定进行质量检验，合格的，凭医师处方在本医疗机构使用，特殊情况下，经国务院或省级药品监督管理部门批准，可以在指定的医疗机构之间调剂使用，但不得在市场销售。

医疗机构的药剂人员调配处方，必须经过核对，对处方所列药品不得擅自更改或者代用。对有配伍禁忌或者超剂量的处方，应当拒绝调配；必要时，经处方医师更正或者重新签字，方可调配。

医疗机构购进药品，必须建立并执行进货检查验收制度，验明药品合格证明和其他标识；不符合规定要求的，不得购进和使用。医疗机构必须制定和执行药品保管制度，采取必要的冷藏、防冻、防潮、防虫、防鼠等措施，保证药品质量。

2.《药品管理法实施条例》的规定   医疗机构设立制剂室，应当向所在地省级卫生行政部门提出申请，经审核同意后，报同级药品监督管理部门审批并验收合格的，发给《医疗机构制剂许可证》。医疗机构变更《医疗机构制剂许可证》许可事项的，应当在许可事项发生变更30日前，向原审核、批准机关申请《医疗机构制剂许可证》变更登记。《医疗机构制剂许可证》有效期为5年。有效期届满，需要继续配制制剂的，医疗机构应当在许可证有效期届满前6个月申请换发《医疗机构制剂许可证》。

医疗机构配制制剂，经所在地省级药品监督管理部门批准，并发给制剂批准文号后，方可配制。医疗机构配制的制剂不得在市场上销售或者变相销售，不得发布医疗机构制剂广告。发生灾情、疫情、突发事件或者临床急需而市场没有供应时，经国务院或者省级药品监督管理部门批准，在规定期限内，医疗机构配制的制剂可以在指定的医疗机构之间调剂使用。

医疗机构购进药品，必须有真实、完整的药品购进记录。

医疗机构审核和调配处方的药剂人员必须是依法经资格认定的药学技术人员。医疗机构向患者提供的药品应当与诊疗范围相适应，并凭执业医师或者执业助理医师的处方调配。个人设置的门诊部、诊所等医疗机构不得配备常用药品和急救药品以外的其他药品。

上述具体内容详见本书第八章"医疗机构药事管理"。

四、药品管理

1.《药品管理法》的规定

（1）**新药研制的审批**   研制新药，必须按照国务院药品监督管理部门的规定如实报送研制方法、质量指标、药理及毒理试验结果等有关资料和样品，经国务院药品监督管理部门批准后，方可进行临床试验。

药物的非临床安全性评价研究机构和临床试验机构必须分别执行药物非临床研究质量管理规范、药物临床试验质量管理规范。

上述具体内容详见本书第五章"药品注册管理"。

（2）**药品生产的审批**   生产新药或者已有国家标准的药品的，须经国务院药品监督管理部门批准，并发给药品批准文号；但生产没有实施批准文号管理的中药材和中药饮片除外。

上述具体内容详见本书第五章"药品注册管理"。

（3）**药品标准**   药品必须符合国家药品标准。中药饮片必须按照国家药品标准炮制；国家药品标准没有规定的，必须按照省级药品监督管理部门制定的炮制规范炮制。国务院药品监督管理部门颁布的《中国药典》和药品标准为国家药品标准。

上述具体内容详见本书第一章第二节之"药品标准管理"。

（4）**药品审评、再评价与调查**   国务院药品监督管理部门组织药学、医学和其他技术人员，对新药进行审评，对已经批准生产的药品进行再评价；对已经批准生产或者进口的药品，应当组织调查；对疗效不确切、不良反应大或者其他原因危害人体健康的药品，应当撤销批准文号或者进口药品注册证书。已被撤销批准文号或者进口药品注册证书的药品，不得生产或者进口、销售和使用；已经生产或者进口的，由当地药品监督管理部门监督销毁或者处理。

（5）**药品采购**   药品生产企业、药品经营企业和医疗机构必须从具有药品生产、经营资格的企业购进药品；但是，购进没有实施批准文号管理的中药材除外。

（6）药品进出口管理　疗效不确切、不良反应大或者其他原因危害人体健康的药品禁止进口；药品进口，须经国务院药品监督管理部门组织审查，经审查确认符合质量标准、安全有效的，方可批准进口，并发给进口药品注册证书；医疗单位临床急需或者个人自用进口的少量药品，按照国家有关规定办理进口手续。药品必须从允许药品进口的口岸进口，并由进口药品的企业向口岸所在地药品监督管理部门登记备案。海关凭药品监督管理部门出具的《进口药品通关单》放行。

国务院药品监督管理部门对下列药品在销售前或者进口时，指定药品检验机构进行检验；检验不合格的，不得销售或者进口：①国务院药品监督管理部门规定的生物制品；②首次在中国销售的药品；③国务院规定的其他药品。

对国内供应不足的药品，国务院有权限制或者禁止出口。

进口、出口麻醉药品和国家规定范围内的精神药品，必须持有国务院药品监督管理部门发给的《进口准许证》《出口准许证》。

（7）禁止生产（包括配制）、销售假药和劣药　假药和劣药的定义见表4-11。

表4-11　假药与劣药的比较

	定义	论处
假药	有下列情形之一的，为假药： 1. 药品所含成分与国家药品标准规定的成分不符的 2. 以非药品冒充药品或者以他种药品冒充此种药品的	有下列情形之一的药品，按假药论处： 1. 国务院药品监督管理部门规定禁止使用的 2. 依照本法必须批准而未经批准生产、进口，或者依照本法必须检验而未经检验即销售的 3. 变质的 4. 被污染的 5. 使用依照本法必须取得批准文号而未取得批准文号的原料药生产的 6. 所标明的适应证或者功能主治超出规定范围的
劣药	药品成分的含量不符合国家药品标准的，为劣药	有下列情形之一的药品，按劣药论处： 1. 未标明有效期或者更改有效期的 2. 不注明或者更改生产批号的 3. 超过有效期的 4. 直接接触药品的包装材料和容器未经批准的 5. 擅自添加着色剂、防腐剂、香料、矫味剂及辅料的 6. 其他不符合药品标准规定的

（8）药品管理制度　①特殊管理药品制度，即国家对麻醉药品、精神药品、医疗用毒性药品、放射性药品实行特殊管理，具体内容详见本书第十二章"特殊管理药品的监管"；②中药品种保护制度，即国家对中药品种实行相关行政保护制度，具体内容详见本书第十一章"中药管理"；③处方药与非处方药分类管理制度，即国家对药品实行处方药与非处方药分类管理制度；④药品储备制度，即国家实行药品储备制度，国内发生重大灾情、疫情及其他突发事件时，国务院规定的部门可以紧急调用企业药品。

（9）其他　①新发现和从国外引种药材的管理：新发现和从国外引种的药材，经国务院药品监督管理部门审核批准后，方可销售。②药品通用名称：列入国家药品标准的药品名称为药品通用名称。已经作为药品通用名称的，该名称不得作为药品商标使用，具体内容详见本书第十章"药品信息管理"。③直接接触药品的工作人员健康检查：药品生产企业、药品经营企业和医疗机构直接接触药品的工作人员，必须每年进行健康检查。患有传染病或者其他可能污染

NOTE

药品的疾病的，不得从事直接接触药品的工作。

2.《药品管理法实施条例》的规定

（1）药物临床试验　研制新药，需要进行临床试验的，应当经国务院药品监督管理部门批准。批准后，申报人应当在经依法认定的具有药物临床试验资格的机构中选择承担药物临床试验的机构，并将该临床试验机构报国务院药品监督管理部门和国务院卫生行政部门备案。药物临床试验机构进行药物临床试验，应当事先告知受试者或者其监护人真实情况，并取得其书面同意。

上述具体内容详见本书第五章"药品注册管理"。

（2）生产已有不同药品标准的药品

①生产已有国家标准的药品，应向省级药品监督管理部门或者国务院药品监督管理部门提出申请，报送有关技术资料并提供相关证明文件。省级药品监督管理部门应当自受理申请之日起30个工作日内进行审查，提出意见后报送国务院药品监督管理部门审核，并同时将审查意见通知申报方。国务院药品监督管理部门经审核符合规定的，发给药品批准文号。

②生产有试行期标准的药品，应当在试行期满前3个月，提出转正申请；国务院药品监督管理部门应当自试行期满之日起12个月内对该试行期标准进行审查，对符合国务院药品监督管理部门规定的转正要求的，转为正式标准；对试行标准期满未按照规定提出转正申请或者原试行标准不符合转正要求的，撤销该试行标准和依据该试行标准生产药品的批准文号。

上述具体内容详见本书第五章"药品注册管理"。

（3）新药监测期　国务院药品监督管理部门根据保护公众健康的要求，可以对药品生产企业生产的新药品种设立不超过5年的监测期；在监测期内，不得批准其他企业生产和进口。

（4）自行取得且未披露的试验数据的保护　国家对获得生产或者销售含有新型化学成分药品许可的生产者或者销售者提交的自行取得且未披露的试验数据和其他数据实施保护，任何人不得对该未披露的试验数据和其他数据进行不正当的商业利用。除下列情形外，药品监督管理部门不得披露上述数据：①公共利益需要；②已采取措施确保该类数据不会被不正当地进行商业利用。

自药品生产者或者销售者获得生产、销售新型化学成分药品的许可证明文件之日起6年内，对其他申请人未经已获得许可的申请人同意，使用上述数据申请生产、销售新型化学成分药品许可的，药品监督管理部门不予许可；但是，其他申请人提交自行取得数据的除外。

（5）药品进口管理　申请进口的药品，应当是在生产国家或者地区获得上市许可的药品；未在生产国家或者地区获得上市许可的，经国务院药品监督管理部门确认该药品品种安全、有效而且临床需要的，可以依照规定批准进口。

进口药品，应当按照国务院药品监督管理部门的规定申请注册。国外企业生产的药品取得《进口药品注册证》，中国香港、澳门和台湾地区企业生产的药品取得《医药产品注册证》后，方可进口。

进口药品到岸后，进口单位应当持《进口药品注册证》或者《医药产品注册证》以及产地证明原件、购货合同副本、装箱单、运单、货运发票、出厂检验报告书、说明书等材料，向口岸所在地药品监督管理部门备案。口岸所在地药品监督管理部门经审查，提交的材料符合要求的，发给《进口药品通关单》。进口单位凭《进口药品通关单》向海关办理报关验放手续。

口岸所在地药品监督管理部门应当通知药品检验机构对进口药品逐批进行抽查检验，但国务院药品监督管理部门规定的生物制品、首次在中国销售的药品和国务院规定的其他药品由国务院药品监督管理部门指定药品检验机构进行检验。检验不合格的，不得销售或者进口。

医疗机构因临床急需进口少量药品的，应当持《医疗机构执业许可证》向国务院药品监督管理部门提出申请，经批准后，方可进口。进口的药品应当在指定医疗机构内用于特定医疗目的。

疫苗类制品、血液制品、用于血源筛查的体外诊断试剂以及国务院药品监督管理部门规定的其他生物制品在销售前或者进口时，应当按照国务院药品监督管理部门的规定进行检验或者审核批准；检验不合格或者未获批准的，不得销售或者进口。

（6）药品再评价、再注册与补充申请 国务院药品监督管理部门对已批准生产、销售的药品进行再评价，根据药品再评价结果，可以采取责令修改药品说明书，暂停生产、销售和使用的措施；对不良反应大或者其他原因危害人体健康的药品，应当撤销该药品批准证明文件。

国务院药品监督管理部门核发的药品批准文号、《进口药品注册证》、《医药产品注册证》的有效期为 5 年。有效期届满，需要继续生产或者进口的，应当在有效期届满前 6 个月申请再注册。有效期届满，未申请再注册或者经审查不符合国务院药品监督管理部门关于再注册的规定的，注销其药品批准文号、《进口药品注册证》或者《医药产品注册证》。

变更研制新药、生产药品和进口药品已获批准证明文件及其附件中载明事项的，应当向国务院药品监督管理部门提出补充申请。

上述具体内容详见本书第五章"药品注册管理"。

五、药品包装管理

1.《药品管理法》的规定 直接接触药品的包装材料和容器，必须符合药用要求，符合保障人体健康、安全的标准，并由药品监督管理部门在审批药品时一并审批；药品生产企业不得使用未经批准的直接接触药品的包装材料和容器；对不合格的直接接触药品的包装材料和容器，由药品监督管理部门责令停止使用。

药品包装必须适合药品质量的要求，方便储存、运输和医疗使用。发运中药材必须有包装。在每件包装上，必须注明品名、产地、日期、调出单位，并附有质量合格的标志。药品包装必须按照规定印有或者贴有标签并附有说明书。

麻醉药品、精神药品、医疗用毒性药品、放射性药品、外用药品和非处方药的标签，必须印有规定的标志。

2.《药品管理法实施条例》的规定 药品生产企业使用的直接接触药品的包装材料和容器，必须符合药用要求和保障人体健康、安全的标准，并经国务院药品监督管理部门批准注册。

生产中药饮片，应当选用与药品性质相适应的包装材料和容器；包装不符合规定的中药饮片，不得销售。中药饮片包装必须印有或者贴有标签。

医疗机构配制制剂所使用的直接接触药品的包装材料和容器、制剂的标签和说明书应当符合《药品管理法》和《实施条例》的有关规定，并经省级药品监督管理部门批准。

上述具体内容详见本书第十章"药品信息管理"。

NOTE

六、药品价格和广告管理

1.《药品管理法》的规定

（1）**药品价格管理**　依法实行市场调节价的药品，药品的生产企业、经营企业和医疗机构应当按照公平、合理和诚实信用、质价相符的原则制定价格，为用药者提供价格合理的药品。药品的生产企业、经营企业和医疗机构应当遵守国务院价格主管部门关于药价管理的规定，制定和标明药品零售价格，禁止暴利和损害用药者利益的价格欺诈行为。

（2）**药品购销中的禁止行为**　禁止药品的生产企业、经营企业和医疗机构在药品购销中账外暗中给予、收受回扣或者其他利益；禁止药品的生产企业、经营企业或者其代理人以任何名义给予使用其药品的医疗机构的负责人、药品采购人员、医师等有关人员以财物或者其他利益；禁止医疗机构的负责人、药品采购人员、医师等有关人员以任何名义收受药品的生产企业、经营企业或者其代理人给予的财物或者其他利益。

（3）**药品广告管理**　药品广告须经企业所在地省级药品监督管理部门批准，并发给药品广告批准文号。处方药可以在国务院卫生行政部门和国务院药品监督管理部门共同指定的医学、药学专业刊物上介绍，但不得在大众传播媒介发布广告或者以其他方式进行以公众为对象的广告宣传。药品广告的内容必须真实、合法，以国务院药品监督管理部门批准的说明书为准；不得含有不科学的表示功效的断言或者保证；不得利用国家机关、医药科研单位、学术机构或者专家、学者、医师、患者的名义和形象作证明。非药品广告不得有涉及药品的宣传。

2.《药品管理实施条例》的规定

①政府价格主管部门依照《价格法》第28条规定实行药品价格监测时，为掌握、分析药品价格变动和趋势，可以指定部分药品生产企业、药品经营企业和医疗机构作为价格监测定点单位；定点单位应给予配合、支持，如实提供有关信息资料。

②发布药品广告，应当向药品生产企业所在地省级药品监督管理部门报送有关材料。发布进口药品广告，应当依照规定向进口药品代理机构所在地省级药品监督管理部门申请药品广告批准文号。在药品生产企业所在地和进口药品代理机构所在地以外的省、自治区、直辖市发布药品广告的，发布广告的企业应当在发布前向发布地省级药品监督管理部门备案。

经国务院或者省级药品监督管理部门决定，责令暂停生产、销售和使用的药品，在暂停期间不得发布该品种药品广告；已经发布广告的，必须立即停止。

上述具体内容详见本书第十章"药品信息管理"。

七、药品监督

1.《药品管理法》的规定

（1）**药品监督管理部门及其职责**　国务院药品监督管理部门主管全国药品监督管理工作，国务院有关部门在各自的职责范围内负责与药品有关的监督管理工作；省级药品监督管理部门负责本行政区域内的药品监督管理工作，省级人民政府有关部门在各自的职责范围内负责与药品有关的监督管理工作。

药品监督管理部门有权按照法律、行政法规的规定对报经其审批的药品研制和药品的生产、经营以及医疗机构使用药品的事项进行监督检查；可以对药品质量进行抽查检验；对有证据证明可能危害人体健康的药品及其有关材料可以采取查封、扣押的行政强制措施；对经其认证合格的药品生产企业、药品经营企业进行认证后的跟踪检查。

药品监督管理部门进行监督检查时，必须出示证明文件，对监督检查中知悉的被检查人的技术秘密和业务秘密应当保密；对药品质量进行抽查检验，应当按照规定抽样，并不得收取任何费用；不得以要求实施药品检验、审批等手段限制或者排斥非本地区药品生产企业依照《药品管理法》规定生产的药品进入本地区；不得参与药品生产经营活动，不得以其名义推荐或者监制、监销药品。

（2）药品检验机构及其职责　食品药品监督管理部门设置或者确定的药品检验机构，承担依法实施药品审批和药品质量监督检查所需的药品检验工作。药品检验机构不得参与药品生产经营活动，不得以其名义推荐或者监制、监销药品。

（3）药品不良反应报告制度　药品生产企业、药品经营企业和医疗机构必须经常考察本单位所生产、经营、使用的药品质量、疗效和反应，发现可能与用药有关的严重不良反应，必须及时向当地省级药品监督管理部门和卫生行政部门报告。上述具体内容详见本书第九章"药品不良反应追踪管理"。

2.《药品管理法实施条例》的规定

（1）药品质量抽查检验的药品抽样必须由两名以上药品监督检查人员实施，并按照国务院药品监督管理部门的规定进行抽样。被抽检单位没有正当理由，拒绝抽查检验的，国务院药品监督管理部门和被抽检单位所在地省级药品监督管理部门可以宣布停止该单位拒绝抽检的药品上市销售和使用。当事人对药品检验机构的检验结果有异议，申请复验的，应当向负责复验的药品检验机构提交书面申请、原药品检验报告书。复验的样品从原药品检验机构留样中抽取。

对有掺杂、掺假嫌疑的药品，用国家药品标准规定的检验方法和检验项目不能检验时，药品检验机构可以补充检验方法和检验项目进行药品检验；经国务院药品监督管理部门批准后，使用补充检验方法和检验项目所得出的检验结果，可以作为药品监督管理部门认定药品质量的依据。

（2）国务院和省级药品监督管理部门应当根据药品质量抽查检验结果，定期发布药品质量公告。药品质量公告不当的，发布部门应当自确认公告不当之日起 5 日内，在原公告范围内予以更正。上述具体内容详见本书第十章第一节"药品信息管理概述"。

（3）药品监督管理部门依法对有证据证明可能危害人体健康的药品及其有关证据材料采取查封、扣押的行政强制措施的，应当自采取行政强制措施之日起 7 日内做出是否立案的决定；需要检验的，应当自检验报告书发出之日起 15 日内做出是否立案的决定；不符合立案条件的，应当解除行政强制措施；需要暂停销售和使用的，应当由国务院或者省级药品监督管理部门做出决定。

（4）药品抽查检验不收取费用，但对药品检验结果有异议，申请复验的，应按规定先向复验机构预先支付药品检验费用，复验结论与原检验结论不一致的，复验检验费用由原药品检验机构承担；依法核发证书，进行药品注册、药品认证和实施药品审批检验及强制性检验，可以收取费用。

八、违反《药品管理法》及其实施条例的法律责任

（一）法律责任的概念与分类

法律责任，是指行为人由于自己违法行为、违约行为或者由于法律规定而应承担的某种强制性、否定性的法律后果。法律责任是补偿受到侵害的合法权益的一种手段。

根据行为人违反法律规范的性质和社会危害程度，法律责任分为民事责任、行政责任和刑事责任三种。

民事责任是指民事主体违反合同义务或者法定民事义务而应承担的法律后果。

行政责任是指行政法律关系主体因违反行政法律规范而应当承担的、由专门国家机关确认的、行政法上的否定性的法律后果。

刑事责任是指犯罪人因其实施犯罪行为而应当承担的国家司法机关依照刑事法律对其犯罪行为及其本人所做的否定性评价和谴责。

（二）违反《药品管理法》及《药品管理法实施条例》的法律责任

1. 违反有关许可证、药品批准证明文件规定的法律责任　《药品管理法》中规定的许可证、药品批准证明文件包括《药品生产许可证》、《药品经营许可证》、《医疗机构制剂许可证》、《进口药品注册证》、GMP 和 GSP 认证证书、药品批准文号及其他批件等。违反有关许可证、药品批准证明文件的规定，行为人要承担罚款、吊销许可证、没收违法所得等行政责任；如构成犯罪，还要依法追究刑事责任，具体见表 4-12。

表 4-12　违反有关许可证、药品批准证明文件规定的法律责任

法律条款	行为人及违法行为	法律责任
药品管理法第 72 条	单位或个人没有许可证生产、经营药品或配制制剂	①依法予以取缔 ②没收药品、没收违法所得 ③并处罚款：药品货值金额 2～5 倍 ④构成犯罪的，依法追究刑事责任
实施条例第 65 条	未经批准，擅自在城乡集市贸易市场设点销售药品或在城乡集市贸易市场设点销售的药品超出批准范围的	
实施条例第 67 条	个人设置的门诊部、诊所等医疗机构向患者提供的药品超出规定范围的	
实施条例第 74 条	药品生产、经营企业和医疗机构变更许可事项，应当办理变更登记手续而未办理的，应给予警告，责令限期补办；逾期不补办的，应宣布其《许可证》无效；但其仍然从事药品生产经营活动的	
药品管理法第 79 条	药品生产、经营企业、医疗机构从没有许可证的企业购进药品	①责令改正，没收购进药品及违法所得 ②并处罚款：购进药品货值金额 2～5 倍 ③情节严重的吊销许可证
实施条例第 66 条	未经批准，医疗机构擅自使用其他医疗机构配制的制剂的	
药品管理法第 81 条	单位或个人伪造、变造、买卖、出租、出借许可证或药品批准证明文件	①没收违法所得 ②并处罚款：违法所得 1～3 倍或 2 万～10 万元 ③情节严重吊销许可证或药品批准证明文件 ④构成犯罪的，依法追究刑事责任
药品管理法第 82 条	单位或个人以欺骗手段取得许可证或者药品批准证明文件	①吊销许可证或者撤销药品批准证明文件 ②并处罚款：1 万～3 万元 ③5 年内不受理其申请

2. 生产销售假药、劣药的法律责任　生产（包括配制）、销售假药、劣药的，以及知道或应当知道属于假劣药品而为其提供运输、保管、仓储等便利条件的，行为人要承担行政责任，如没收违法所得、罚款、吊销许可证等；构成犯罪的，还要依法追究刑事责任，具体见表4-13。

表4-13　生产、销售假药、劣药的法律责任

法律条款	违法行为人及违法行为	法律责任
药品管理法第73条	单位或个人生产、销售假药的	①没收假药和违法所得 ②并处罚款：药品货值金额2～5倍 ③撤销药品批准证明文件 ④并责令停产、停业整顿 ⑤情节严重的吊销许可证 ⑥构成犯罪的，依法追究刑事责任
实施条例第64条	擅自委托或者接受委托生产药品的	
实施条例第68条	医疗机构使用假药的	
药品管理法第74条	单位或个人生产、销售劣药的	①没收劣药和违法所得 ②并处罚款：药品货值金额1～3倍 ③情节严重，责令停产、停业整顿或撤销药品批准证明文件、吊销许可证 ④构成犯罪的，依法追究刑事责任
实施条例第71条	①生产没有国家药品标准的中药饮片，不符合省级药品监督管理部门制定的炮制规范的 ②医疗机构不按照省级药品监督管理部门批准的标准配制制剂的	
实施条例第68条	医疗机构使用劣药的	
药品管理法第75条	单位生产、销售假药或生产、销售劣药情节严重	①直接负责的主管人员和其他直接责任人员，10年内不得从事药品生产、经营活动 ②对生产者专门用于假、劣药的原辅料、包装材料予以没收
药品管理法第76条	单位或个人为假、劣药提供运输、保管、仓储等便利条件	①没收违法收入 ②并处罚款：违法收入的50%～3倍 ③构成犯罪的，依法追究刑事责任

3. 违反《药品管理法》及《药品管理法实施条例》其他有关规定的法律责任　有关单位和个人违反其他有关规定应当承担的法律责任，具体见表4-14。

表4-14　违反其他有关规定的法律责任

法律条款	违法行为人及违法行为	法律责任
药品管理法第78条	药品生产、经营企业，临床试验机构，非临床安全性研究机构未按照GMP、GSP、GLP、GCP实施相应的质量管理规范	①给予警告，责令限期改正 ②逾期不改正的，责令停产、停业整顿，并处罚款5000元～2万元 ③情节严重的，吊销许可证和临床试验资格
实施条例第63条	①开办药品生产企业、药品生产企业新建药品生产车间、新增生产剂型，在国务院药品监督管理部门规定的时间内未通过GMP认证，仍进行药品生产的 ②开办药品经营企业，在国务院药品监督管理部门规定的时间内未通过GSP认证，仍进行药品经营的	
实施条例第69条	擅自进行临床试验的	
实施条例第70条	药品申报者在申报临床试验时，报送虚假研制方法、质量标准、药理及毒理试验结果等有关资料和样品的	①对该申报药品的临床试验不予批准，对药品申报者给予警告 ②情节严重的，3年内不受理该药品申报者申报该品种的临床试验申请
药品管理法第80条	药品进口者没有向允许药品进口的口岸所在地药品监督管理局登记备案	①警告、限期改正 ②逾期不改正者，撤销进口药品注册证

NOTE

续表

法律条款	违法行为人及违法行为	法律责任
药品管理法 第83条	医疗机构将其配制的制剂在市场销售	①没收制剂、没收违法所得 ②并处罚款：制剂货值金额1～3倍
药品管理法 第84条	药品经营企业购销记录不真实或不完整，或销售药品、调配处方、销售中药材不符合《药品管理法》第19条规定	①责令改正，警告 ②情节严重者，吊销药品经营许可证
药品管理法 第85条	单位或者个人所生产或经营的药品标识不符合规定	①依法按假、劣药论处的外 ②责令改正，警告 ③情节严重，撤销药品批准证明文件
实施条例 第73条	药品生产企业、药品经营企业生产、经营的药品及医疗机构配制的制剂，其包装、标签、说明书违反《药品管理法》及《实施条例》规定的	
药品管理法 第89条	①药品生产、经营企业及医疗机构在药品购销中给予、收受回扣、其他利益 ②药品生产、经营企业或其代理人在药品购销活动中受贿	①罚款1万～20万元 ②情节严重的吊销许可证及营业执照 ③构成犯罪，依法追究刑事责任
药品管理法 第90条	药品生产、经营企业负责人、采购人员在药品购销中收受财物、其他利益	①给予处分 ②没收违法所得 ③构成犯罪，依法追究刑事责任
药品管理法 第90条	医疗机构的负责人、采购人员、医师收受财物、其他利益	①给予处分 ②没收违法所得 ③情节严重，吊销医师执业证书 ④构成犯罪，依法追究刑事责任
药品管理法 第91条	单位或个人在药品广告审批及广告内容有违法行为	①责令立即停止该药品广告的发布 ②按《广告法》规定处罚 ③撤销广告批准文号 ④1年内不受理该品种广告审批申请 ⑤构成犯罪，依法追究刑事责任
实施条例 第76条	篡改经批准的药品广告内容的，由药品监督管理部门责令广告主立即停止该药品广告的发布	
实施条例 第77条	发布药品广告的企业在药品生产企业所在地或者进口药品代理机构所在地以外的省、自治区、直辖市发布药品广告，未按照规定向发布地省级药品监督管理部门备案的	①由发布地的药品监督管理部门责令限期改正 ②逾期不改正的，停止该药品品种在发布地的广告发布活动
药品管理法 第92条	药品生产、经营企业，医疗机构给药品使用者造成损害的	依法承担赔偿责任

4. 药品监督管理部门、药品检验机构违法的法律责任 药品监督管理部门是《药品管理法》的行政执法主体，药品检验机构是法定技术机构，药品监督管理行政部门和技术机构违反《药品管理法》及《药品管理法实施条例》的规定，也要承担相应的法律责任，主要形式是行政处罚和行政处分；构成犯罪的，依法追究刑事责任，具体见表4-15。

表4-15 药品监督管理部门、药品检验机构违法的法律责任

法律条款	违法行为人及违法行为	法律责任
药品管理法 第86条	药品检验机构和个人（指直接负责的主管人员和其他直接责任人员）出具虚假检验报告	①责令改正、给予警告 ②罚款：单位3万～5万元；个人：降级、撤职、开除、罚款3万元以下 ③没收违法所得 ④情节严重的撤销检验资格 ⑤构成犯罪，依法追究刑事责任 ⑥造成损失的，依法承担赔偿责任

法律条款	违法行为人及违法行为	法律责任
药品管理法第91条	药品监督管理部门不履行药品广告审查职责造成虚假广告等	①对直接负责的主管人员和其他责任人员给予行政处分②构成犯罪的，依法追究刑事责任
药品管理法第93条	药品监督管理部门违法发给GMP、GSP认证证书、许可证、进口药品注册证、新药证书、药品批准文号等违法审批、违法许可行为	①责令收回违法发给的证书、撤销药品批准证明文件②对责任人给予行政处分③构成犯罪的，依法追究刑事责任
药品管理法第94条	药品监督管理部门、药品检验机构及其工作人员参与药品生产、经营活动	①责令改正②没收违法所得③个人给予行政处分
药品管理法第95条	药品监督管理部门、药品检验机构在药品监督检验中违法收费	①责令退还②个人给予行政处分③情节严重的撤销其检验资格
药品管理法第96条	药品监督管理部门及其有关人员有失职、渎职行为	①个人给予行政处分②构成犯罪的，依法追究刑事责任
药品管理法第97条	药监部门违反《药品管理法》的行政行为	①责令限期改正②逾期不改正的，有权予以改变或撤销
药品管理法第98条	药品监督管理人员滥用职权、徇私舞弊、玩忽职守	①给予行政处分②构成犯罪的，依法追究刑事责任
实施条例第72条	药品监督管理部门及工作人员违反规定，泄露生产者、销售者为获得生产、销售含有新型化学成分药品许可而提交的未披露试验数据或者其他数据，造成申请人损失的	①由药品监督管理部门依法承担赔偿责任②药品监督管理部门赔偿损失后，应当责令故意或者有重大过失的工作人员承担部分或者全部赔偿费用，并对直接责任人员依法给予行政处分

5. 违反《价格法》的法律责任　药品生产、经营企业和医疗机构违反《中华人民共和国价格法》有关规定，应承担行政责任，如警告、罚款、没收违法所得、责令停业整顿直至吊销营业执照。见表4-16。

表4-16　违反《价格法》的法律责任

法律条款	违法行为人及违法行为	法律责任
药品管理法第88条	药品生产、经营企业，医疗机构不执行政府定价、政府指导价	《价格法》第39条：①责令改正②没收违法所得，可以并处违法所得5倍以下的罚款③情节严重的，责令停业整顿
	药品生产、经营企业，医疗机构拒报、虚报、瞒报生产经营成本或不依法向价格部门提供实际购销价格、购销数量资料	《价格法》第44条：①拒绝按照规定提供监督检查所需资料提供虚假资料的，责令改正，予以警告②逾期不改正的，可以处以罚款
	药品生产、经营企业，医疗机构不依法制定合理药价或存在暴利和损害用药者利益的价格欺诈行为	《价格法》第40条：①责令改正，没收违法所得，可以并处违法所得5倍以下的罚款②没有违法所得的，予以警告，可以并处罚款③情节严重的，责令停业整顿，或者由工商行政管理机关吊销营业执照
	药品生产、经营企业、医疗机构不标明药品零售价格	《价格法》第42条：经营者违反明码标价规定的，责令改正，没收违法所得，可以并处5千元以下的罚款

NOTE

6. 从重处罚的违法行为　违反《药品管理法》和《实施条例》的规定，有下列行为之一的，由药品监督管理部门在《药品管理法》和《实施条例》规定的处罚幅度内从重处罚：①以麻醉药品、精神药品、医疗用毒性药品、放射性药品冒充其他药品，或者以其他药品冒充上述药品的；②生产、销售以孕产妇、婴幼儿及儿童为主要使用对象的假药、劣药的；③生产、销售的生物制品、血液制品属于假药、劣药的；④生产、销售、使用假药、劣药，造成人员伤害后果的；⑤生产、销售、使用假药、劣药，经处理后重犯的；⑥拒绝、逃避监督检查，或者伪造、销毁、隐匿有关证据材料的，或者擅自动用查封、扣押物品的。

【课后案例】

药品销售地方保护案

A 地某药品连锁经营企业为了扩大市场，决定开拓 B 地市场。该药品连锁经营企业委派了相关人员到 B 地，开始筹建工作。当该药品连锁经营企业到 B 地药品监督管理部门办理相关手续时，B 地药品监督管理部门明确表明"本地区药品零售企业已经很多了，暂缓办理"；后又提出"本地区未开始对外地申请的受理，不予办理"；经交涉，B 地药品监督管理部门同意为该企业办理相关手续，但要求该企业必须首先花巨款办理准销证，方可在 B 地申请从事药品经营活动。

【思考】

1. 本案的违法主体是谁？其违法行为如何定性？

2. 违法主体应承担何种法律责任？

【思考题】

1. 概述我国药品管理法律体系的框架结构及其主要内容。

2. 简述我国药品管理行政执法行为的分类。

3. 我国药品监督管理部门的权利和义务有哪些？

4. 简述法律责任的概念和种类。

5. 简述生产、销售假劣药的法律责任。

6. 简述药品商业贿赂行为的法律责任。

第五章 药品注册管理

【学习目标】

1. 掌握：药品注册的相关概念、分类，各类药品的申报与审批程序。

2. 熟悉：国内外新药研发的概况和趋势，新药研究的质量管理措施，药品注册管理的其他规定和法律责任。

3. 了解：国内外新药研发的概况和趋势。

【引导案例】

青蒿素——中医药给世界的一份礼物

2015年诺贝尔生理学或医学奖授予我国屠呦呦教授，是对我国新药研发最大的荣誉。屠教授从中医古籍葛洪《肘后备急方》有关"青蒿一握，以水二升渍，绞取汁，尽服之"的截疟记载得到启发，联想到提取过程可能需要避免高温，由此改用低沸点溶剂的提取方法。她是世界上第一个用乙醚提取青蒿素的人，青蒿乙醚中性提取物抗疟药效的突破，是发现青蒿素的关键。屠教授及全国"523"抗击疟疾研究项目团队1969年开始抗疟中药研究，到1986年青蒿素获得了卫生部新药证书，于1992年再获得双氢青蒿素新药证书。该药临床药效高于青蒿素10倍，进一步体现了青蒿素类药物"高效、速效、低毒"的特点。统计数据表明，2013年全球疟疾患者约为1亿9千8百万，疟疾导致的死亡人数约为58万，其中78%是5岁以下的儿童。90%的疟疾死亡病例发生在重灾区非洲。WHO已将青蒿素列为治疗疟疾的首选药。

"中国医药学是一个伟大宝库，应当努力发掘，加以提高。"青蒿素正是从这一宝库中发掘出来的。通过抗疟药青蒿素的研究经历，深感中西医药各有所长，二者有机结合，优势互补，当具有更大的开发潜力和良好的发展前景。

【思考】

分析我国新药研发与发达国家的新药研发之差距。

第一节 药品注册管理概述

一、药品注册的相关概念

（一）药品注册

药品注册是指依照法定程序，对拟上市销售的药品的安全性、有效性、质量可控性等进行系统评价，并做出是否同意进行药物临床研究、生产药品或者进口药品决定的审批过程。

NOTE

2007 年 10 月 1 日起施行的《药品注册管理办法》（局令第 28 号）的第一章总则第三条指出："药品注册，是指国家食品药品监督管理局根据药品注册申请人的申请，依照法定程序，对拟上市销售药品的安全性、有效性、质量可控性等进行审查，并决定是否同意其申请的审批过程。"2014 年 5 月 CFDA《药品注册管理办法》（修改草案）将原《办法》第二条"在中华人民共和国境内申请药物临床试验、药品生产和药品进口，以及进行药品受理、检查、检验、审评、审批以及监督管理，适用本办法"修改后，适用范围界定更明确了，包括受理、检查、检验、审评、审批和监督管理等环节。

（二）药品注册申请

药品注册管理按照管理类别可以分为新药申请、仿制药（已有国家标准的药品）申请、进口药品申请、非处方药品申请、药品补充申请等。如图 5-1。

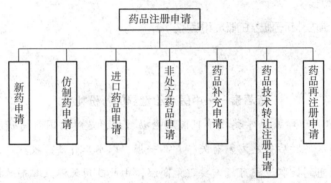

图 5-1　药品注册申请分类

1. 新药申请　是未在中国境内外上市销售的药品的注册申请。已上市药品改变剂型、改变给药途径、增加新适应证的，按照新药申请管理。

2. 仿制药申请　也称为已有国家标准的药品申请，是指生产 CFDA 已经颁布正式标准的药品的注册申请。但仿制生物制品按新药申请。

3. 进口药品申请　是指境外生产的药品在中国境内上市销售的注册申请。

4. 非处方药品申请　是指已上市处方药转换为非处方药的注册申请。

5. 药品补充申请　是指新药申请、仿制药品申请或者进口药品申请经批准后，改变、增加或取消原批准事项或者内容的注册申请。

6. 药品技术转让注册申请　是指药品技术的所有者将药品生产技术转让给受让方药品生产企业，由受让方药品生产企业提出药品注册的申请。

7. 药品再注册申请　是指药品批准证明文件有效期满后，拟继续生产或进口的注册申请。

（三）药品注册申请人

药品注册申请人，是指提出药品注册申请并承担相应法律责任的机构。境内申请人应当是在中国境内合法登记并能独立承担民事责任的机构，境外申请人应当是境外合法制药厂商。

境外申请人办理进口药品注册，应当由其驻中国境内的办事机构或者由其委托的中国境内代理机构办理。境内申请人申请药品注册按照新药申请、仿制药申请的程序和要求办理，境外申请人申请进口药品注册按照进口药品申请的程序和要求办理。

（四）药品注册管理机构

药品注册管理机构是主管全国药品注册管理工作，主要负责对药物临床研究、药品生产和进口的审批，并对药品注册申报资料的完整性、规范性和真实性进行审核的机构。相关机构有：CFDA、省级食品药品监督管理局、CFDA 药品审评中心、中国食品药品检定研究院及其他药品检验机构、CFDA 食品药品审核查验中心。

二、国内外新药研发的概况和趋势

（一）国外新药研发情况

新药研究是复杂的系统工程，是多学科相互结合、渗透的产物，具有高投入、周期长、投资大、风险大等特点，国外研发一个创新药一般需要 10 年左右，约投入 10 亿美金。因此，多年来有价值的创新药研发成果一直被美国、法国、瑞士、英国、日本等少数发达国家垄断。成功开发的新药利润也非常巨大，2007 年美国辉瑞的阿托伐他丁（商品名 Lipitor 译称立普妥，降血脂药）销售额每年超过 100 亿美元，立普妥之后目前最畅销的药物是艾伯维的修美乐（自身免疫类药，治疗类风湿性关节炎、强直性脊柱炎、银屑病等），2013 年全球销售额已经达到 106.59 亿美元，美国艾伯维（AbbVie）是全球著名的生物制药公司。2013 年全球处方药市场销售额领先的企业入围畅销药 50 强榜单的品种数情况：赛诺菲、辉瑞、默克分别入围 5 个品种，其次是罗氏、礼来各有 4 个，诺华、强生、阿斯利康、诺和诺德各有 3 个。国外将年销售额超过 10 亿美元的专利药称为"重磅炸弹"药品，2005 年全球"重磅炸弹"药品达到 94 个，占年全球总处方药销售 30% 份额。发达国家制药巨头对"重磅炸弹"药品的依赖越来越重，而我国制药企业至今尚无"重磅炸弹"药品。在 2013 年全球畅销药物前 50 强排名中，肿瘤治疗领域药物总销售额达到了 373.93 亿美元，成为最畅销的药物类别。其次是关节炎用药、糖尿病用药、呼吸系统药物、血液系统药物。抗肿瘤药物一直是全球药物销售的领先类别，主要得益于生物技术药物单抗类销售增长的强劲推动，在畅销药前 10 强中，罗氏制药的三个单抗药物分别是美罗华（Rituxan，利妥昔单抗）、安维汀（Avastin，贝伐珠单抗）、赫赛汀（Herceptin，曲妥珠单抗），销售额合计就已达到 208.16 亿美元，占 50 强中抗肿瘤药物的比重为 55.81%。

（二）中国新药研发情况

国家发改委《医药行业"十一五"发展指导意见》中的数据显示，2005 年我国医药行业研发投入占销售收入的比重平均仅为 1.02%，与发达国家 8%～10% 的水平相去甚远，新药研发是我国医药工业的软肋。2013 年全国科技经费投入统计公报显示，当年国家财政科学技术支出为 6184.9 亿元，比上年增加 584.8 亿元，增长 10.4%。当年，医药制造业研究与试验发展（R&D）经费为 347.7 亿元。应该看到，整个国家这方面投入已经不小，但把国家投入及全国所有制药企业研发投入加起来，也许还比不上发达国家一家企业。比如美国辉瑞、法国赛诺菲等制药公司每年每个企业 R&D 投入都超过 70 亿美金，约合人民币 450 亿元。我国体制不同，国外新药研发的主体是企业，我国主要靠大学、科研院所。国家虽然有几百亿的科研经费，但是具体到每个品种上，犹如"撒胡椒面"。此外，国家对药品知识产权保护力度严重不足，我国制药企业大多数是中小企业，缺乏资金及创新能力。以上这些都是现阶段制约我国新药研发的主要障碍。

国家工信部 2014 年 4 月发布的 2013 年医药工业经济运行分析指出：我国医药创新成果突出。国家加大对医药创新支持力度，以企业为主体的创新体系不断加强，创新成果数量增加，

NOTE

质量提高。2013年CFDA共批准药品注册申请416件，其中境内注册的化学药新药91件，中药新药15件，生物制品12件，新药所占比重增加（见表5-1）。

表5-1　2013年批准药品注册申请情况（单位：个）

注册分类	新药	改剂型	仿制药	进口药	合计
化学药品	91	22	187	74	374
中药	15	9	3	0	27
生物制品			12	3	15
合计					416

新药研发品质逐步提升。化学药品方面，创新药研发数量增加，2013年CFDA新受理的化学药品1.1类（指未在国内外上市销售的通过合成或半合成的方法制得的原料药及其试剂）注册申请为106件，较上年增长36%。2013年国内企业成功开发上市了具有自主知识产权的帕拉米韦、海姆泊芬、吗啉硝唑等创新药物，成功仿制甲磺酸伊马替尼、达沙替尼等通用名药大品种，为重大疾病治疗和降低医疗成本提供了支持。中药方面，开发上市了质量可控程度较高的有效部位中药龙血通络胶囊等品种，以及在适应证上具有传统治疗优势的榆栀止血颗粒等品种。生物药方面，疫情防控急需的手足口病灭活疫苗和Sabine株脊髓灰质炎灭活疫苗完成了临床研究；作为生物药领域最活跃的抗体药物，眼科用药康柏西普获批上市，使国内企业可生产的抗体药物达到10个，另有20个左右的品种正在进行临床研究或进入申请生产阶段。

根据2015年7月CFDA发布的《2014年度食品药品监管统计年报》，2014年共批准新药临床344件，新药证书1件，新药证书及批准文号77件，批准文号72件。共批准按新药申请程序申报临床申请7件，新药证书及生产申请14件，生产申请16件。其中：按照《药品注册管理办法》规定，中药、天然药物注册分类中的1至5类批准生产1个品种，批准临床4个品种；化学药品注册分类中的1.1至1.5类批准生产10个品种，批准临床47个品种；生物制品注册分类中的1类批准临床10个品种。

2014年共批准仿制药临床申请81件，生产申请279件。

2014年共批准进口药品申请临床216件，上市82件。

2014年共批准药品补充申请2303件，备案800件。全国各省（区、市）局共批准药品补充申请5516件，备案21009件。

2014年总局共批准直接接触药品的包装材料和容器生产申请614件，再注册申请594件，进口补充申请6件；省局批准国产补充申请162件。

2013年2月CFDA发布《国家食品药品监督管理局关于深化药品审评审批改革进一步鼓励药物创新的意见》（国食药监注〔2013〕37号），为推进药品审评审批改革，加强药品注册管理，提高审评审批效率，鼓励创新药物和具有临床价值仿制药，满足国内临床用药需要，确保公众用药更加安全有效。具体措施如下：

①进一步加快创新药物审评：鼓励以临床价值为导向的药物创新；调整创新药物临床试验申请的审评策略；优化创新药物审评流程。

②实行部分仿制药优先审评：确立仿制药优先审评领域；加快优先审评仿制药的审评；进

一步明确仿制药的技术审评重点；探索建立上市价值评估制度。

③加强药物临床试验质量管理。

④鼓励研制儿童用药。

⑤制定配套措施，注重协调配合。

三、国内外药品注册管理的发展

由于1961年的"反应停"事件，1962年美国FDA强化药品上市前安全性审查，各国对药品注册安全性管理日趋加强，考虑到新药研究巨大的费用投入，近年国际药品注册管理也出现一些新的变化。

（一）国外药品注册管理的发展

1. 美国药品注册管理　美国的新药申请一般分为三大类型，即创新药物及其制剂的申请、专利过期的处方药的申请和非处方药的申请，美国的药品审批及管理机构是国家食品药品管理局（FDA），基于美国《联邦食品、药品和化妆品法案（FDCA）》进行药品注册管理，其药品注册管理分为新药临床研究（Investigation New Drug，IND）阶段和新药上市申请（New Drug Application，NDA）阶段。

新药临床研究（IND），新药当决定进入临床试验时，则要向FDA提交新药研究的申请，同时报送所有确认药物安全性和其他研究资料。FDA在收到IND以后，在一个月内必须给予答复。因美国IND仅是一个建议，申请者在得到FDA答复后，即可开始临床试验研究。

新药上市申请（New Drug Application，NDA），新药在三期临床试验结束，申请人就可以向FDA进行新药申请，FDA将根据IND数据进行审批，以决定该药品是否可以上市，审批内容包括药物化学数据、药物生产数据、临床前研究数据和临床研究数据。新药申请的审评程序包括申请书的受理、新药技术审评、现场考察、通知审评结果、双方的交流（中期会议、审评终结会议和其他会议）等。

考虑到受众广泛和程序，新药临床研究（IND）申请与新药上市申请（NDA）相比较，新药上市申请是一个漫长的过程。

2. 欧盟药品注册管理　欧盟负责药品技术审查和批准上市的机构是欧洲药品审评局（European Medicines Evaluation Agency，EMEA），主要任务是为药品研发部门提供技术建议，对申请集中审评的药品进行科学的评估，对未达成相互认可程序的产品进行仲裁，协助药物监察，协助各国进行药品的GLP、GCP、GMP审查。欧盟的药品注册分为集中审批程序和分散审批程序两个类型，类似于"集中申请"和"互认申请"。

集中审批程序（Centralized procedure，CP），是欧盟各国均认可的新药上市程序。申请确认后，即启动集中审评程序。在审评中，不仅对集中审评的上市许可申请提供评估及建议，还对欧盟各成员国的药品监督和检查行动进行协调。

非集中审批程序分为成员国审批程序（Independent National Procedure，INP）、分权审批（Decentralized procedure，DP）和相互认可程序（Mutual Recognized Procedure，MRP）。成员国审批程序（INP），也称成员国独立审批程序，指欧盟成员国根据自身的药品注册管理法规和技术要求，批准新药上市的程序，经该程序批准上市的药品，仅限该成员国上市许可；分权审批（DP），欧盟药品局规定不进行集中审批的品种，可经由两个以上成员国批准上市许可；

NOTE

相互认可程序（MRP），即药品上市申请首先在某成员国获得批准许可，其后其他成员国予以承认的审批程序。

3. 东盟药品注册协调化行动 考虑到新药上市审批所消耗的巨大资源，东盟十国宣布东盟通用技术文件（ASEAN Common Technological Dossier，ACTD）作为制药公司提出药品批准申请的唯一格式。其目标是：创建透明的监管程序；标准化监管要求；消除为满足各种监管规定进行的重复研究，以便药品企业可将更多时间及资源用于新药研发。

2012年开始，制药产品在东盟成员国将强制实施ACTD。预计，标准的统一将有助于成员国降低成本，改善本地区的药品质量及供应。对进口药品制定管理规定，以确保药品质量，产品在某个国家被拒绝或警告将在所有成员国适用。

（二）中国药品注册管理的发展及现况

我国药品注册管理经历了药品新产品开发管理、新药委员会审评和药品审评中心负责集中审评三个发展阶段。

1. 药品新产品开发管理阶段 1965年，卫生部、化工部发布《药品新产品管理办法（试行）》，标志着我国第一部药品注册管理法规实施。1978年国务院发布《药政管理条例（试行）》，1979年卫生部发布《新药管理办法（试行）》，对新药定义、分类、研究、临床、鉴定、审批进行明确规范。

这一时期的药品注册实现分级管理制度，卫生部药政局负责特殊管理药品等药品的注册审批，地方卫生厅药政处负责其他药品的注册审批。

2. 新药委员会审评阶段 1998年，国家药品监督管理局成立，2001年修订的《药品管理法》和随后的《药品审批办法》等一系列新药注册管理法规的出台，国家食品药品监督管理局取消了地方新药审批的权力，实行集中的统一注册审批。

这一时期，原国家食品药品监督管理局以《国家药品审评专家管理办法》为中心，发布了《药物非临床研究质量管理规范》《药物临床试验质量管理规范》《进口药品管理办法》等一系列法规，制定了20多个类别的药物研究技术指南，建立了一批临床试验基地和药品审评委员会。

3. 药品审评中心集中审批 2007年，国家食品药品监督管理局修订《药品注册管理办法》，将境内申请药物临床试验、药品生产和药品进口的注册集中管理，明确实行药品注册主审集体负责制、相关人员公示制和回避制、责任追究制，将药品注册受理、检验、审评、审批、送达等环节公开、透明，并置于社会监督之下。药品审评中心全面负责药品注册申请的技术审评工作，并在其网站或申请受理场所公布：①药品注册申请事项、程序、收费标准和依据、时限，需要提交的全部材料目录和申请书示范文本；②药品注册受理、检查、检验、审评、审批各环节人员名单和相关信息；③已批准的药品目录等综合信息。

这一时期，国家食品药品监督管理局相继制定、修订和颁布7部药品注册管理行政法规，60余个规范文件，80余项药物研究技术指南，形成以CFDA和CFDA药品审评中心为核心的药品注册管理制度。

2014年2月份，CFDA发布《国家食品药品监督管理总局关于〈药品注册管理办法（修改草案）〉公开征求意见的通知》，2014年5月内部形成了最新的《药品注册管理办法》（修改草案）。一些重要修订如下（这些修订意见仅供参考，以新颁布的《药品注册管理办法》为准）：

①药品审评的指导原则以及其他规范要求应当向社会公开。

②国家食品药品监督管理总局应当执行国家制定的药品行业发展规划和产业政策，定期向社会发布申报和审批信息，引导企业申报。

③申请人根据专利状况自行决定生产上市日期，不得侵犯他人专利权。发生专利权纠纷的，按照有关专利的法律法规解决。对他人已获得中国专利权的药品，申请人可以提出注册申请。食品药品监督管理部门按照本办法予以审查，符合规定的核发药品批准文号、《进口药品注册证》或者《医药产品注册证》。取消了原来专利到期前两年才受理申请的限制。制药企业之间的专利争议应该由法院来裁决，新的规定效仿美国 FDA，即使有专利争议，也允许企业的产品获得批准，但是可以自行决定生产上市日期，以规避专利侵权。

④药物临床前研究一律在 GLP 认证机构进行试验。

⑤改变剂型但不改变给药途径，以及增加新适应证的注册申请获得批准后不发给新药证书；靶向制剂、缓释以及控释制剂等特殊剂型除外。

⑥新药进入监测期之日起，不再受理其他申请人的同品种、改剂型、进口药品的注册申请。CFDA 对进入监测期的药品于批准之日起 15 日内进行公示。

2015 年 8 月 18 日国务院发布《国务院关于改革药品医疗器械审评审批制度的意见》（国发〔2015〕44 号）明确指出：近年来，我国医药产业快速发展，药品医疗器械质量和标准不断提高，较好地满足了公众用药需要。与此同时，药品医疗器械审评审批中存在的问题也日益突出，注册申请资料质量不高，审评过程中需要多次补充完善，严重影响审评审批效率；仿制药重复建设、重复申请，市场恶性竞争，部分仿制药质量与国际先进水平存在较大差距；临床急需新药的上市审批时间过长，药品研发机构和科研人员不能申请药品注册，影响药品创新的积极性。提出以下重要改革：

①提高药品审批标准。将药品分为新药和仿制药。将新药由现行的"未曾在中国境内上市销售的药品"调整为"未在中国境内外上市销售的药品"。根据物质基础的原创性和新颖性，将新药分为创新药和改良型新药。

②将仿制药由现行的"仿已有国家标准的药品"调整为"仿与原研药品质量和疗效一致的药品"。根据上述原则，调整药品注册分类。仿制药审评审批要以原研药品作为参比制剂，确保新批准的仿制药质量和疗效与原研药品一致。

③提高仿制药质量。加快仿制药质量一致性评价，力争 2018 年底前完成国家基本药物口服制剂与参比制剂质量一致性评价。质量一致性评价工作首先在 2007 年修订的《药品注册管理办法》施行前批准上市的仿制药中进行。

对已经批准上市的仿制药，按与原研药品质量和疗效一致的原则，分期分批进行质量一致性评价。药品生产企业应将其产品按照规定的方法与参比制剂进行质量一致性评价，并向 CFDA 报送评价结果。参比制剂由 CFDA 征询专家意见后确定，可以选择原研药品，也可以选择国际公认的同种药品。无参比制剂的，由药品生产企业进行临床有效性试验。在规定期限内未通过质量一致性评价的仿制药，不予再注册；通过质量一致性评价的，允许其在说明书和标签上予以标注，并在临床应用、招标采购、医保报销等方面给予支持。

④开展药品上市许可持有人制度试点。允许药品研发机构和科研人员申请注册新药，在转让给企业生产时，只进行生产企业现场工艺核查和产品检验，不再重复进行药品技术审评。试

点工作在依照法定程序取得授权后开展。允许境外未上市新药经批准后在境内开展临床试验，鼓励国内临床试验机构参与国际多中心临床试验。

⑤落实申请人主体责任。按照国际通用规则制定注册申请规范，申请人要严格按照规定条件和相关技术要求申请。将现由省级食品药品监督管理局受理、CFDA审评审批的药品注册申请，调整为CFDA网上集中受理。对于不符合规定条件与相关技术要求的注册申请，由CFDA一次性告知申请人需要补充的内容。进入技术审评程序后，除新药及首仿药品注册申请外，原则上不再要求申请人补充资料，只做出批准或不予批准的决定。

⑥及时发布药品供求和注册申请信息。根据国家产业结构调整方向，结合市场供求情况，及时调整国家药品产业政策，严格控制市场供大于求、低水平重复、生产工艺落后的仿制药的生产和审批，鼓励市场短缺药品的研发和生产，提高药品的可及性。CFDA会同发展改革委、科技部、工业和信息化部、卫生计生委制定并定期公布限制类和鼓励类药品审批目录。CFDA及时向社会公开药品注册申请信息，引导申请人有序研发和控制低水平申请。

⑦简化药品审批程序，完善药品再注册制度。实行药品与药用包装材料、药用辅料关联审批，将药用包装材料、药用辅料单独审批改为在审批药品注册申请时一并审评审批。简化来源于古代经典名方的复方制剂的审批。简化药品生产企业之间的药品技术转让程序。将仿制药生物等效性试验由审批改为备案。

⑧加快创新药审评审批。对创新药实行特殊审评审批制度。加快审评审批防治艾滋病、恶性肿瘤、重大传染病、罕见病等疾病的创新药，列入国家科技重大专项和国家重点研发计划的药品，转移到境内生产的创新药和儿童用药，以及使用先进制剂技术、创新治疗手段、具有明显治疗优势的创新药。加快临床急需新药的审评审批，申请注册新药的企业需承诺其产品在我国上市销售的价格不高于原产国或我国周边可比市场价格。

第二节 药品注册的申报与审批

一、药品注册分类

我国按照现行《药品注册管理办法》附录，分为中药天然药物注册、化学药物注册和生物制品注册，其中，根据注册申请的不同技术要求，又进一步将中药天然药物注册分为9个小类、化学药品注册分为6个小类、生物制品注册分为15个小类。

（一）中药天然药物注册申请分类

中药是指在我国传统医药理论指导下使用的药用物质及其制剂，而天然药物是指在现代医药理论指导下使用的天然药用物质及其制剂。根据技术要求、处方组成、给药途径等分为9个类别，详见《药品注册管理办法》附件1。

（二）化学药品注册申请分类

化学药品注册申请应提供药品通用名、化学名、英文名、汉语拼音，并注明其化学结构式、分子量、分子式等，新制定的名称，应当说明命名依据。化学药品注册分类详见《药品注册管理办法》附件2。

（三）生物制品注册申请分类

生物制品注册申请分类包括治疗用生物制品和预防用生物制品两个部分，均为 15 个类别，具体分类详见《药品注册管理办法》附件 3。

二、药品注册申报与审批

2015 年 8 月 18 日国务院发布《国务院关于改革药品医疗器械审评审批制度的意见》（国发〔2015〕44 号）明确提出：为提高药品审批标准，将药品分为新药和仿制药。将新药由现行的"未曾在中国境内上市销售的药品"调整为"未在中国境内外上市销售的药品"。根据物质基础的原创性和新颖性，将新药分为创新药和改良型新药。

将现由省级食品药品监管部门受理、CFDA 审评审批的药品注册申请，调整为 CFDA 网上集中受理。对于不符合规定条件与相关技术要求的注册申请，由 CFDA 一次性告知申请人需要补充的内容。进入技术审评程序后，除新药及首仿药品注册申请外，原则上不再要求申请人补充资料，只做出批准或不予批准的决定。

（一）新药的申报与审批

新药申报与审批按照现行药品注册管理规定的要求，分为新药临床研究申报审批与新药生产申请审批两个阶段。

药品注册申报资料应当一次性提交，药品注册申请受理后不得自行补充新的技术资料，申请人认为必须补充新的技术资料的，应当撤回其药品注册申请。多个单位联合研制的新药，应当由其中的一个单位申请注册，其他单位不得重复申请；需要联合申请的，应当共同署名作为该新药的申请人。新药申请获得批准后，每个品种包括同一品种的不同规格，只能由一个单位生产。

1. 新药临床研究申报与审批程序　申请人完成新药临床前研究后，按以下程序申报及审批：①受理；②现场考核；③注册检验；④技术审评。详见图 5-2。

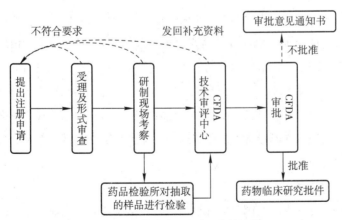

图 5-2　新药临床研究注册申请流程

2. 新药生产申报与审批程序　申请人完成药物临床试验后，按以下程序申报及审批：①受理；②形式审查；③临床研究现场核查；④技术审评；⑤生产现场核查；⑥审批检验；⑦新药生产申报审批。详见图 5-3。

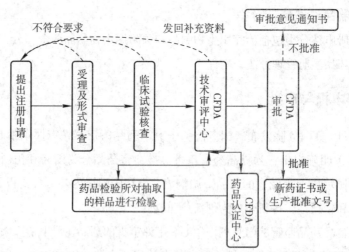

图 5-3 新药生产注册申请流程

3. 新药监测期管理 CFDA 对批准生产的新药品种设立监测期。监测期自新药批准生产之日起计算，最长不得超过 5 年。监测期内的新药，CFDA 不批准其他企业生产、改变剂型和进口。

药品生产企业应考察处于监测期内的新药的生产工艺、质量、稳定性、疗效及不良反应等情况，并每年向所在地省级药品监督管理部门报告。药品生产企业对设立监测期的新药从获准生产之日起 2 年内未组织生产的，CFDA 可以批准其他药品生产企业提出的生产该新药的申请，并重新对该新药进行监测。

4. 新药注册特殊审批 2015 年 8 月 18 日国务院发布《国务院关于改革药品医疗器械审评审批制度的意见》明确指出，加快创新药审评审批。对创新药实行特殊审评审批制度。加快审评审批防治艾滋病、恶性肿瘤、重大传染病、罕见病等疾病的创新药，列入国家科技重大专项和国家重点研发计划的药品，转移到境内生产的创新药和儿童用药，以及使用先进制剂技术、创新治疗手段、具有明显治疗优势的创新药。加快临床急需新药的审评审批，申请注册新药的企业需承诺其产品在我国上市销售的价格不高于原产国或我国周边可比市场价格。

2009 年 1 月 SFDA 颁布《新药注册特殊审批管理规定》，对符合下列情形的新药注册实行特殊审批：①未在国内上市销售的从植物、动物、矿物等物质中提取的有效成分及其制剂，新发现的药材及其制剂；②未在国内外获准上市的化学原料药及其制剂、生物制品；③治疗艾滋病、恶性肿瘤、罕见病等疾病且具有明显临床治疗优势的新药；④治疗尚无有效治疗手段的疾病的新药；⑤主治病证未在国家批准的中成药【功能主治】中收载的新药，可以视为尚无有效治疗手段的疾病的新药。

（二）仿制药的申报与审批

仿制药注册申请也称为已有国家标准注册申请，仿制药申请人应当是药品生产企业，其申请的药品应当与《药品生产许可证》载明的生产范围一致。2015 年 8 月 18 日国务院发布《国务院关于改革药品医疗器械审评审批制度的意见》明确指出：将仿制药由现行的"仿已有国家标准的药品"调整为"仿与原研药品质量和疗效一致的药品"。根据上述原则，调整药品注册分类。仿制药审评审批要以原研药品作为参比制剂，确保新批准的仿制药质量和疗效与原研药品一致。

提高仿制药质量。加快仿制药质量一致性评价，力争2018年年底前完成国家基本药物口服制剂与参比制剂质量一致性评价。质量一致性评价工作首先在2007年修订的《药品注册管理办法》施行前批准上市的仿制药中进行。对已经批准上市的仿制药，按与原研药品质量和疗效一致的原则，分期分批进行质量一致性评价。药品生产企业应将其产品按照规定的方法与参比制剂进行质量一致性评价，并向CFDA报送评价结果。参比制剂由CFDA征询专家意见后确定，可以选择原研药品，也可以选择国际公认的同种药品。无参比制剂的，由药品生产企业进行临床有效性试验。在规定期限内未通过质量一致性评价的仿制药，不予再注册；通过质量一致性评价的，允许其在说明书和标签上予以标注，并在临床应用、招标采购、医保报销等方面给予支持。

1. 仿制药注册申请的一般要求　仿制药应当与原研药具有同样的活性成分、给药途径、剂型、规格和相同的治疗作用。已有多家企业生产的品种，应当参照有关技术指导原则选择原研药进行对照研究。对于已经确认存在安全性问题的上市药品，CFDA暂停受理和审批其仿制药申请。

2. 仿制药注册申报与审批程序　仿制药注册申请人申请仿制药注册的审批程序与新药注册申请的审批程序类似，申请人提出注册申请，应当向所在地省级药品监督管理部门报送《药品注册申请表》及相关注册研究资料和生产现场检查申请。与新药注册申报不同的是，仿制药注册申请增加了省级药品监督管理部门审批环节，对不符合规定的注册申请，终止其注册程序，发给注册申请人《审批意见通知件》。仿制药注册申报与审批程序：①受理；②研制资料和生产现场核查；③资料审查和注册检验；④审批。详见图5-4。

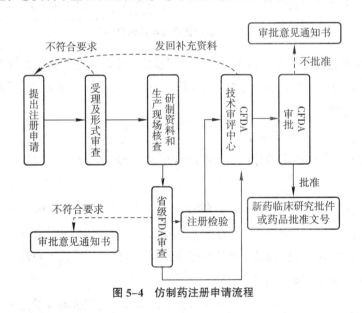

图5-4　仿制药注册申请流程

（三）进口药品的申报与审批

进口药品注册申请包括进口药品申报与审批和进口分装药品注册申报与审批两种情况。

1. 进口药品注册申请申报与审批　申请进口的药品，应当获得境外制药厂商所在生产国家或者地区的上市许可；未在生产国家或者地区获得上市许可，但经CFDA确认该药品安全、有效而且临床需要的，可以批准进口。

申请进口药品制剂，必须提供直接接触药品的包装材料和容器合法来源的证明文件、用于生产该制剂的原料药和辅料合法来源的证明文件。原料药和辅料尚未取得 CFDA 批准的，应当报送有关生产工艺、质量指标和检验方法等规范的研究资料。

申请进口的药品，其生产应当符合所在国家或者地区药品生产质量管理规范及中国 GMP 的要求。

中国香港、澳门和台湾地区的制药厂商申请注册的药品，参照进口药品注册申请的程序办理，符合要求的，发给《医药产品注册证》；不符合要求的，发给《审批意见通知件》，并说明理由。

进口药品注册申请的申报与审批程序与新药注册申请申报与审批程序基本相同，只是其注册申请直接向 CFDA 提交。申报与审批的程序如下：①受理；②形式审查；③注册检验；④技术审查；⑤审批。申报流程见图 5-5。

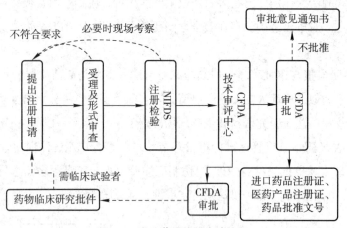

图 5-5　进口药品注册申请流程

2. 进口药品分包装注册申请与审批　进口药品分包装，是指药品已在境外完成最终制剂生产过程，在境内由大包装规格改为小包装规格，或者对已完成内包装的药品进行外包装、放置说明书、粘贴标签等。

（四）非处方药的申报与审批

申请人在提交新药注册申请时，如果符合非处方药管理相关规定，可以同时进行非处方药注册申请。

1. 仿制药非处方注册申请　申请仿制的药品属于按非处方药管理的，申请人应当在《药品注册申请表》的"附加申请事项"中标注非处方药项。申请仿制的药品属于同时按处方药和非处方药管理的，申请人可以选择按照处方药或者非处方药的要求提出申请。

2. 非处方药注册申报审批程序

（1）非处方药注册申请申报　有下列情形的，申请人可同时提起非处方药注册申请：①已有国家药品标准的非处方药的生产或者进口；②经 CFDA 确定的非处方药改变剂型，但不改变适应证、给药剂量以及给药途径的药品；③使用 CFDA 确定的非处方药活性成分组成新的复方制剂药品注册时，可同时提起非处方药注册申请。

（2）审批程序　申请人可以在《药品注册申请表》的"附加申请事项"中标注非处方药项，CFDA 在批准注册申请时，符合非处方药有关规定的，将该药品确定为非处方药；不符合非处方药有关规定的，按照处方药管理。

申请人未在《药品注册申请表》的"附加申请事项"中标注非处方药项的，按照处方药受理。

3. 申请管理　申请作为非处方药的进口注册申请，其技术要求与国内的非处方药注册申请一致。进口非处方药品申请再注册时，将按照进口药品再注册和非处方药品管理的有关规定予以审批。按照非处方药品批准进口药品再注册的，申请人不必重新到省级药品监督管理局进行非处方药品审核登记。

（五）药品补充申请的申报与审批

变更研制新药、生产药品和进口药品已获批准证明文件及其附件中载明事项的，按照补充申请管理。申请人应当参照相关技术指导原则，评估其变更对药品安全性、有效性和质量可控性的影响，并进行相应的技术研究工作。

1. 药品补充申请的申报与受理　申请人填写《药品补充申请表》，向所在地省级药品监督管理部门报送有关资料和说明。省级药品监督管理部门对申报资料进行形式审查，符合要求的，出具药品注册申请受理通知书；不符合要求的，出具药品注册申请不予受理通知书，并说明理由。

进口药品的补充申请，申请人向 CFDA 报送有关资料和说明，提交生产国家或者地区药品管理机构批准变更的文件。CFDA 对申报资料进行形式审查，符合要求的，出具药品注册申请受理通知书；不符合要求的，出具药品注册申请不予受理通知书，并说明理由。

2. 药品补充申请的审批与备案

（1）修改药品注册标准、变更药品处方中已有药用要求的辅料、改变影响药品质量的生产工艺等的补充申请，由省级药品监督管理部门提出审核意见后，报送 CFDA 审批，同时通知申请人。修改药品注册标准的补充申请，由药品检验所进行标准复核。CFDA 对药品补充申请进行审查，必要时可以要求申请人补充资料，并说明理由。符合规定的，发给《药品补充申请批件》；不符合规定的，发给《审批意见通知件》，并说明理由。

（2）改变国内药品生产企业名称、改变国内生产药品的有效期、国内药品生产企业内部改变药品生产场地等的补充申请，由省级药品监督管理部门受理并审批，符合规定的，发给《药品补充申请批件》，并报送 CFDA 备案；不符合规定的，发给《审批意见通知件》，并说明理由。

（3）进口药品的补充申请由 CFDA 审批。其中改变进口药品制剂所用原料药的产地、变更进口药品外观但不改变药品标准、根据国家药品标准或 CFDA 的要求修改进口药说明书、补充完善进口药说明书的安全性内容、按规定变更进口药品包装标签、改变注册代理机构的补充申请，由 CFDA 备案。

3. 药品补充申请注册管理的其他规定　对药品生产技术转让、变更处方和生产工艺可能影响产品质量等的补充申请，省级药品监督管理部门应当根据其《药品注册批件》附件或者核定的生产工艺，组织进行生产现场检查，药品检验所应当对抽取的 3 批样品进行检验。

补充申请获得批准后，换发药品批准证明文件的，原药品批准证明文件由 CFDA 予以注销；增发药品批准证明文件的，原批准证明文件继续有效。

按规定变更药品包装标签、根据 CFDA 的要求修改说明书等的补充申请，申请人直接向省级药品监督管理部门备案。

（六）药品技术转让的申报与审批

药品技术转让，是指药品技术的所有者按照《药品技术转让注册管理规定》的要求，将药品生产技术转让给受让方药品生产企业，由受让方药品生产企业申请药品注册的过程。药品技术转让分为新药技术转让和药品生产技术转让。

1. 药品技术转让注册申报的条件

（1）新药技术转让范围　具备以下条件可申请转让：①持有《新药证书》的；②持有《新药证书》并取得药品批准文号的，可以在新药监测期届满之前提出新药技术转让注册申请。

对于仅持有《新药证书》、尚未进入新药监测期的制剂或持有《新药证书》的原料药，自《新药证书》核发之日起，应当在按照《药品注册管理办法》附件6相应制剂的注册分类所设立的监测期届满前提出新药技术转让的申请。

（2）药品生产技术转让范围　有下列情形之一可申请转让：①持有《新药证书》或持有《新药证书》并取得药品批准文号，其新药监测期已届满的；②未取得《新药证书》的品种，转让方与受让方应当均为符合法定条件的药品生产企业，其中一方持有另一方50%以上股权或股份，或者双方均为同一药品生产企业控股50%以上的子公司的；③已获得《进口药品注册证》的品种，其生产技术可以由原进口药品注册申请人转让给境内药品生产企业。

持有《新药证书》或持有《新药证书》并取得药品批准文号的制剂，不设监测期的；仅持有《新药证书》、尚未进入新药监测期的制剂或持有《新药证书》不设监测期的原料药，自《新药证书》核发之日起，按照《药品注册管理办法》附件6相应制剂的注册分类所设立的监测期期满前提出。

（3）转让方要求　对于仅持有《新药证书》，但未取得药品批准文号的新药技术转让，转让方应当为《新药证书》所有署名单位。对于持有《新药证书》并取得药品批准文号的新药技术转让，转让方除《新药证书》所有署名单位外，还应当包括持有药品批准文号的药品生产企业。转让方应当将转让品种的生产工艺和质量标准等相关技术资料全部转让给受让方，并指导受让方试制出质量合格的连续3个生产批号的样品。

转让方应当将所涉及的药品的处方、生产工艺、质量标准等全部资料和技术转让给受让方，指导受让方完成样品试制、规模放大和生产工艺参数验证实施以及批生产等各项工作，并试制出质量合格的连续3个生产批号的样品。受让方生产的药品应当与转让方生产的药品质量一致。

（4）受让方要求　新药技术转让注册申请获得批准之日起，受让方应当继续完成转让方原药品批准证明文件中载明的有关要求，例如药品不良反应监测和Ⅳ期临床试验等后续工作。

受让方的药品处方、生产工艺、质量标准等应当与转让方一致，不应发生原料药来源、辅料种类、用量和比例以及生产工艺和工艺参数等影响药品质量的变化。受让方的生产规模应当与转让方的生产规模相匹配，受让方生产规模的变化超出转让方原规模十倍或小于原规模十分之一的，应当重新对生产工艺相关参数进行验证，验证资料连同申报资料一并提交。

2. 药品技术转让注册申请的申报与审批程序　药品技术转让的受让方应当为药品生产企业，其受让的品种剂型应当与《药品生产许可证》中载明的生产范围一致。药品技术转让时，转让方应当将转让品种所有规格一次性转让给同一个受让方。

药品技术转让注册申请申报与审批流程见图5-6。

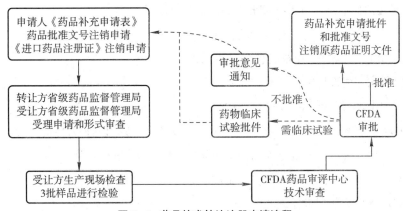

图 5-6　药品技术转让注册申请流程

3. 药品技术转让的其他规定

（1）不得转让以及限制转让　麻醉药品、第一类精神药品、第二类精神药品原料药和药品类易制毒化学品不得进行技术转让。第二类精神药品制剂申请技术转让的，受让方应当取得相应品种的定点生产资格。

放射性药品申请技术转让的，受让方应当取得相应品种的《放射性药品生产许可证》。

（2）不予受理或不予批准

①转让方或受让方相关合法登记失效，不能独立承担民事责任的。

②转让方和受让方不能提供有效批准证明文件的；在国家中药品种保护期内的。

③申报资料中，转让方名称等相关信息与《新药证书》或者药品批准文号持有者不一致，且不能提供相关批准证明文件的。

④转让方未按照药品批准证明文件等载明的有关要求，在规定时间内完成相关工作的。

⑤经 CFDA 确认存在安全性问题的药品。

⑥ CFDA 认为不予受理或者不予批准的其他情形。

三、药品再注册

CFDA 核发的药品批准文号、《进口药品注册证》或者《医药产品注册证》的有效期为 5 年。有效期届满，需要继续生产或者进口的，申请人应当在有效期届满前 6 个月申请再注册。申请人应对药品的安全性、有效性和质量控制情况，如监测期内的相关研究结果、不良反应的监测、生产控制和产品质量的均一性等进行系统评价。

药品再注册申请和审批程序

1. 申请人　由药品批准文号的持有者向省、自治区、直辖市药品监督管理部门提出，按照规定填写《药品再注册申请表》，并提供有关申报资料。

进口药品的再注册申请由申请人向 CFDA 提出。

2. 受理与审批　省级药品监督管理部门对申报资料进行审查，符合要求的，出具药品再注册申请受理通知书；不符合要求的，出具药品再注册申请不予受理通知书，并说明理由。不符合规定的，报 CFDA。

进口药品的再注册申请由 CFDA 受理，并在 6 个月内完成审查，符合规定的，予以再注册；不符合规定的，发出不予再注册的通知，并说明理由。

NOTE

3. 不予再注册的规定 有下列情形之一的不予再注册：

①有效期届满前未提出再注册申请的。

②未达到 CFDA 批准上市时提出的有关要求的。

③未按照要求完成Ⅳ期临床试验的。

④未按照规定进行药品不良反应监测的。

⑤经 CFDA 再评价属于疗效不确、不良反应大或者其他原因危害人体健康的。

⑥按照《药品管理法》的规定应当撤销药品批准证明文件的。

⑦不具备《药品管理法》规定的生产条件的。

⑧未按规定履行监测期责任的。

⑨其他不符合有关规定的情形。

CFDA 收到省、自治区、直辖市药品监督管理部门意见后，经审查不符合药品再注册规定的，发出不予再注册的通知，并说明理由。

对不予再注册的品种，除因法定事由被撤销药品批准证明文件的外，在有效期届满时，注销其药品批准文号、《进口药品注册证》或者《医药产品注册证》。

四、药品证明文件格式

药品批准文号的格式为：国药准字 H（Z、S、J）+4 位年号 +4 位顺序号，其中 H 代表化学药品，Z 代表中药，S 代表生物制品，J 代表进口药品分包装。

《进口药品注册证》证号的格式为：H（Z、S）+4 位年号 +4 位顺序号；《医药产品注册证》证号的格式为：H（Z、S）C+4 位年号 +4 位顺序号，其中 H 代表化学药品，Z 代表中药，S 代表生物制品。对于境内分包装用大包装规格的注册证，其证号在原注册证号前加字母 B。

新药证书号的格式为：国药证字 H（Z、S）+4 位年号 +4 位顺序号，其中 H 代表化学药品，Z 代表中药，S 代表生物制品。

第三节 新药研究的质量管理

新药研究内容繁多，通常按照研究阶段和研究对象的不同，分为临床前研究和临床研究两个阶段。新药研究的一般过程可以概括为目标化合物的寻找和获得、药效学筛选、药学研究、安全性研究及临床研究等。CFDA 对以人为试验对象的临床研究实行严格的审查批准制度，在取得《药物临床试验批件》许可之前的新药研究工作都归为临床前研究。

一、新药临床前研究与质量管理

（一）临床前研究内容

临床前研究阶段主要是新药的实验室研究，通常可以分为新药药学研究、新药药效学研究、新药安全性研究、药物稳定性研究、新药中试研究等几个大的部分。

1. 新药药学研究 以药品注册为目的的药学研究包括药物的合成工艺、提取方法、理化性质及纯度、剂型选择、处方筛选、制备工艺、检验方法、质量指标、稳定性研究等。中药制剂还包括原药材的来源、加工及炮制等的研究；生物制品还包括菌毒种、细胞株、生物组织等起始原材料的来源、质量标准、保存条件、生物学特征、遗传稳定性及免疫学的研究等。

（1）中药、天然药物药学研究的主要内容

①中药、天然药物的原料包括药材、中药饮片、提取物和有效成分。为保证中药、天然药物新药的安全性、有效性和质量可控性，应对原料进行必要的前处理。

②中药、天然药物提取纯化工艺研究是指根据临床用药和制剂要求，用适宜溶剂和方法从净药材中富集有效物质、除去杂质的过程。

③中药、天然药物制剂研究是指将原料通过制剂技术制成适宜剂型的过程。

④中药、天然药物的稳定性研究是指为考察中药、天然药物（原料或制剂）的化学、物理及生物学特性发生变化的程度进行的研究。

⑤中药、天然药物的中试研究是指在实验室完成系列工艺研究后，采用与生产基本相符的条件进行工艺放大研究的过程。

中试研究是对实验室工艺合理性的验证与完善，是保证工艺达到生产稳定性、可操作性的必经环节，是药物研究工作的重要内容之一，直接关系到药品的安全、有效和质量可控。

（2）化学药物药学研究的主要内容

①化学药物原料药制备研究基本内容主要包括工艺的选择、起始原料和试剂的要求等方面。

②化学药物杂质研究是药品研发的一项重要内容。它包括选择合适的分析方法，准确地分辨与测定杂质的含量并综合药学、毒理及临床研究的结果确定杂质的合理限度。

③化学药物制剂研究包括剂型的选择、处方研究、制剂工艺研究和药品包装材料（容器）的选择等内容。

④质量标准建立基本过程的研究，包括药物的质量研究、质量标准的制订和质量标准的修订。

⑤化学药物质量控制分析方法验证研究，主要包括需要验证的检测项目、专属性、线性、范围等研究内容。

2. 药理毒理学研究　药理毒理研究包括主要药效学、毒理学、药代动力学研究。此外，还包括活性成分筛选、确认等支持立题依据的药理毒理研究。

（1）**非临床有效性研究**　应重视天然药物活性成分筛选、确认阶段的药效学研究，为天然药物立题提供支持依据。药效学试验受试物所采用的剂量应在预试验的基础上确定。对于主要药效学试验的关键指标，应进行量效关系的研究。必要时，还应与阳性对照药进行量效关系的比较研究。

（2）**非临床安全性研究**　研究的项目及内容应符合相关安全性研究技术指导原则的要求。非临床安全性评价主要包括急性毒性、长期毒性、安全药理学、生殖毒性、遗传毒性试验，必要时还需进行致癌性等试验研究；根据给药途径、制剂特点等，可能需进行相应的制剂安全性试验（过敏性试验、溶血性试验、局部刺激性试验）、依赖性试验等。

一般情况下，安全药理学、急性毒性、长期毒性和遗传毒性试验资料或文献资料应在申请临床试验时提供。临床试验前应采用两种哺乳动物（其中一种为非啮齿类）进行长期毒性试验。生殖毒性试验资料可根据临床试验的用药人群分别在分阶段申请临床或申请生产时提供。

（二）临床前研究的质量管理

临床前研究的质量管理主要包括 CFDA 新药研究的系列指导原则和《药物非临床试验质量管理规范》（GLP）。按《药品注册管理办法》（修改草案），药物临床前研究一律在 GLP 认证机构进行试验。

1. 新药研究指导原则　为规范新药临床前研究的技术要求，国家食品药品监督管理部门陆续发布了一系列的新药研究技术指导原则，包括中药、天然药物研究技术指导原则，化学药物研究技术指导原则，生物制品研究技术指导原则三个大类。

2.《药物非临床研究质量管理规范》（GLP）　2003 年 6 月 4 日国家食品药品监督管理局发布施行。

为申请药品注册而进行的药物非临床安全性评价研究机构必须遵守《药物非临床研究质量管理规范》。其主要内容为：

①非临床安全性评价研究机构应建立完善的组织管理体系，配备机构负责人、质量保证部门负责人和相应的工作人员。

②根据所从事的非临床研究的需要，建立相应的实验设施。各种实验设施应保持清洁卫生，运转正常；各类设施布局应合理，防止交叉污染；环境条件及其调控应符合不同设施的要求。具备设计合理、配置适当的动物饲养设施，并能根据需要调控温度、湿度、空气洁净度、通风和照明等环境条件。实验动物设施条件应与所使用的实验动物级别相符。

③实验室内应备有相应仪器设备保养、校正及使用方法的标准操作规程。对仪器设备的使用、检查、测试、校正及故障修理，应详细记录日期、有关情况及操作人员的姓名等。

④应制定与实验工作相适应的标准操作规程。

二、新药临床研究与质量管理

新药临床研究包括临床试验和生物等效性试验。药物的临床试验（包括生物等效性试验），必须经过 CFDA 批准，且必须执行《药物临床试验质量管理规范》（GCP），药品监督管理部门应当对批准的临床试验进行监督检查。

CFDA 近来连续发布《关于开展药物临床试验数据自查核查工作的公告》（〔2015〕117号）、《关于发布药物临床试验数据现场核查要点的公告》（〔2015〕228号），2015 年 12 月又发布《食品药品监管总局关于进一步加强药物临床试验数据自查核查的通知》（食药监药化管〔2015〕266号），要求落实药物临床试验数据真实性、完整性的责任。申请人是药物临床试验的发起者和受益者，对注册申报的数据承担全部法律责任；药物临床试验机构具体项目承担者（研究者）和合同研究组织是受申请人委托，从事药物临床试验的具体承担者，也是数据真实性、规范性、完整性等问题的实施者，属于直接责任人；药物临床试验机构是临床试验行为的管理者，属于间接责任人；省局是药物临床试验数据的核查检查的实施者，负有监督责任。各省局要严格按照《药品注册现场核查管理规定》等有关要求，切实承担起属地管理责任和监督责任。省局不得将核查工作委托给其他省局或者下放给地市局承担。

核查中发现药物临床试验数据存在不真实、不完整等问题的，省局要责令申请人撤回注册申请；药物临床试验机构、合同研究组织主动报告临床试验数据不真实、不完整的，省局要约谈申请人撤回；申请人拒不撤回的，省局要说明不真实、不完整的具体情况，提出处理意见报

CFDA；同时，省局要对其不真实情况进行立案调查，立案调查情况报总局备案。对主动撤回的注册申请，申请人可按新的要求重新组织开展临床试验。

（一）药物临床试验分期与生物等效试验

1. 临床试验分期与病例数要求　临床试验（Clinical Trial）是指任何在人体（病人或健康志愿者）进行药物的系统性研究，以证实或揭示试验药物的作用、不良反应及／或试验药物的吸收、分布、代谢和排泄，目的是确定试验药物的疗效与安全性。临床试验分为Ⅰ、Ⅱ、Ⅲ、Ⅳ期。

（1）Ⅰ期临床试验　为初步的临床药理学及人体安全性评价试验。观察人体对于新药的耐受程度和药代动力学，为制定给药方案提供依据。要求病例数20～30例。

（2）Ⅱ期临床试验　为治疗作用初步评价阶段。其目的是初步评价药物对目标适应证患者的治疗作用和安全性，也包括为Ⅲ期临床试验研究设计和给药剂量方案的确定提供依据。此阶段的研究设计可以根据具体的研究目的，采用多种形式，包括随机盲法对照临床试验。要求病例数100例。

（3）Ⅲ期临床试验　治疗作用确证阶段。其目的是进一步验证药物对目标适应证患者的治疗作用和安全性，评价利益与风险关系，最终为药物注册申请的审查提供充分的依据。试验一般应为具有足够样本量的随机盲法对照试验。要求病例数300例。

（4）Ⅳ期临床试验　为新药上市后应用研究阶段。其目的是考察在广泛使用条件下的药物的疗效和不良反应，评价在普通或者特殊人群中使用的利益与风险关系以及改进给药剂量等。要求病例数2000例。

其中，预防用生物制品的临床试验的最低病例数要求Ⅰ期临床试验20例、Ⅱ期临床试验300例、Ⅲ期临床试验500例。

2. 生物等效性试验　是指用生物利用度研究的方法，以药代动力学参数为指标，比较同一种药物的相同或者不同剂型的制剂，在相同的试验条件下，其活性成分吸收程度和速度有无统计学差异的人体试验。

生物等效性试验病例数为18～24例。

（二）临床研究的质量管理

所有以人为对象的研究必须符合《世界医学大会赫尔辛基宣言》的原则，即公正、尊重人格、力求使受试者最大程度受益和尽可能避免伤害。凡进行各期临床试验、人体生物利用度或生物等效性试验，均须按《药物临床试验质量管理规范》（GCP）执行。

2003年9月1日，《药物临床试验质量管理规范》（局令第3号）颁布实施，是对药物临床试验全过程的管理规定，包括临床方案设计、组织实施、监查、稽查、记录、分析总结和报告，包括人体生物利用度和生物等效性试验均应尊重GCP的原则进行试验。

GCP共13章70条，包括总则、临床试验前的准备和必要条件、受试者的权益保障、试验方案、研究者的职责、申办者的职责、监查员的职责、记录与报告、数据管理与统计分析、试验用药的管理、质量保证、多中心试验、附则。

（1）临床试验前准备与条件　进行药物临床试验必须有充分的科学依据。在进行人体试验前，必须周密考虑该试验的目的及要解决的问题，应权衡对受试者和公众健康预期的受益及风险，预期的受益应超过可能出现的损害。选择临床试验方法必须符合科学和伦理要求。

所提供的临床前资料必须符合进行相应各期临床试验的要求，同时还应提供试验药物已完成和其他地区正在进行与临床试验有关的有效性和安全性资料。临床试验药物的制备，应当符合 GMP。

药物临床试验机构的设施与条件应满足安全有效进行临床试验的需要。所有研究者都应具备承担该项临床试验的专业特长、资格和能力，并经过培训。

（2）受试者权益保障　受试者的权益、安全和健康必须高于对科学和社会利益的考虑，伦理委员会与知情同意书是保障受试者权益的主要措施。伦理委员会应有从事医药相关专业人员、非医药专业人员、法律专家及来自其他单位的人员，至少五人组成，并有不同性别的委员。伦理委员会的组成和工作不应受任何参与试验者的影响。

（3）质量保证　申办者及研究者均应履行各自职责，并严格遵循临床试验方案，采用标准操作规程，以保证临床试验的质量控制和质量保证系统的实施。临床试验中有关所有观察结果和发现都应加以核实，在数据处理的每一阶段必须进行质量控制，以保证数据完整、准确、真实、可靠。

药品监督管理部门、申办者可委托稽查人员对临床试验相关活动和文件进行系统性检查，以评价试验是否按照试验方案、标准操作规程以及相关法规要求进行，试验数据是否及时、真实、准确、完整地记录。稽查应由不直接涉及该临床试验的人员执行。

药品监督管理部门应对研究者与申办者在实施试验中各自的任务与执行状况进行视察。参加临床试验的医疗机构和实验室的有关资料及文件（包括病历）均应接受药品监督管理部门的视察。

《国务院关于改革药品医疗器械审评审批制度的意见》允许境外未上市新药经批准后在境内开展临床试验，鼓励国内临床试验机构参与国际多中心临床试验。

第四节　药品注册管理的其他规定和法律责任

药品注册管理涉及药品上市的安全、有效、稳定均一，其质量严格性应获得充分的保障，违反药品注册管理相关法规应承担相应的法律责任。

一、药品注册检验

药品注册检验是药品注册技术审查的重要内容，是注册申请人样品质量控制的重要手段。药品注册检验包括样品检验和药品标准复核。

（一）药品注册检验的概念

样品检验，是指药品检验所按照申请人申报或者 CFDA 核定的药品标准对样品进行的检验。药品标准复核，是指药品检验所对申报的药品标准中检验方法的可行性、科学性、设定的项目和指标能否控制药品质量等进行的实验室检验和审核工作。

（二）药品检验机构

药品注册检验由中国食品药品检定研究院或者省级药品检验所承担。进口药品的注册检验由中国食品药品检定研究院组织实施。

药品注册申请分以下情形：

①未在国内上市销售的从植物、动物、矿物等物质中提取的有效成分及其制剂，新发现的药材及其制剂。

②未在国内外获准上市的化学原料药及其制剂。

③生物制品、放射性药品。

④CFDA规定的其他药品，其注册检验由中国食品药品检定研究院或者CFDA指定的药品检验所承担。

（三）药品注册检验的规定

从事药品注册检验的药品检验所，应当按照药品检验所实验室质量管理规范和国家计量认证的要求，配备与药品注册检验任务相适应的人员和设备，符合药品注册检验的质量保证体系和技术要求。

申请人应当提供药品注册检验所需要的有关资料、报送样品或者配合抽取检验用样品、提供检验用标准物质。报送或者抽取的样品量应当为检验用量的3倍；生物制品的注册检验还应当提供相应批次的制造检定记录。

药品检验所进行新药标准复核时，除进行样品检验外，还应当根据药物的研究数据、国内外同类产品的药品标准和国家有关要求，对药物的药品标准、检验项目等提出复核意见。

要求申请人重新制订药品标准的，申请人不得委托提出原复核意见的药品检验所进行该项药品标准的研究工作；该药品检验所不得接受此项委托。

二、药品注册标准与说明书

药品注册申请时应同时提交药品注册标准和说明书，药品说明书是经国家食品药品监督管理总局批准的，申请人按注册标准执行和撰写的药品说明书。

（一）药品注册标准的概念

国家药品标准，是指CFDA颁布的《中国药典》、药品注册标准和其他药品标准，其内容包括质量指标、检验方法以及生产工艺等技术要求。药品注册标准不得低于《中国药典》的规定。

药品注册标准，是指CFDA批准给申请人特定药品的标准，生产该药品的药品生产企业必须执行该注册标准。

药品注册标准的项目及其检验方法的设定，应当符合《中国药典》的基本要求、CFDA发布的技术指导原则及国家药品标准编写原则。

（二）药品标准物质管理规定

药品标准物质，是指供药品标准中物理和化学测试及生物方法试验用，具有确定特性量值，用于校准设备、评价测量方法或者给供试药品赋值的物质，包括标准品、对照品、对照药材、参考品。

中国食品药品检定研究院负责标定国家药品标准物质，并对标定的标准物质从原材料选择、制备方法、标定方法、标定结果、定值准确性、量值溯源、稳定性及分装与包装条件等资料进行全面技术审核，并做出可否作为国家药品标准物质的结论。

（三）药品名称、说明书和标签注册管理

药品说明书和标签由申请人提出，CFDA 药品审评中心根据申报资料对其中除企业信息外的内容进行审核，在批准药品生产时由 CFDA 予以核准。

申请人应当对药品说明书和标签的科学性、规范性与准确性负责。

申请人应当跟踪药品上市后的安全性和有效性情况，及时提出修改药品说明书的补充申请。申请人应当按照 CFDA 规定的格式和要求、根据核准的内容印制说明书和标签。

三、违反药品注册管理规定的法律责任

（一）国家药品监督管理部门的法律责任

药品监督管理部门及其工作人员违反本法的规定，有下列情形之一的，由其上级行政机关或者监察机关责令改正；情节严重的，对直接负责的主管人员和其他直接责任人员依法给予行政处分：①对符合法定条件的药品注册申请不予受理的；②不在受理场所公示依法应当公示的材料的；③在受理、审评、审批过程中，未向申请人、利害关系人履行法定告知义务的；④申请人提交的申报资料不齐全、不符合法定形式，不一次告知申请人必须补正的全部内容的；⑤未依法说明不受理或者不批准药品注册申请理由的；⑥依法应当举行听证而不举行听证的。

药品监督管理部门及其工作人员在药品注册过程中索取或者收受他人财物或者谋取其他利益，构成犯罪的，依法追究刑事责任；尚不构成犯罪的，依法给予行政处分。

药品监督管理部门在药品注册过程中有下列情形之一的，由其上级行政机关或者监察机关责令改正，对直接负责的主管人员和其他直接责任人员依法给予行政处分；构成犯罪的，依法追究刑事责任：①对不符合法定条件的申请做出准予注册决定或者超越法定职权做出准予注册决定的；②对符合法定条件的申请做出不予注册决定或者不在法定期限内做出准予注册决定的；③违反规定未履行保密义务的。

药品监督管理部门擅自收费或者不按照法定项目和标准收费的，由其上级行政机关或者监察机关责令退还非法收取的费用；对直接负责的主管人员和其他直接责任人员依法给予行政处分。

（二）药品注册技术机构的法律责任

药品检验所在承担药品审批所需要的检验工作时，出具虚假检验报告的，构成犯罪的，依法追究刑事责任；不构成犯罪的，责令改正，给予警告，对单位并处三万元以上五万元以下的罚款；对直接负责的主管人员和其他直接责任人员依法给予降级、撤职、开除的处分，并处三万元以下的罚款；有违法所得的，没收违法所得；情节严重的，撤销其检验资格。药品检验机构出具的检验结果不实，造成损失的，应当承担相应的赔偿责任。

药物非临床安全性评价研究机构、药物临床试验机构未按照规定实施《药物非临床研究质量管理规范》《药物临床试验质量管理规范》的，给予警告，责令限期改正；逾期不改正的，责令停产，并处五千元以上二万元以下的罚款；情节严重的，吊销药物临床试验机构的资格。

（三）申请人法律责任

申请人在申报临床试验时，报送虚假药品注册申报资料和样品的，药品监督管理部门不予受理或者对该申报药品的临床试验不予批准，对申请人给予警告，一年内不受理该申请人提出的该药物临床试验申请；已批准进行临床试验的，撤销批准该药物临床试验的批件，并处一万

元以上三万元以下罚款，三年内不受理该申请人提出的该药物临床试验申请。药品监督管理部门对报送虚假资料和样品的申请人建立不良行为记录，并予以公布。

申请药品生产或者进口时，申请人报送虚假药品注册申报资料和样品的，国家食品药品监督管理总局对该申请不予受理或者不予批准，对申请人给予警告，一年内不受理其申请；已批准生产或者进口的，撤销药品批准证明文件，五年内不受理其申请，并处一万元以上三万元以下罚款。

具有以下情形之一的，由CFDA注销药品批准文号，并予以公布：①批准证明文件的有效期未满，申请人自行提出注销药品批准文号的；②按照注册管理规定不予再注册的药品；③《药品生产许可证》被依法吊销或者缴销的；④对不良反应大或者其他原因危害人体健康的药品，撤销批准证明文件的；⑤依法做出撤销药品批准证明文件的行政处罚决定的；⑥其他依法应当撤销或者撤回药品批准证明文件的情形。

【课后案例】

国家药品注册申报积压严重

2015年8月18日，国务院新闻办在新闻发布厅举行新闻发布会，CFDA副局长吴浈介绍药品医疗器械审评审批制度改革的有关情况，中国国际广播电台记者提问道："我国药品注册申报积压比较严重，有没有具体数据近年来到底一共积压了多少？是什么原因造成积压严重的问题？"

吴浈副局长答道："当前药品的积压问题，总共积压了多少，国家药品审评中心正在进行审评的一共是21000件，与现在具体审评能力来讲，说实话任务量还是比较大，我们的能力和现实的审评量有比较大的差距。大家很关心，为什么有21000件？历史的背景和有关原因给大家做一个解读。药品审评积压，这是很复杂的过程，既有历史的原因，也有现实的问题，既有体制性的因素，也有机制性的情况，这些情况是交错在一起的。"

【思考】

1. 分析国家药品审评中心审评件积压的原因。

2. 在不影响药品质量的前提下，怎样解决当前我国药品审评的积压问题？

【思考题】

1. 简述新药的定义及药品研发的意义。

2. 简述药品注册的定义及药品注册管理的内容。

3. 比较中药注册管理与天然药物注册管理的异同。

4. 简述药物非临床研究的定义和相关管理规定。

5. 简述药物临床研究的定义及多中心试验的作用。

6. 简述药物研究中的伦理学要求。

NOTE

第六章   药品生产管理

【学习目标】

1. 掌握：药品生产监督管理机构和主要内容，药品生产质量管理规范及其认证管理。

2. 熟悉：药品生产的分类与特点、药品生产企业的申请与审批、药品生产许可证管理、药品委托生产和药品生产企业监督检查规范管理的主要内容。

3. 了解：质量管理的发展历史与相关标准。

【引导案例】

假药为何如此之多？

张某文、张某根、赵某英（女）老乡三人形成制假药团伙，他们伪造虚假网站进行宣传假药，并且还伪造假的药品相关文件。销售假药至广东、江西、福建等省的 1219 个药店、卫生站、诊所，推销"克喘灵胶囊"等 8 种假药 9473 瓶，并由快递公司代收货款 53 万余元。在东莞第三人民法院审理的制售假药案件中，该案件是较为典型的一宗。2015 年 3 月 19 日东莞第三人民法院经开庭审理，依法判决张某文、张某根、赵某英等人生产、销售假药罪，分别获刑 3 年 6 个月至 6 年不等刑期，并处 5 万元至 10 万元不等罚金。

【思考】

1. 我国在药品生产监管方面的立法有哪些？

2. 有人为何甘冒风险制售假劣药品？

第一节   药品生产

一、药品生产概述

药品是关系社会公众生命安危的特殊商品，药品质量的保证是维护社会公众用药安全的基础，药品生产是药品质量安全的重要环节，国家对药品生产质量有严格的规范要求。

（一）药品生产的含义和特点

1. 药品生产的含义   药品生产是指在特定的生产环境下，将原料加工制成能供医疗用的药品过程。按照药品生产过程可分为原料药生产和制剂生产两个阶段。

原料药的生产依据原材料性质的不同可分为生药的加工制造或其他生物产品、药用无机元素或无机化合物的加工制造，药用有机化合物的制造。

制剂（preparation）的生产是将原料药加工制备成适合临床使用的各种形式（即各种剂

型，如汤剂、片剂、胶囊剂、注射剂等）供患者使用，各种不同的剂型其加工制备方法不尽相同。

2. 药品生产的特点　药品生产属于工业生产，具有一般工业生产的共性。但由于药品是特殊商品，与人的生命健康息息相关，且品种多，质量要求高，法律控制严格，因此药品生产具有以下特点：

（1）准入条件严　所有的药品生产企业必须取得《药品生产许可证》后才具有药品生产资格；药品必须取得国家药品监督管理部门核发的药品批准文号才能生产；药品生产企业必须通过药品 GMP 认证。

（2）质量要求高　我国对药品实行法定的、强制性的国家药品标准，即药品必须符合国家药品标准。药品按是否符合药品标准情况分为"合格药品"和"不合格药品"，在市场上流通的药品必须是合格药品。

（3）产品种类和规格多、工艺复杂　伴随着医药学进步，以及人们对高效、特效、速效、毒副作用小、有效期长等药品的追求，药品的品种和规格日益增多，生产工艺复杂，产品必须是符合国家药品标准要求，产品质量要求高。

（4）生产机械化、自动化程度要求高　为了便于质量控制，要求现代药品生产企业采用成套的、自动化控制生产设备，减少生产过程中人员直接接触药品带来的质量风险，同时可以大幅度地提高生产效率、改善生产环境和提高产品质量。

（5）生产环境要求严格，卫生洁净级别要求高　生产车间的卫生洁净程度及厂区的卫生状况都会对药品质量产生较大影响，不同品种或同一品种不同批次的药品之间都互为污染源。因此，药品生产对生产环境的卫生要求十分严格。

（6）生产人员的专业要求高、生产准入管理严格　在药品生产领域，对不同岗位的人员，在学历、专业方面都有严格的要求，须经过岗位培训合格后方能上岗。任何从事药品生产的企业必须接受国家药品监督管理部门的审批和严格监管，根据药品管理的法律要求，从事药品生产必须通过 GMP 认证，并实行药品生产许可证制度。

（7）生产管理法制化、规范化　由于药品与人们健康和生命息息相关，政府颁布的《药品生产质量管理规范》对药品生产各环节的质量保证和质量控制做出了明确、严格的规定，使药品生产置于法制化管理之下，依法管理，依法生产，违反者将承担相应的法律责任。

（二）药品生产企业

药品生产企业（drug manufacturer），是指生产药品的专营企业或者兼营企业。药品生产企业是应用现代科学技术，自主进行药品生产经营活动，实行独立核算、自负盈亏、具有法人资格的基本经济组织。药品生产企业获得药品生产许可前，必须取得 GMP 认证。同其他产品的生产企业一样，药品生产企业的性质包括经济性、营利性和独立性。主要包括纯原料药、纯制剂、原料药和制剂综合、中药饮片、药用辅料、生物制品、体内体外诊断试剂等生产企业。

二、药品质量管理

随着社会的发展，人类的质量意识越来越强，质量的优劣是决定产品好坏的一个重要因素。药品生产的质量管理是药品生产企业管理的核心内容，也是国家对药品生产企业最基本的要求。其目的在于避免质量事故的发生，尽一切可能将差错及差错隐患消灭在药品生产制造之前。药品质量和质量管理是衡量一个国家制药工业水平的标志，是药品在国际市场中竞争力的保证。

1. 质量管理的相关概念

（1）质量   是指"一组固有特性满足要求的程度"，也可表述为"一组固有的可区分的特征满足明示的、通常隐含的或必需履行的需求或期望的程度"。定义中的固有特性是产品、过程、体系的一部分，如药品的有效性、安全性。

（2）质量管理   是指确定质量方针、目标和职责，并通过质量体系中的质量策划、控制、保证和改进来使其实现的全部活动。

（3）质量管理体系   是建立质量方针和质量目标，并实现这些目标的一组相互关联或相互作用的要素的集合，是组织机构、职责、程序、活动、能力和资源等构成的有机整体。质量管理体系包括硬件和软件两部分。

（4）质量控制（Quality Control，QC）   是质量管理体系的一部分，包括相应的组织机构、文件系统以及取样、检验等，确保物料或产品在放行前完成必要的检验，确认其质量符合要求。具体到药品生产过程的质量控制，包括对原辅料、包装材料、产品等进行的取样、检验、复核、放行等一系列质量控制活动。

（5）质量保证（Quality Assurance，QA）   是质量管理体系的一部分，企业必须建立质量保证系统，同时建立完整的文件体系，以保证系统有效运行。质量保证的关键是提供可信任的产品或服务，即向顾客和其他相关方提供信任表明组织有能力达到质量要求。

药品的质量控制贯穿于药品生产和使用的整个过程中，为了更好地对药品进行质量管理，2011年5月4日中华人民共和国卫生部颁布了《药品不良反应报告和监测管理办法》，这一管理办法的颁布使得药品的质量管理更加完善，通过药品不良反应的监测能够使药品生产企业更加全面地控制药品质量，从而保证人们用药安全。

2. 质量保证系统应当确保的内容   采购和使用的原辅料和包装材料正确无误；中间产品得到有效控制；确认、验证的实施；严格按照规程进行生产、检查、检验和复核；每批产品经质量受权人批准后方可放行；在贮存、发运和随后的各种操作过程中有保证药品质量的适当措施；按照自检操作规程，定期检查评估质量保证系统的有效性和适用性。

3. 药品生产质量管理的基本要求   制定生产工艺，系统地回顾并证明其可持续稳定地生产出符合要求的产品；生产工艺及其重大变更均经过验证；配备所需的资源（如具有适当的资质并经培训合格的人员，足够的厂房和空间，适用的设备和维修保障，正确的原辅料、包装材料和标签，经批准的工艺规程和操作规程，适当的贮运条件等）；生产全过程应当有记录，偏差均经过调查并记录；批记录和发运记录应当能够追溯批产品的完整历史，并妥善保存、便于查阅；降低药品发运过程中的质量风险；建立药品召回系统，确保能够召回任何一批已发运销售的产品；调查导致药品投诉和质量缺陷的原因，并采取措施，防止类似质量缺陷再次发生。

4. 药品质量控制的基本要求   应当配备适当的设施、设备、仪器和经过培训的人员，有效、可靠地完成所有质量控制的相关活动；应当有批准的操作规程，用于原辅料、包装材料、中间产品、待包装产品和成品的取样、检查、检验以及产品的稳定性考察，必要时进行环境监测；由经授权的人员按照规定的方法对原辅料、包装材料、中间产品、待包装产品和成品取样；检验方法应当经过验证或确认；取样、检查、检验应当有记录，偏差应当经过调查并记录；物料、中间产品、待包装产品和成品必须按照质量标准进行检查和检验，并有记录；物料和最终包装的成品应当有足够的留样，以备必要的检查或检验；成品的留样包装应当与最终包装相同。

5. 质量风险管理 是在整个产品生命周期中采用前瞻或回顾的方式，对质量风险进行评估、控制、沟通、审核的系统过程。

药品生产企业确认药品生产过程中的风险，首先应该明确药品的特征，分析影响这些特征的关键因素，确定风险的大小，根据风险的大小确定企业管理资源的投入和控制的方法。通过质量风险管理将有效的监管和评价资源用到最具有风险的环节，这样既提高了工作效率，又可以保证药品的安全、有效和质量稳定。

三、药品生产监督管理体系

国家药品监督管理部门可以直接对药品生产企业进行监督检查，并对省级药品监督管理部门的监督检查工作及其认证通过的生产企业 GMP 的实施及认证情况进行监督和抽查。

省级药品监督管理部门负责本行政区域内药品生产企业的监督检查工作，应当建立实施监督检查的运行机制和管理制度，明确设区的市级和县级药品监督管理机构的监督检查职责。

县级以上地方药品监督管理部门应当在法律、法规、规章赋予的权限内，建立本行政区域内药品生产企业的监管档案。监管档案包括药品生产许可、生产监督检查、产品质量监督抽查、不良行为记录和投诉举报等内容。

个人和组织发现药品生产企业进行违法生产的活动，有权向药品监督管理部门举报，药品监督管理部门应当及时核实、处理。

第二节　药品生产质量管理规范及其认证管理

一、GMP 概述

《药品生产质量管理规范》（Good Manufacturing Practice，GMP）是在药品生产过程实施质量管理，保证生产出符合预定用途和注册要求的药品的一整套系统的、科学的管理规范，是药品生产和质量管理的基本准则。GMP 的中心指导思想是任何药品的质量都是生产出来的，而不是检验出来的。尽管不同国家和地区的 GMP 在具体的规定和要求方面各具特色，但内容基本一致。

（一）GMP 的分类

从 GMP 的适用范围分为三类：①国际性的：如 WHO 的 GMP，欧洲自由贸易联盟的GMP，东南亚国家联盟的 GMP 等；②国家性的：例如中国、美国、日本等许多国家制定颁布的 GMP；③行业性的：如美国制药工业联合会指定的 GMP，日本制药协会制定的 GMP，中国医药工业公司制定的 GMP 等。

从 GMP 制度性质分为两类：①作为法律、具有强制性的 GMP：如中国、美国、日本等国家，由政府或立法机关颁布的 GMP；②作为建议性规定，不具有法律效力：如 WHO 的 GMP 等。

（二）GMP 的特点

GMP 是药品生产过程质量管理实践中总结、抽象、升华出来的规范化条款，它的目的是指导药品生产企业克服不良生产导致劣质药品产生，保证生产合格药品。GMP 具有以下特点：

① GMP 的原则性：仅指明了要求的目标，而没有列出如何达到这些目标的解决办法。达到要求的方法和手段是多样的，因此各药品生产企业应根据本企业实际，采取合适方法保证贯彻实施 GMP。

② GMP 的时效性：GMP 中的条款只能根据本地区的现有水平制定，对目前可行的、有实际意义的方面做出规定。伴随着科技进步，GMP 条款均需定期或不定期修订。

③ GMP 的强调性：GMP 是保证药品质量的最低标准，药品生产企业违反 GMP 进行药品生产和质量管理的应承担相应的法律责任。所有的药品以及所有的药品生产企业，旨在最大限度地降低药品生产过程中污染、交叉污染以及混淆、差错等风险，确保持续稳定地生产出符合预定用途和注册要求的药品。

④ GMP 的全面性：凡能引起药品质量的诸因素，均须严格管理，强调生产流程的检查与防范紧密结合，且以防范为主要手段。按照相关要求建立档案，并重视用户的反馈信息，及时解决。

（三）GMP 的意义

GMP 已成为国际医药贸易对药品生产质量的重要要求，成为国际通用的药品生产及质量管理所必须遵循的原则，是医药产品进入国际市场的先决条件，也是通向国际市场的通行证；进行 GMP 认证是符合质量管理国际化、标准化、动态管理的发展趋势。

随着国务院药品监督管理部门对《药品生产质量管理规范》《药品 GMP 认证管理办法》《药品 GMP 认证工作程序》等有关法规的颁布，以及国家在药品注册、药品生产许可证的换发、药品定价等方面倾斜性政策的执行，制药企业的 GMP 认证工作已经由被动的行为变为企业自身发展的需求。与此同时，GMP 的实施对传统管理体系的各个方面均提出了挑战，一些不适应 GMP 的管理要求的做法必然会逐渐退出历史舞台。淘汰落后的管理办法，强化符合 GMP 要求的管理，是企业发展的必由之路。

有利于为制药企业提供一套药品生产和质量管理所遵循的基本原则和方法，促进企业强化质量管理，有助于企业管理现代化，采用新技术、新设备，提高产品质量和经济效益，是企业和产品增强竞争力的重要保证。

实施药品生产质量规范化管理有利于提高管理水平，促进企业人员素质的提高，增强质量意识，保证药品质量。它是企业形象的重要象征，是医药企业对社会公众用药安全高度负责精神的具体体现。

二、中国 GMP（2010 年修订）

2010 版 GMP 结合我国国情，按照"软件硬件并重"的原则，贯彻质量风险管理和药品生产全过程管理的理念，更加注重科学性，强调指导性和可操作性，达到了与国际上药品 GMP 的一致性。2010 版 GMP 共有 14 章、313 条，分为总则、质量管理、机构与人员、厂房与设施、设备、物料与产品、确认与验证、文件管理、生产管理、质量控制与质量保证、委托生产与委托检验、产品发运与召回、自检、附则。详细描述了药品生产质量管理的基本要求，适用于所有药品的生产。

以管理内容为主线，GMP 的内容包括硬件、软件、人员三部分。

（一）GMP 对"硬件"的规定

1. 厂房与设施原则的要求 厂房的选址、设计、布局、建造、改造和维护必须符合药品生产要求，应当能够最大限度地避免污染、交叉污染、混淆和差错，便于清洁、操作和维护。

企业应当有整洁的生产环境，厂区的地面、路面及运输等不应当对药品的生产造成污染；生产、行政、生活和辅助区的总体布局应当合理，不得互相妨碍；厂区和厂房内的人、物流走向应当合理。

企业应当对厂房进行适当维护，并确保维修活动不影响药品的质量。应当按照详细的书面操作规程对厂房进行清洁或必要的消毒。厂房应当有适当的照明、温度、湿度和通风，确保生产和贮存的产品质量以及相关设备性能不会直接或间接地受到影响。厂房、设施的设计和安装应当能够有效防止昆虫或其他动物进入。应当采取必要的措施，避免所使用的灭鼠药、杀虫剂、烟熏剂等对设备、物料、产品造成污染。

企业应当采取适当措施，防止未经批准人员的进入。生产、贮存和质量控制区不应当作为非本区工作人员的直接通道。

2. 生产区的要求 为降低污染和交叉污染的风险，厂房、生产设施和设备应当根据所生产药品的特性、工艺流程及相应洁净度级别要求合理设计、布局和使用，并符合下列要求：第一，应当综合考虑药品的特性、工艺和预定用途等因素，确定厂房、生产设施和设备多产品共用的可行性，并有相应评估报告。第二，生产特殊性质的药品，如高致敏性药品（如青霉素类）或生物制品（如卡介苗或其他用活性微生物制备而成的药品），必须采用专用和独立的厂房、生产设施和设备。青霉素类药品产尘量大的操作区域应当保持相对负压，排至室外的废气应当经过净化处理并符合要求，排风口应当远离其他空气净化系统的进风口。第三，生产 β–内酰胺结构类药品、性激素类避孕药品必须使用专用设施（如独立的空气净化系统）和设备，并与其他药品生产区严格分开。第四，生产某些激素类、细胞毒性类、高活性化学药品应当使用专用设施（如独立的空气净化系统）和设备；特殊情况下，如采取特别防护措施并经过必要的验证，上述药品制剂则可通过阶段性生产方式共用同一生产设施和设备。第五，用于上述第二、第三、第四项的空气净化系统，其排风应当经过净化处理。第六，药品生产厂房不得用于生产对药品质量有不利影响的非药用产品。第七，生产区的内表面、管道、排水等应符合 GMP 中相关规定。

新版 GMP 中对洁净室的规定借鉴了欧盟 GMP 和 WHO 的相关要求，提高了无菌药品生产的洁净度级别，实行 A、B、C、D 四级标准，见表 6-1。

表 6-1　各级别空气悬浮粒子的标准规定

洁净度级别	悬浮粒子最大允许数／立方米			
	静态		动态	
	$\geq 0.5\mu m$	$\geq 5.0\mu m$	$\geq 0.5\mu m$	$\geq 5.0\mu m$
A 级	3520	20	3520	20
B 级	3520	29	352000	2900
C 级	352000	2900	3520000	29000
D 级	3520000	29000	不作规定	不作规定

3. 仓储区　仓储区应当有足够的空间,确保有序存放待验、合格、不合格、退货或召回的原辅料及包装材料、中间产品、待包装产品和成品等各类物料和产品。仓储区的设计和建造应当确保良好的仓储条件(如温湿度、避光),并有通风和照明设施,并进行检查和监控。高活性的物料或产品以及印刷包装材料应当贮存于安全的区域。

如采用单独的隔离区域贮存待验物料,待验区应当有醒目的标识,且只限于经批准的人员出入。不合格、退货或召回的物料或产品应当隔离存放。如果采用其他方法替代物理隔离,则该方法应当具有同等的安全性。通常应当有单独的物料取样区,其空气洁净度级别应当与生产要求一致。如在其他区域或采用其他方式取样,应当能够防止污染或交叉污染。

4. 质量控制区　质量控制实验室通常应当与生产区分开。生物检定、微生物和放射性同位素的实验室还应当彼此分开。实验室的设计应当确保其适用于预定的用途,并能够避免混淆和交叉污染;应当有足够的区域用于样品处置、留样和稳定性考察样品的存放以及记录的保存。必要时,应当设置专门的仪器室,使灵敏度高的仪器免受静电、震动、潮湿或其他外界因素的干扰。处理生物样品或放射性样品等特殊物品的实验室应当符合国家的有关要求。实验动物房应当与其他区域严格分开,其设计、建造应当符合国家有关规定,并设有独立的空气处理设施以及动物的专用通道。

5. 辅助区　休息室的设置不应当对生产区、仓储区和质量控制区造成不良影响。更衣室和盥洗室应当方便人员进出,并与使用人数相适应。盥洗室不得与生产区和仓储区直接相通。维修间应当尽可能远离生产区。存放在洁净区内的维修用备件和工具应当放置在专门的房间或工具柜中。

6. 设备　设备的设计、选型、安装、改造和维护必须符合预定用途,应当尽可能降低产生污染、交叉污染、混淆和差错的风险,便于操作、清洁、维护,以及必要时进行消毒或灭菌。应当建立设备操作规程,并保存相应的操作记录。应当建立并保存设备采购、安装、确认的文件和记录。GMP 中对设备的设计和安装、维护和维修、使用和清洁都做了具体规定。

7. 制药用水　制药用水应当适合其用途,并符合《中国药典》的质量标准及相关要求。制药用水至少应当采用饮用水。水处理设备及其输送系统的设计、安装、运行和维护应当确保制药用水达到设定的质量标准。水处理设备的运行不得超出其设计能力。

纯化水、注射用水储罐和输送管道所用材料应当无毒、耐腐蚀;储罐的通气口应当安装不脱落纤维的疏水性除菌滤器;管道的设计和安装应当避免死角、盲管。纯化水、注射用水的制备、贮存和分配应当能够防止微生物的滋生。纯化水的存放可采用循环,注射用水可采用70℃以上保温循环存放。应当对制药用水及原水的水质进行定期监测,并有相应的记录。应当按照操作规程对纯化水、注射用水管道进行清洗消毒,并有相关记录。发现制药用水微生物污染达到警戒限度、纠偏限度时应当按照操作规程处理。

(二) GMP 对"软件"的规定

《药品管理法》规定,药品生产企业必须具有能对所生产药品进行质量管理和具有保证药品质量的规章制度,即 GMP 的文件管理。用书面的程序进行管理药品生产是践行全面质量管理的突出特点。软件系统的建立取代传统的以口授靠回忆进行管理的模式,是一种从人治到法治的变革。

1. 文件管理的原则

①文件是质量保证系统的基本要素。企业必须有内容正确的书面质量标准、生产处方和工艺规程、操作规程以及记录等文件。

②企业应当建立文件管理的操作规程，系统地设计、制定、审核、批准和发放文件。

③文件的内容应当与药品生产许可、药品注册等相关要求一致，并有助于追溯每批产品的历史情况。

④文件的起草、修订、审核、批准、替换或撤销、复制、保管和销毁等应当按照操作规程管理，并有相应的文件分发、撤销、复制、销毁记录。

⑤文件应当标明题目、种类、目的以及文件编号和版本号。

⑥文件应当分类存放，条理分明，便于查阅。

⑦文件应当定期审核、修订；文件修订后，应当按照规定管理，防止旧版文件的误用。分发、使用的文件应当为批准的现行文本，已撤销的或旧版文件除留档备查外，不得在工作现场出现。

⑧与 GMP 有关的每项活动均应当有记录，以保证产品生产、质量控制和质量保证等活动可以追溯。

2. 质量标准　物料和成品应当有经批准的现行质量标准，必要时，中间产品或待包装产品也应当有质量标准。如果中间产品的检验结果用于成品的质量评价，则应当制定与成品质量标准相对应的中间产品质量标准。

3. 工艺规程　工艺规程是指为生产特定数量的成品而制定的一个或一套文件，包括生产处方、生产操作和包装操作要求，规定原辅料和包装材料的数量、工艺参数和条件、加工说明（包括中间控制）、注意事项等内容。

4. 批记录　每批药品应当有批记录，包括批生产记录、批包装记录、批检验记录和药品放行审核记录等与本批产品有关的记录，可追溯所有与成品质量有关的历史信息。批记录应当由质量管理部门负责管理，至少保存至药品有效期后一年。

5. 操作规程　操作规程是指经批准用来指导设备操作、维护与清洁、验证、环境控制、取样和检验等药品生产活动的通用性文件，也称标准操作规程（SOP）。厂房、设备、物料、文件和记录应当有编号（或代码），并制定编制编号（或代码）的操作规程，确保编号（或代码）的唯一性。

（三）GMP 对"人员"的规定

GMP 要求，企业应当建立与药品生产相适应的管理机构，并有组织机构图。企业应当设立独立的质量管理部门，履行质量保证和质量控制的职责。质量管理部门可以分别设立质量保证部门和质量控制部门。在 GMP 中对机构和人员都做了详细规定。

1. 机构与人员的原则要求　质量管理部门应当参与所有与质量有关的活动，负责审核所有与 GMP 有关的文件。质量管理部门人员不得将职责委托给其他部门的人员。

企业应当配备足够数量并具有适当资质（含学历、培训和实践经验）的管理和操作人员，应当明确规定每个部门和每个岗位的职责。岗位职责不得遗漏，交叉的职责应当有明确规定。每个人所承担的职责不应当过多。

所有人员应当明确并理解自己的职责，熟悉与其职责相关的要求，并接受必要的培训，包

NOTE

括上岗前培训和继续培训。职责通常不得委托给他人。确需委托的,其职责可委托给具有相当资质的指定人员。

2. 关键人员　关键人员应当为企业的全职人员,至少应当包括企业负责人、生产管理负责人、质量管理负责人和质量受权人。质量管理负责人和生产管理负责人不得互相兼任。质量管理负责人和质量受权人可以兼任。

企业负责人是药品质量的主要责任人,全面负责企业日常管理。为确保企业实现质量目标并按照本规范要求生产药品,企业负责人应当负责提供必要的资源,合理计划、组织和协调,保证质量管理部门独立履行其职责。生产及质量管理负责人资质及主要职责见表6-2。

表6-2　生产管理负责人与质量管理负责人资质及主要职责

类别	资质	主要职责	共同职责
生产管理负责人	应当至少具有药学或相关专业本科学历（或中级专业技术职称或执业药师资格）,具有至少三年从事药品生产和质量管理的实践经验,其中至少有一年的药品生产管理经验,接受过与所生产产品相关的专业知识培训	1. 确保药品按照批准的工艺规程生产、贮存,以保证药品质量 2. 确保严格执行与生产操作相关的各种操作规程 3. 确保批生产记录和批包装记录经过指定人员审核并送交质量管理部门 4. 确保厂房和设备的维护保养,以保持其良好的运行状态 5. 确保完成各种必要的验证工作 6. 确保生产相关人员经过必要的上岗前培训和继续培训,并根据实际需要调整培训内容	1. 审核和批准产品的工艺规程、操作规程等文件 2. 监督厂区卫生状况 3. 确保关键设备经过确认 4. 确保完成生产工艺验证 5. 确保企业所有相关人员都已经过必要的上岗前培训和继续培训,并根据实际需要调整培训内容 6. 批准并监督委托生产 7. 确定和监控物料和产品的贮存条件 8. 保存记录 9. 监督本规范执行状况 10. 监控影响产品质量的因素
质量管理负责人	应当至少具有药学或相关专业本科学历（或中级专业技术职称或执业药师资格）,具有至少五年从事药品生产和质量管理的实践经验,其中至少一年的药品质量管理经验,接受过与所生产产品相关的专业知识培训	1. 确保原辅料、包装材料、中间产品、待包装产品和成品符合经注册批准的要求和质量标准 2. 确保在产品放行前完成对批记录的审核 3. 确保完成所有必要的检验 4. 批准质量标准、取样方法、检验方法及其他质量管理的操作规程 5. 审核和批准所有与质量有关的变更 6. 确保所有重大偏差和检验结果超标已经过调查并得到及时处理 7. 批准并监督委托检验 8. 监督厂房和设备的维护,以保持其良好的运行状态 9. 确保完成各种必要的确认或验证工作,审核和批准确认或验证方案和报告 10. 确保完成自检 11. 评估和批准物料供应商 12. 确保所有与产品质量有关的投诉已经过调查,并得到及时、正确的处理 13. 确保完成产品的持续稳定性考察计划,提供稳定性考察的数据 14. 确保完成产品质量回顾性分析 15. 确保质量控制和质量保证人员都已经过必要的上岗前培训和继续培训,并根据实际需要调整培训内容	

3. 人员培训　企业应当指定部门或专人负责培训管理工作,应当有经生产管理负责人或质量管理负责人审核或批准的培训方案或计划,培训记录应当予以保存。

与药品生产、质量有关的所有人员都应当经过培训,培训的内容应当与岗位的要求相适应。除进行本规范理论和实践的培训外,还应当有相关法规、相应岗位的职责、技能的培训,并定期评估培训的实际效果。

高风险操作区（如高活性、高毒性、传染性、高致敏性物料的生产区）的工作人员应当接受专门的培训。

4. 人员卫生　所有人员都应当接受卫生要求的培训，企业应当建立人员卫生操作规程并采取措施确保执行。最大限度地降低人员对药品生产造成污染的风险。生产区和质量控制区的人员应当正确理解相关的人员卫生操作规程。

企业应当对人员健康进行管理，并建立健康档案。直接接触药品的生产人员上岗前应当接受健康检查，以后每年至少进行一次健康检查。

企业应当采取适当措施，避免体表有伤口、患有传染病或其他可能污染药品疾病的人员从事直接接触药品的生产。

三、药品生产质量受权人管理

为进一步加强药品生产监督管理，规范药品生产秩序，确保药品生产质量，维护人民群众用药安全，2009 年 CFDA 决定在药品生产企业实行药品质量受权人制度。药品质量受权人制度是药品生产企业授权其药品质量管理人员对药品质量管理活动进行监督和管理，对药品生产的规则符合性和质量安全保证性进行内部审核，并由其承担药品放行责任的一项制度。实行药品质量受权人制度是强化药品生产企业内部质量管理机制，明确质量责任，提高企业质量管理水平的有效措施，也是进一步强化企业是质量第一责任人意识的有效手段。

（一）质量受权人资质

质量受权人应当至少具有药学或相关专业本科学历（或中级专业技术职称或执业药师资格），具有至少五年从事药品生产和质量管理的实践经验，从事过药品生产过程控制和质量检验工作。质量受权人应当具有必要的专业理论知识，并经过与产品放行有关的培训，方能独立履行其职责，并应主动参加所在地药品监督管理部门组织的各项培训，CFDA 统一编制培训教材并为各省局培训师资。

（二）质量受权人管理

药品质量受权人施行报告制度。血液制品类、疫苗类、注射剂类和重点监管特殊药品类药品生产企业应将确定的药品质量受权人的相关情况，向企业所在地省级食品药品监督管理部门报告。企业因故变更药品质量受权人的，应及时将变更情况及相关问题向报告部门予以说明。各省局应将企业提交的药品质量受权人情况报告纳入企业监管档案，作为日常监管的依据。

（三）质量受权人主要职责

参与企业质量体系建立、内部自检、外部质量审计、验证以及药品不良反应报告、产品召回等质量管理活动；承担产品放行的职责，确保每批已放行产品的生产、检验均符合相关法规、药品注册要求和质量标准；在产品放行前，质量受权人必须按照上述要求出具产品放行审核记录，并纳入批记录。

四、药品生产质量管理规范的认证管理

GMP 认证是药品监督管理部门依法对药品生产企业进行监督检查的一种手段，是对药品生产企业实施 GMP 的情况进行检查、评价并决定是否发给认证证书的监督管理过程。药品

GMP 认证的基本程序为：提出申请、进行初审、形式审查、技术审查、现场检查、审批与发证。

（一）GMP 认证组织机构

1. 国家级认证组织机构   CFDA 主管全国药品 GMP 认证管理工作。负责注射剂、放射性药品、特殊规定的生物制品的 GMP 认证和跟踪检查工作；负责进口药品 GMP 境外检查和国家或地区间药品 GMP 检查的协调工作。

2. 省级认证组织机构   省级药品监督管理部门负责本辖区内除注射剂、放射性药品、特殊规定的生物制品以外其他药品 GMP 认证和跟踪检查工作以及 CFDA 委托开展的药品 GMP 检查工作。省级以上药品监督管理部门设立的药品认证检查机构承担药品 GMP 认证申请的技术审查、现场检查、结果评定等工作。

负责药品 GMP 认证工作的药品认证检查机构应建立和完善质量管理体系，确保药品 GMP 认证工作质量。CFDA 负责对药品认证检查机构质量管理体系进行评估。

（二）GMP 认证的申请、受理与审查

1. GMP 认证的申请   新开办药品生产企业或药品生产企业新增生产范围、新建车间的，应当按照《药品管理法实施条例》的规定申请药品 GMP 认证。已取得《药品 GMP 证书》的药品生产企业应在证书有效期届满前 6 个月，重新申请药品 GMP 认证。药品生产企业改建、扩建车间或生产线的，应重新申请药品 GMP 认证。

申请药品 GMP 认证的生产企业，应按规定填写《药品 GMP 认证申请书》，并报送相关资料。企业认证范围属于注射剂、放射性药品、生物制品等药品 GMP 认证和跟踪检查工作、进口药品 GMP 境外检查和国家或地区间药品 GMP 检查的，企业经省级药品监督管理部门出具日常监督管理情况的审核意见后，将申请资料报 CFDA。

2. GMP 认证的受理与审查   省级以上药品监督管理部门对药品 GMP 申请书及相关资料进行初审、形式审查、技术审查，通过审查的，由省级药品监督管理部门组织认证。

（三）GMP 认证现场检查

药品认证检查机构完成申报资料技术审查后，应当制定现场检查工作方案，并组织实施现场检查。制定工作方案及实施现场检查工作时限为 40 个工作日。

现场检查实行组长负责制，检查组一般由不少于 3 名药品 GMP 检查员组成，从药品 GMP 检查员库中随机选取，并应遵循回避原则。检查员应熟悉和了解相应专业知识，必要时可聘请有关专家参加现场检查。申请企业所在地省级药品监督管理部门应选派一名药品监督管理工作人员作为观察员参与现场检查，并负责协调和联络与药品 GMP 现场检查有关的工作。

1. 首次会议   检查组应向申请企业出示药品 GMP 检查员证或其他证明文件，确认检查范围，告知检查纪律、注意事项以及企业权利，确定企业陪同人员。

2. 现场检查   检查组应严格按照现场检查方案实施检查，检查员应依据检查评定标准如实做好检查记录，必要时应予取证。

3. 综合评定   现场检查结束后，检查组应对现场检查情况进行分析汇总，并客观、公平、公正地对检查中发现的缺陷进行风险评定，撰写现场检查报告。分析汇总期间，企业陪同人员应回避。

4. 末次会议   在末次会议上向企业通报现场检查情况，被检查企业可安排有关人员参会。

被检查企业如对评定意见及检查发现的问题有不同意见，可做适当解释、说明。

检查中发现的不合格项目，须经检查组全体成员和被检查企业负责人签字，双方各执一份。如有不能达成共识的问题，检查组须做好记录，经检查组全体成员和被检查企业负责人签字，双方各执一份。

（四）GMP 认证审批与发证

现场检查报告、不合格项目、检查员记录、有异议问题的意见及相关证据材料在检查工作结束后 5 个工作日内报送药品监督管理部门，国家药品监督管理部门或省级药品监督管理部门在规定时限内，对检查组提交的药品 GMP 认证现场检查报告进行审批。符合认证检查标准的，报国家药品监督管理部门汇总。

药品认证检查机构完成综合评定后，应将评定结果予以公示，公示期为 10 个工作日。对公示内容有异议的，药品认证检查机构或报同级药品监督管理部门及时组织调查核实。调查期间，认证工作暂停。对公示内容无异议或对异议已有调查结果的，经药品监督管理部门审批，符合药品 GMP 要求的，向申请企业发放《药品 GMP 证书》和《药品 GMP 认证审批件》。

《药品 GMP 证书》有效期为 5 年。药品生产企业应在《药品 GMP 证书》有效期届满前 6 个月，重新申请药品 GMP 认证，药品监督管理部门应在《药品 GMP 证书》届满前做出审批决定。

（五）GMP 跟踪检查

药品监督管理部门应对持有《药品 GMP 证书》的药品生产企业组织进行跟踪检查。《药品 GMP 证书》有效期内至少进行一次跟踪检查。跟踪检查分为两种形式，即国家药品监督管理部门组织的飞行检查和省级药品监督管理部门组织的常规跟踪检查。

1. 飞行检查　药品 GMP 飞行检查是指药品监督管理部门根据监督管理需要随时对药品生产企业所实施的现场检查。2006 年原 SFDA 正式颁布了《药品 GMP 飞行检查暂行规定》，其主要内容包括以下几方面：

（1）检查性质和范围　CFDA 根据药品生产监督管理的需要组织实施飞行检查。飞行检查主要针对涉嫌违反药品 GMP 或有不良行为记录的药品生产企业。

（2）检查的特点　飞行检查较常规跟踪检查有五个突出的特点：①行动的保密性；②检查的突然性；③接待的绝缘性；④现场的灵活性；⑤记录的及时性。

（3）观察员的选派　飞行检查组一般由 2 ～ 3 名药品 GMP 检查员组成，根据检查工作需要可以邀请有关专家参加检查。被检查企业所在地省级药品监督管理局应选派药品监管人员担任观察员，协助检查组完成飞行检查工作。

（4）检查过程　CFDA 应适时将检查组到达时间通知被检查企业所在地省级食品药品监督管理局。检查组适时将被检查企业告知所在地省级食品药品监督管理局。检查组成员应到指定地点集中。检查组抵达被检查企业后，应向企业出示飞行检查书面通知，通报检查要求，检查组在现场检查过程中应注意及时取证，对不符合药品 GMP 的设施、设备、物料等实物和现场情况进行拍摄和记录，对相关文件资料等进行复印，对有关人员进行调查询问。必要时，通知当地药品监督管理部门依法采取相应措施。现场检查结束时，检查组应与被检查企业沟通检查情况，被检查企业负责人或相关负责人员应在药品 GMP 飞行检查缺陷项目表上签字；拒绝签字的，检查组应予注明。被检查企业对检查结果有异议的，应提交书面说明。检查组应及时撰写药品 GMP 飞行检查报告，详细描述发现的问题或核实的情况，并及时将药品 GMP 飞行检查报告、药品 GMP 飞行检查工作记录、药品 GMP 飞行检查缺陷项目表、企业的书面说明及相关证据资料上报 CFDA。

（5）处理结果　CFDA 对药品 GMP 飞行检查报告进行审核并做出处理决定。对未按照规定实施药品 GMP 的药品生产企业，责成企业所在地省级食品药品监督管理局依法进行处罚。对不符合药品 GMP 检查评定标准的，收回其相应剂型的《药品 GMP 证书》，并予以通报；对原认证检查、审批过程中存在的违规问题，予以调查处理。对收回《药品 GMP 证书》的药品生产企业，在其整改完成并提出复查申请后，由原发证机关组织复查，合格的，发还原《药品 GMP 证书》。

2. 常规跟踪检查

（1）跟踪检查的执行主体省级药品监督管理部门负责对本辖区内取得《药品 GMP 证书》的药品生产企业进行跟踪检查，要求制定年度跟踪检查计划、检查方案，并记录现场检查情况，跟踪检查情况应及时报国家药品监督管理部门。

被检查企业不符合药品 GMP 认证检查评定标准的，按《药品生产监督管理办法》的规定，收回相应剂型的《药品 GMP 证书》，并予以公告，同时，由企业所在地省级药品监督管理部门按照《药品管理法》及有关规定处理。

（2）重点检查事项省级药品监督管理部门对企业进行跟踪检查过程中，应重点检查上次认证不合格项目的整改情况；企业人员的变更情况；生产车间和设备的使用维护情况；空气净化系统、工艺用水系统的使用维护情况；认证以来所生产药品的批次、批量及检验情况；药品生产质量问题整改情况；委托生产的情况以及再验证情况。

第三节　药品生产监督管理

药品生产监督管理是指国家药品监督管理部门依法对药品生产条件和生产过程进行审查、许可、监督检查等管理活动。2004 年 8 月，原 CFDA 颁布《药品生产监督管理办法》（局令第 14 号），对药品生产企业的申请与审批、药品生产许可证管理、药品委托生产和药品生产企业监督检查进行规范管理。

一、药品生产企业的监督管理

我国对药品生产企业实行药品生产许可证制度。《药品管理法》规定，开办药品生产企业，须经企业所在地省级药品监督管理部门批准并发给《药品生产许可证》，凭《药品生产许可证》到工商行政管理部门办理登记注册。无《药品生产许可证》的不得生产药品。

（一）开办药品生产企业的申请与审批

1. 申请　新开办药品生产企业，应当向拟办企业所在地省级药品监督管理部门提出申请，并提交相应材料。申请人应对其申请材料全部内容的真实性负责。

新开办药品生产企业、药品生产企业新建药品生产车间或者新增生产剂型的，应当自取得药品生产证明文件或者经批准正式生产之日起 30 日内，按照 CFDA 的规定向相应的药品监督管理部门申请 GMP 认证。

2. 审批　省级药品监督管理部门是新开办药品生产企业（车间）审批主体。省级药品监督管理部门应当自收到申请之日起 30 个工作日内，应根据不同情况做出决定。经审查符合规定的，予以批准，并自书面批准决定做出之日起 10 个工作日内核发《药品生产许可证》；不符合规定的，做出不予批准的书面决定，并说明理由，同时告知申请人享有依法申请行政复议或者提起行政诉讼的权利。

药品生产企业（车间）的申请与审批程序流程见图 6-1。

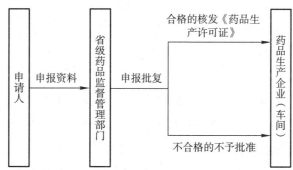

图 6-1　药品生产企业（车间）的申请与审批流程

（二）《药品生产许可证》的管理

《药品生产许可证》分正本和副本，正本、副本具有同等法律效力，有效期为 5 年。《药品生产许可证》由 CFDA 统一印制，应当载明许可证编号、企业名称、法定代表人、企业负责人、企业类型、注册地址、生产地址、生产范围、发证机关、发证日期、有效期限等项目。其中由药品监督管理部门核准的许可事项为企业负责人、生产范围、生产地址。企业名称、法定代表人、注册地址、企业类型等项目应当与工商行政管理部门核发的营业执照中载明的相关内容一致。

1.《药品生产许可证》的变更　《药品生产许可证》变更分为许可事项变更和登记事项变更。变更"企业生产范围、生产地址、企业负责人"的属于许可事项变更；变更"企业名称、企业类型、法定代表人、注册地址"的属于登记事项变更。

（1）许可事项变更应当在原许可事项发生变更 30 日前，向原发证机关提出《药品生产许可证》变更申请。原发证机关应当自收到企业变更申请之日起 15 个工作日内做出是否准予变更的决定。不予变更的，应当书面说明理由，企业不得擅自变更许可事项。药品生产企业依法办理《药品生产许可证》许可事项的变更手续后，应当及时向工商行政管理部门办理企业注册登记的变更手续。

（2）登记事项变更应当在工商行政管理部门核准变更后 30 日内，向原发证机关申请《药品生产许可证》变更登记。原发证机关应当自收到企业变更申请之日起 15 个工作日内办理变更手续。《药品生产许可证》变更后，原发证机关应当在《药品生产许可证》副本上记录变更的内容和时间，并按照变更后的内容重新核发《药品生产许可证》正本，收回原《药品生产许可证》正本，变更后的《药品生产许可证》有效期不变。

2.《药品生产许可证》的换发、补发与撤销

（1）《药品生产许可证》的换发　许可证有效期届满，需要继续生产药品的，药品生产企业应当在有效期届满前 6 个月，向原发证机关申请换发《药品生产许可证》。

原发证机关结合企业遵守法律法规、GMP 和质量体系运行情况，按照规定对药品生产企业开办的程序和要求进行审查，在《药品生产许可证》有效期届满前做出是否准予其换证的决定。符合规定准予换证的，收回原证，换发新证；不符合规定的，做出不予换证的书面决定，并说明理由，同时告知申请人享有依法申请行政复议或者提起行政诉讼的权利；逾期未做出决定的，视为同意换证，并予补办相应手续。

（2）《药品生产许可证》的补发　许可证遗失的，药品生产企业应当立即向原发证机关申请补发，并在原发证机关指定的媒体上登载遗失声明。原发证机关在企业登载遗失声明之日起满 1 个月后，按照原核准事项在 10 个工作日内补发《药品生产许可证》。

（3）《药品生产许可证》的撤销　药品生产企业终止生产药品或者关闭的，由原发证机关缴销《药品生产许可证》，并通知工商行政管理部门。

（三）监督检查

1. 监督检查部门　省级药品监督管理部门负责本行政区域内药品生产企业的监督检查工作，应当建立实施监督检查的运行机制和管理制度，明确设区的市级药品监督管理机构和县级药品监督管理机构的监督检查职责。CFDA 可以直接对药品生产企业进行监督检查，并对省级药品监督管理部门的监督检查工作及其认证通过的生产企业 GMP 的实施及认证情况进行监督和抽查。县级以上地方药品监督管理部门应当在法律、法规、规章赋予的权限内，建立本行政区域内药品生产企业的监管档案。

个人和组织发现药品生产企业进行违法生产的活动，有权向药品监督管理部门举报，药品监督管理部门应当及时核实、处理。

2. 监督检查内容　监督检查的主要内容是药品生产企业执行有关法律、法规及实施《药品生产质量管理规范》的情况，监督检查包括《药品生产许可证》换发的现场检查、GMP 跟踪检查、日常监督检查等。

各级药品监督管理部门组织监督检查时，应当制订检查方案，明确检查标准，如实记录现场检查情况，检查结果应当以书面形式告知被检查单位。需要整改的应当提出整改内容及整改期限，并实施跟踪检查。

在进行监督检查时，药品监督管理部门应当指派两名以上检查人员实施监督检查，检查人员应当向被检查单位出示执法证明文件。药品监督管理部门工作人员对知悉的企业技术秘密和业务秘密应当保密。不得妨碍药品生产企业的正常生产活动，不得索取或者收受药品生产企业的财物，不得谋取其他利益。药品生产企业应当提供有关情况和相关材料。

监督检查完成后，药品监督管理部门在《药品生产许可证》副本上载明检查情况。

药品生产企业质量负责人、生产负责人发生变更的，应当在变更后 15 日内将变更人员简历及学历证明等有关情况报所在地省级药品监督管理部门备案。

药品生产企业的关键生产设施等条件与现状发生变化的，应当自发生变化 30 日内报所在地省级药品监督管理部门备案，省级药品监督管理部门根据需要进行检查。

药品生产企业发生重大药品质量事故的，必须立即报告所在地省级药品监督管理部门和有关部门，省级药品监督管理部门应当在 24 小时内报告 CFDA。

（四）法律责任

1. 申请人不实　申请人隐瞒有关情况或者提供虚假材料申请《药品生产许可证》的，省级药品监督管理部门不予受理或者不予批准，并给予警告，且在 1 年内不受理其申请。

申请人提供虚假材料或者采取其他欺骗手段取得《药品生产许可证》的，省级药品监督管理部门予以吊销《药品生产许可证》，且在 5 年内不受理其申请，并处 1 万元以上 3 万元以下的罚款。

2. 无许可证生产药品 未取得《药品生产许可证》生产药品的、未经批准擅自委托或者接受委托生产药品的、未按相关要求实施 GMP 认证的，依照《药品管理法》相关规定给予相关责任方处罚。

3. GMP 不达标 经监督检查（包括跟踪检查、监督抽查），认定药品生产企业达不到 GMP 评定标准的，原认证机关应当根据检查结果收回其 GMP 证书。

4. 药品生产企业有下列情形之一的 由所在地省级药品监督管理部门给予警告，责令限期改正；逾期不改正的，可以处 5000 元以上 1 万元以下的罚款：

（1）未按照规定办理《药品生产许可证》登记事项变更的。

（2）接受境外制药厂商委托在中国境内加工药品，未按照规定进行备案的。

（3）企业质量负责人、生产负责人发生变更，未按照规定报告的。

（4）企业的关键生产设施等条件与现状发生变化，未按照规定进行备案的。

（5）发生重大药品质量事故未按照规定报告的。

（6）监督检查时，隐瞒有关情况、提供虚假材料或者拒不提供相关材料的。

5. 监管者的法律责任 药品监督管理部门违反规定，对不符合 GMP 要求的企业发给认证证书或者对取得认证证书的企业未按照规定履行跟踪检查的职责，对不符合认证条件的企业未依法责令其改正，对不符合法定条件的单位发给《药品生产许可证》的，按照《药品管理法》追究责任。

二、药品生产组织的管理

药品生产组织管理是针对药品生产过程和体系的管理活动，包括生产组织、生产计划、产品标准、劳动定员、经济测算等内容，涉及人员、原材料、生产工艺、生产环境、劳动保护等因素。药品生产质量管理是以确保药品质量所必须的全部职能和活动作为对象进行的管理活动。企业必须建立质量管理和质量检验机构，对产品质量负责，对药品生产中的质量管理方面所出现的问题能够做出正确的判断和处理。

（一）生产质量管理机构

负责生产全过程的质量管理，负责制订保证药品质量管理（包括技术标准、产品标准和卫生标准等）的各项规章制度，包括工艺规程、验证规程、管理标准、各项卫生要求等管理制度；并负责实施日常监督检查，要求做到实施标准时都要有相应的原始记录和凭证。

生产质量管理类似质量保证，通过其管理活动的实施，药品生产工序和现场得到良好的监督管理，从而强化内部管理，保障药品生产质量。

（二）药品质量检验机构

负责对生产药品的原辅材料、中间产品、环境状况、空气洁净度等级、水质情况等进行测试和监控，药品出厂前质量检验，符合法定标准后的产品放行等。

药品质量检验类似质量控制的职责，工作主要包括原材料检测、中间产品检查、成品质量检测等内容。国家药品监督管理部门要求药品生产企业需具备能够进行产品检测的相应场地和检验设施，并配备适宜的人员。

三、药品委托生产的管理

药品委托生产，是已取得药品批准文号的企业，委托其他药品生产企业生产该药品的行为。《药品委托生产批件》有效期不得超过 2 年，且不得超过该药品批准证明文件规定的有效期限。为确保委托生产产品的质量和委托检验的准确性和可靠性，委托方和受托方必须签订书面合同，明确规定各方责任、委托生产或委托检验的内容及相关的技术事项。

（一）委托方要求

委托方应当是取得该药品批准文号的药品生产企业，委托生产的药品批准文号不变。委托方负责委托生产药品的质量和销售。委托方应当对受托方的生产条件、生产技术水平和质量管理状况进行详细考查，确认其有顺利完成委托工作能力。应当向受托方提供委托生产药品的技术和质量文件，对生产全过程进行指导和监督；应当确保物料和产品符合相应的质量标准。

（二）受托方要求

药品委托生产的受托方应当是持有与生产该药品的生产条件相适应的 GMP 认证证书的药品生产企业。受托方必须具备足够的厂房、设备、知识和经验以及人员，满足委托方所委托的生产工作的要求。应当确保所收到委托方提供的物料、中间产品和待包装产品适用于预定用途。受托方不得从事对委托生产的产品质量有不利影响的活动。

（三）合同要求

1. 委托生产药品的双方应当签署合同，合同应当详细规定各自的产品生产和控制职责。委托生产的各项工作必须符合药品生产许可和药品注册的有关要求并经双方同意。

2. 合同应当详细规定质量受权人批准放行每批药品的程序，确保每批产品都已按照药品注册的要求完成生产和检验。

3. 合同应当规定由受托方保存的生产、检验和发运记录及样品，委托方应当能够随时调阅或检查；出现投诉、怀疑产品有质量缺陷或召回时，委托方应当能够方便地查阅所有与评价产品质量相关的记录。委托检验合同应当明确受托方有义务接受药品监督管理部门检查。

（四）药品委托生产申请与审批的相关规定

《药品生产监督管理办法》按照药品类别，规定了不同类别药品委托生产的受理、审批规定和权限，详见表 6-3。

表 6-3   不同类别药品委托生产受理和审批的规定

药品类别和项目	委托生产受理与审批规定
疫苗制品、血液制品以及国家食品药品监督管理总局规定的其他药品	不得委托生产
麻醉药品、精神药品、医疗用毒性药品、放射性药品、药品类易制毒化学品	按照有关法律法规规定办理
注射剂、生物制品（不含疫苗制品、血液制品）和跨省、自治区、直辖市的药品委托生产	CFDA 负责受理和审批
其他药品	所在地省级药品监督管理部门负责受理和审批

四、药品风险评估与药品召回

（一）药品风险评估

2010 年修订的《药品生产质量管理规范》提出了"质量受权人制度""变更控制""纠偏处理"和"质量风险管理"等内容，强调药品生产质量管理的风险管理。从风险管理的角度，对药品生产条件和生产过程进行审查、许可乃至监督检查等管理活动，根本目标是要在药品规模化生产的情况下，保障药品质量的内在均一性，从而消除因为生产环节的原因影响药品均一性的风险因素。

1. 药品风险管理流程　药品风险管理贯穿药品整个生命周期，包括药品研究过程中的疗效（适应证）风险控制、药品安全性风险控制、生产过程风险控制和流通过程风险控制等方面的内容，都与药品安全、有效息息相关。通常药品生产质量风险管理包括风险识别、风险评估、风险控制、风险回顾等过程。

2. 药品生产质量风险管理的内容

（1）风险识别　药品生产质量的风险识别，一是通过对产品历史数据、关键工艺、专家观点和客户事件的分析，对风险步骤的严重性、发生概率和检测概率进行汇总分析；二是要求企业关注生产的各个环节，对可能出现质量问题的过程高度重视，敏锐地发觉药品生产质量的安全隐患。

（2）风险评估　对识别的风险进行量化测评，评估该风险给药品生产企业带来的影响或损失的可能程度。结合企业内部可以承受的水平，确定每一个风险步骤的风险水平，进而确定其风险等级，为风险控制提供可靠地资料。

（3）风险控制　采取各种措施减小风险事件发生的可能性，或者把可能的损失控制在一定的范围内，以避免在风险事件发生时带来的难以承担的损失。风险控制的基本方法有风险回避、损失控制、风险转移和风险保留。

（4）风险回顾　药品生产企业应建立风险回顾制度，对产品各项指标控制情况进行回顾分析，总结偏差特点和趋势，建立风险降低的改进计划。在法律法规及技术要求发生变更、工艺和关键设备设施发生变更以及企业的管理层、客户提出对质量管理更高的要求时，需对生产管理进行风险再评价。

（二）中国药品召回概述

1. 药品召回的定义　药品召回是指药品生产企业，包括进口药品的境外制药厂商，按照规定程序收回已上市销售的存在安全隐患的药品。安全隐患，是指由于研发、生产等原因可能使药品具有的危及人体健康和生命安全的不合理危险。已经确认为假药劣药的，不适用召回程序。

为加强药品安全监管，保障公众用药安全，CFDA 于 2007 年 12 月 10 日颁布实施了我国的《药品召回管理办法》。

2. 药品召回的分类　从各国召回制度的实践看，按照召回是否出于企业自愿，药品召回制度可分为两类：主动召回和责令召回。

主动召回是指在没有法律强制性规定的情况下，由召回企业出于自愿发起并实施的召回。

责令召回是指药品监督管理部门经过调查评估，认为存在安全隐患，药品生产企业应当召回药品而未主动召回的，责令药品生产企业召回药品。

药品生产企业应当按照规定建立和完善药品召回制度，收集药品安全的相关信息，对可能具有安全隐患的药品进行调查、评估，召回存在安全隐患的药品。药品经营企业、使用单位应当协助药品生产企业履行召回义务，按照召回计划的要求及时传达、反馈药品召回信息，控制和收回存在安全隐患的药品。

3. 药品召回分级   根据药品安全隐患的严重程度，药品召回分为三级召回：①一级召回：使用该药品可能引起严重健康危害的；②二级召回：使用该药品可能引起暂时的或者可逆的健康危害的；③三级召回：使用该药品一般不会引起健康危害，但由于其他原因需要收回的。

药品生产企业应当根据召回分级与药品销售和使用情况，科学设计药品召回计划并组织实施。

4. 药品召回的实施   药品生产企业应当对收集的信息进行分析，对可能存在安全隐患的药品按照要求进行调查评估，发现药品存在安全隐患的，应当决定召回。进口药品的境外制药厂商在境外实施药品召回的，应当及时报告 CFDA；在境内进行召回的，由进口单位按照规定负责具体实施。

药品生产企业在做出药品召回决定后，应当制定召回计划并组织实施，一级召回在 24 小时内，二级召回在 48 小时内，三级召回在 72 小时内，通知到有关药品经营企业、使用单位停止销售和使用，同时向所在地省级药品监督管理部门报告。

药品生产企业在启动药品召回后，一级召回在 1 日内，二级召回在 3 日内，三级召回在 7 日内，应当将调查评估报告和召回计划提交给所在地省级药品监督管理部门备案。省级药品监督管理部门应当将收到一级药品召回的调查评估报告和召回计划报告 CFDA。

调查评估报告应当包括以下内容：①召回药品的具体情况，包括名称、批次等基本信息；②实施召回的原因；③调查评估结果；④召回分级。

召回计划应当包括以下内容：①药品生产销售情况及拟召回的数量；②召回措施的具体内容，包括实施的组织、范围和时限等；③召回信息的公布途径与范围；④召回的预期效果；⑤药品召回后的处理措施；⑥联系人的姓名及联系方式。

药品生产企业在实施召回的过程中，一级召回每日，二级召回每 3 日，三级召回每 7 日，向所在地省级药品监督管理部门报告药品召回进展情况。

药品生产企业在召回完成后，应当对召回效果进行评价，向所在地省级药品监督管理部门提交药品召回总结报告。

省级药品监督管理部门应当自收到总结报告之日起 10 日内对报告进行审查，并对召回效果进行评价，必要时组织专家进行审查和评价。审查和评价结论应当以书面形式通知药品生产企业。经过审查和评价，认为召回不彻底或者需要采取更为有效措施的，药品监督管理部门应当要求药品生产企业重新召回或者扩大召回范围。

5. 法律责任

①药品监督管理部门确认药品生产企业因违反法律、法规、规章规定造成上市药品存在安全隐患，依法应当给予行政处罚，但该企业已经采取召回措施主动消除或者减轻危害后果的，依照《行政处罚法》的规定从轻或者减轻处罚；违法行为轻微并及时纠正，没有造成危害后果的，不予处罚。

药品生产企业召回药品的，不免除其依法应当承担的其他法律责任。

②药品生产企业违反本办法规定，发现药品存在安全隐患而不主动召回药品的，责令召回药品，并处应召回药品货值金额 3 倍的罚款；造成严重后果的，由原发证部门撤销药品批准证明文件，直至吊销《药品生产许可证》。

③药品生产企业拒绝召回药品的，处应召回药品货值金额 3 倍的罚款；造成严重后果的，由原发证部门撤销药品批准证明文件，直至吊销《药品生产许可证》。

④药品生产企业未在规定时间内通知药品经营企业、使用单位停止销售和使用需召回药品的，予以警告，责令限期改正，并处 3 万元以下罚款。

⑤药品生产企业未按照药品监督管理部门要求采取改正措施或者召回药品的，予以警告，责令限期改正，并处 3 万元以下罚款。

⑥药品生产企业对召回药品的处理没有详细的记录，没有向药品生产企业所在地省、自治区、直辖市药品监督管理部门报告；必须销毁的药品，在没有药品监督管理部门监督下销毁的，予以警告，责令限期改正，并处 3 万元以下罚款。

⑦药品生产企业有下列情形之一的，予以警告，责令限期改正；逾期未改正的，处 2 万元以下罚款：未按本办法规定建立药品召回制度、药品质量保证体系与药品不良反应监测系统的；拒绝协助药品监督管理部门开展调查的；未按照本办法规定提交药品召回的调查评估报告和召回计划、药品召回进展情况和总结报告的；变更召回计划，未报药品监督管理部门备案的。

⑧药品经营企业、使用单位发现其经营、使用的药品存在安全隐患，没有立即停止销售或者使用该药品、通知药品生产企业或者供货商并向药品监督管理部门报告的，责令停止销售和使用，并处 1000 元以上 5 万元以下罚款；造成严重后果的，由原发证部门吊销《药品经营许可证》或者其他许可证。

⑨药品经营企业、使用单位拒绝配合药品生产企业或者药品监督管理部门开展有关药品安全隐患调查、拒绝协助药品生产企业召回药品的，予以警告，责令改正，可以并处 2 万元以下罚款。

⑩药品监督管理部门及其工作人员不履行职责或者滥用职权的，按照有关法律、法规规定予以处理。

【课后案例】

"×××静注人免疫球蛋白"案

2007 年 1 月初，北京的两名病人在注射了 ××× 静注人免疫球蛋白之后，被检查出丙肝抗体呈阳性。这一情况被迅速汇报到了卫生部和国家食品药品监督管理局。事件发生后，国务院领导高度重视，有关部门立即成立联合调查组进行调查。调查发现，××× 公司的批生产记录与销售数量不相符，销售数量大于批生产记录的数量，存在套用生产批号的问题。由于无法确认批生产原始记录，因此，就无法确认整个药品生产过程的安全性、合法性，也无从认定最后的成品是否安全、是否合格。调查还发现，该公司在新厂区未取得 GMP 证书时，就违反规定生产和销售药品。

1 月 23 日，卫生部、国家食品药品监督管理局通报了对 ××× 药业有限公司违规生产的调查，现初步查明，×××药业有限公司在生产静注人免疫球蛋白的过程中存在违规行为，并在临床应用中发现该企业的部分产品导致患者出现丙肝抗体呈阳性，经专家证论，这与该企业的涉嫌产品存在关联性。目前，×××药业有限公司因涉嫌违规生产，已被国家食品药品监督管理局收回其《药品GMP证书》，并通知各地"暂停销售和使用×××药业有限公司生产的静注人免疫球蛋白"。

【思考】

请根据本章所学内容，说明上述事件反映出企业通过GMP认证后，在实施GMP过程中还存在哪些问题？

【思考题】

1. CFDA在GMP认证工作中负有哪些责任？

2. 药品生产企业各类人员素质要求是什么？

3. 调查评估报告应当包括哪些内容？

4. 药品召回的定义及分级是什么？

5. 药品委托生产中受托方的要求有哪些？

6. GMP认证组织机构有哪些？职能分别是什么？

第七章 药品流通管理

【学习目标】

1. 掌握：药品流通的概念、特点，药品经营准入管理，药品流通监督管理办法。
2. 熟悉：药品经营质量管理规范及其认证管理，新修订 GSP 的特点与主要内容。
3. 了解：药品电子商务管理，药品物流管理。

【引导案例】

药品批发企业违法经营问题的通告

2014 年 CFDA 飞行检查发现，长春市两制药企业存在违法销售含可待因复方口服溶液致该药品流入非法渠道问题，要求吉林省食品药品监督管理局吊销两企业《药品经营许可证》。吉林省食品药品监督管理局只给予一般性处罚。在近期的飞行检查中再次发现上述两企业存在严重违法行为。而在两次违法行为被发现期间，企业通过欺骗手段获取新修订的《药品经营质量管理规范认证证书》。一方面企业持续违法经营，屡查屡犯，情节极其严重；另一方面，也暴露出我们监管方面的漏洞，进行药品 GSP 认证把关不严，对违法行为未能按照要求严肃查处，对企业持续违法经营未能及时发现，教训极其深刻。吉林省食品药品监督管理局要对上述问题认真分析，深刻检查，吸取教训，加强监管工作，杜绝此类问题再次发生。（资料来源：CFDA 关于严格执行《药品经营质量管理规范》加强药品批发企业监督检查工作的通知【食药监药化监〔2015〕34 号】）

【思考】

如何识别非法渠道药品购销行为？

第一节 药品流通概述

一、商品流通及商品流通企业

市场交换的核心是商品流通，商品在交易对手之间的交换就构成了商品流通。通常认为，商品流通是指商品或服务从生产领域向消费领域转移的过程。在商品流通的过程中，商品－货币形态不断转换，并伴随相应的商品所有权的转让和商品实物的空间位置移动。一般而言，商品在交易活动中涉及价值形态变化及所有权的转移，是商品的价值转换，也称为商流，而商品在空间的位置移动或停留，是商品流动的过程，也称为物流。

商品或服务从生产商转移到消费市场的过程，包括物品、信息转移的过程，通常认为商品

NOTE

流通不仅包括物品流、信息流，还包括伴随流通过程的社会商业机构（批发商与零售商）、市场公允交易等体系。

（一）商品流通过程

购进－储存－销售是商品流通的基本过程，期间伴随购进业务发生、商品存储期间养护、销售商品陈列展示以及销售结算和售后服务等环节。商品购进业务需要对购进商品进行合规性考察；商品储存需要按照不同商品的性质进行养护，以保证商品储存期间的质量不会发生重大的改变，并需要采取有效的措施减少储存环节的商品损耗，销售环节的商品陈列和展示以及售后服务则是为了更好地促进商品的销售。

（二）商品流通渠道

按照商品流通的层级，商品流通渠道分为直接渠道和间接渠道。

1. 直接渠道　商品从生产者直接到达消费者，没有经过中间商业环节，生产者即销售商，而消费者直接从生产者购进商品，这就构成了商品流通的直接渠道。

商品流通直接渠道与物流的发展程度和信息发布的便利性密切相关。通常认为早期的商品生产必然从生产者直接到达消费者，其销售范围较小。受制于物流和信息发布，生产者为扩大销售范围，委托中间商来完成商品流通。今天，随着物流技术和信息技术的充分发展，直接渠道再次回到人们的视野。

2. 间接渠道　间接渠道是生产商委托中间商进行销售的商品流通方式。随着社会化分工的发展，生产者在扩大商品生产销售规模的过程中，专业化的商品流通经营者起到了越来越重要的作用。

按照商品流通的层级，间接渠道可以分为：

一级渠道：即生产者－零售商－消费者。

二级渠道：即生产者－批发商－零售商－消费者。

三级渠道：即生产者－代理商－批发商－零售商－消费者。

多级渠道：即生成者－产地批发商－中转批发商－销售市场批发商－消费者。

商品流通直接渠道和间接渠道共同构成了商品流通的市场渠道体系，流通市场渠道内部分工合作，是市场经济正常运转的重要条件。

（三）商品流通企业

商品流通企业是指在市场经济体系中，以赢利为目的，组织商品购销活动的法人机构。商品流通企业在商品流通过程中，其经济活动的主要内容是进行商品的购进、销售、调拨和储存，将商品从生产领域转移到消费领域，并获取经营利润。

流通企业与其他企业相比较，通常具有以下特点：①商品资产在企业总资产中占较大的比例，是企业管理的重点；②其经营活动主要表现为商品购销活动。

按照流通企业的经营方式，可以将流通企业分为批发企业、零售企业、连锁经营企业、分销企业等。

二、药品流通及药品流通渠道

尽管药品是特殊商品，其生产流通具有一定的特殊性，但与其他商品一样，药品从生产者到达消费者大多是借助市场的力量。

（一）药品流通的概念

药品流通是指药品从生产企业到药品批发企业，再到药品零售企业或医疗机构，最终到用药者手中的全过程，该过程经历储存、运输、贮藏、销售等环节。流通过程中的各个环节必须依据相关的法律规章的要求，对药品的质量进行控制，以保证药品在流通过程中的质量安全。

药品品种、规格、批次很多，对流通过程中药品的分类储存，准确无误并及时分发，都带来较大的难度。药品广告宣传管理规范内容要求高，需要审批，虚假、误导的药品广告将产生影响人们生命健康的严重后果。

（二）药品流通渠道

1. 药品流通渠道定义　药品流通渠道又称为药品销售渠道，是指药品从生产者转移到消费者手中所经过的途径。在商品生产条件下，药品生产企业生产的药品，不是为了自己消费，而是为了满足医疗保健市场的需要。只有通过流通过程，通过市场，才能实现价值，保证药品生产企业再生产过程顺利进行。由于现代化社会商品经济的发展，药品销售渠道已成为沟通生产者和消费者需要的必不可少的纽带。

2. 药品流通渠道分类　按照不同的类型，可将药品流通渠道进行不同的分类。

（1）流通企业的主体性质　按照流通企业的主体性质划分，药品流通渠道有四种类型：第一种是药品生产企业自己的销售体系，只能经销本企业生产的产品，不得销售其他企业的产品，不得从事药品批发业务；第二种是独立的销售系统，如医药批发公司和社会药房，它们在法律上和经济上是具有独立法人资格的经济组织；第三种是没有独立法人资格，经济上由医疗机构统一管理的医疗机构药房；第四种销售渠道是医药代理商，它们在法律上是独立的，经济上通过合同形式受企业约束。

（2）流通企业的经营方式　按照流通企业的经营方式，药品流通渠道有四种类型：第一种是药品直营式渠道，也称直销渠道，是指生产企业将自己的产品直接销售给零售商的经营方式，这些零售商包括零售药店、零售连锁企业、医院社会药房、诊所等；第二种是药品批发渠道，是指生产企业将自己生产的药品销售给批发企业，再经由批发企业将药品分销给零售企业的经营方式，按照不同的层级，还可进一步划分为一级批发企业、二级批发企业、三级批发企业，也可按照不同的经营范围分为区域批发企业、连锁批发企业；第三种是药品代理渠道，是指药品生产企业委托代理商进行药品销售的经营方式，按照委托区域，可分为全国总代理、区域总代理，也可分为独家代理、区域分销；第四种是药品网络渠道，是指流通企业通过互联网直接将药品销售给消费者的经营方式，互联网对信息传递的便利性再加上物流配送技术的新发展对这一渠道的发展起到了较好的促进作用。

三、药品流通企业发展历史

（一）计划经济时期（20世纪50年代初～20世纪70年代末）

我国传统医药站始建于20世纪50年代初，当时药品紧缺，产品供不应求，实行的是计划经济。国家出于宏观调控、合理分配药品资源的目的，在北京、广州、上海、天津和沈阳五个制药企业相对集中的中心城市成立了一级药品采购供应站，并直属当时全国医药商业行政主管单位——中国医药公司管理。同时在其他省会城市、地级市和县市设立二级或三级批发站，药品供应的唯一渠道就是通过各级医药站层层下达指标、层层调拨。

（二）改革开放初期（20 世纪 80 年代初～20 世纪 90 年代末）

中国开始从计划经济向市场经济转型，特别是到了 20 世纪 90 年代，医药商业管理体制发生了一系列深刻的变化。购销政策放开，企业自主权扩大，逐步形成了一个开放式、多渠道、少环节和跨地区、跨层次收购供应的市场格局。政策的放开使得流通领域的企业迅速增加，医药产业的利润吸引了一些贸易公司和其他行业的企业也加入到药品批发企业行列中，原国有医药企业的集体化和个人化对国有医药站的冲击很大，当时全国医药批发企业由计划经济时代的 2000 家迅速发展到 17000 余家，流通领域内的无序竞争和过度竞争使整个医药行业面临困境。

（三）规范化时期（进入 21 世纪）

2000 年以后，医药市场化的进程加快，医药市场成为了真正的买方市场，根据国家食品药品监督管理总局统计年报资料（2014 年），全国共有《药品经营许可证》持证企业 452460 家，其中法人批发企业 11632 家，非法人批发企业 1642 家；零售连锁企业 4266 家，零售连锁企业门店 171431 家；零售单体药店 263489 家。

四、药品流通渠道的监管措施

我国对药品渠道实现许可准入和分类管理的监督管理，并针对药品流通领域的监督管理制定了一系列的监管法律、法规、行为规范。

（一）药品经营许可制度

2015 年 4 月 24 日发布的《中华人民共和国药品管理法》第十四条规定，开办药品批发企业，须经企业所在地省、自治区、直辖市人民政府药品监督管理部门批准并发给《药品经营许可证》；开办药品零售企业，须经企业所在地县级以上地方药品监督管理部门批准并发给《药品经营许可证》。无《药品经营许可证》的，不得经营药品。《药品经营许可证》应当标明有效期和经营范围，到期重新审查发证。

针对药品经营许可管理，国家食品药品监督管理总局还制定了《药品经营许可证管理办法》（局令第 6 号，2004）、《药品流通监督管理办法》（局令第 26 号，2007）等相关配套法规。

（二）药品经营分类管理

药品流通过程的分类管理包括药品分类管理和药品经营企业分类管理。按照《处方药与非处方药分类管理办法》的要求，药品流通经营严格按照处方药、非处方药分类管理，经营范围按照甲类非处方药、乙类非处方药分类管理。

药品经营分类管理还包括对药品经营企业的准入、设置标准、行为规范按照药品批发企业和药品零售企业的经营方式进行分类管理。

（三）执业药师制度

为保证药品销售环节的药品安全和合理用药，我国在药品流通领域实施严格的执业药师制度。《药品经营许可证管理办法》（局令第 6 号，2004）第二章申领《药品经营许可证》的条件规定，开办药品批发企业应具有与经营规模相适应的一定数量的执业药师，质量管理负责人具有大学以上学历，且必须是执业药师；开办药品零售企业经营处方药、甲类非处方药的药品零售企业，必须配有执业药师或者其他依法经过资格认定的药学技术人员。

（四）强制的经营企业行为规范

按照《药品经营许可证管理办法》（局令第 6 号，2004）要求，申领药品经营许可证具有符合《药品经营质量管理规范》对药品营业场所及辅助、办公用房以及仓库管理、仓库内药品质量安全保障和进出库、在库储存与养护方面的条件。

第二节　药品经营许可与流通监管

一、药品经营许可证制度

《药品管理法》第十四条规定，"国家对药品经营企业实行许可证制度"，并对申请药品经营企业的程序做了规定："开办药品批发企业，须经企业所在地省、自治区、直辖市人民政府药品监督管理部门批准并发给《药品经营许可证》；开办药品零售企业，须经企业所在地县级以上地方药品监督管理部门批准并发给《药品经营许可证》，凭《药品经营许可证》到工商行政管理部门办理登记注册。无《药品经营许可证》的，不得经营药品。"

《药品经营许可证管理办法》共6章34条，凡属药品经营许可证发证、换证、变更及监督管理范畴的均适用。

（一）药品经营许可的监督管理

1. 药品经营许可监督管理部门　国家食品药品监督管理总局主管全国药品经营许可的监督管理工作。省、自治区、直辖市（食品）药品监督管理部门负责本辖区内药品批发企业《药品经营许可证》发证、换证、变更和日常监督管理工作，并指导和监督下级药品监督管理机构开展《药品经营许可证》的监督管理工作。设区的市级药品监督管理机构或省、自治区、直辖市药品监督管理部门直接设置的县级药品监督管理机构负责本辖区内药品零售企业《药品经营许可证》发证、换证、变更和日常监督管理等工作。

2.《药品经营许可证》的管理　《药品经营许可证》包括正本和副本。正本、副本具有同等法律效力。《药品经营许可证》正本、副本式样、编号方法，由国家食品药品监督管理总局统一制定。《药品经营许可证》的正本置于企业经营场所的醒目位置。《药品经营许可证》应当载明企业名称、法定代表人或企业负责人姓名、经营方式、经营范围、注册地址、仓库地址、《药品经营许可证》证号、流水号、发证机关、发证日期、有效期限等项目。

（二）申领《药品经营许可证》的程序和条件

1. 药品批发企业《药品经营许可证》的申领条件　开办药品批发企业，应符合省、自治区、直辖市药品批发企业合理布局的要求，并符合以下设置标准：

（1）具有保证所经营药品质量的规章制度。

（2）企业、企业法定代表人或企业负责人、质量管理负责人无违反《药品管理法》规定的情形。

（3）具有与经营规模相适应的一定数量的执业药师。质量管理负责人具有大学以上学历，且必须是执业药师。

（4）具有能够保证药品储存质量要求的、与其经营品种和规模相适应的常温库、阴凉库、冷库。

（5）具有独立的计算机管理信息系统，能覆盖企业内药品的购进、储存、销售以及经营和质量控制的全过程。

（6）具有符合《药品经营质量管理规范》对药品营业场所及辅助、办公用房以及仓库管理、仓库内药品质量安全保障和进出库、在库储存与养护方面的条件。

2. 药品零售企业《药品经营许可证》的申领条件　开办药品零售企业，应符合当地常住人口数量、地域、交通状况和实际需要的要求，符合方便群众购药的原则，并符合以下设置规定：

（1）具有保证所经营药品质量的规章制度。

（2）具有依法经过资格认定的药学技术人员；经营处方药、甲类非处方药的药品零售企业，必须配有执业药师或者其他依法经过资格认定的药学技术人员。

（3）企业、企业法定代表人、企业负责人、质量负责人无违反《药品管理法》规定情形的。

（4）具有与所经营药品相适应的营业场所、设备、仓储设施以及卫生环境。在超市等其他商业企业内设立零售药店的，必须具有独立的区域。

（5）具有能够配备满足当地消费者所需药品的能力，并能保证24小时供应。

3. 药品经营企业经营范围的核定　药品经营企业经营范围包括麻醉药品、精神药品、医疗用毒性药品、生物制品、中药材、中药饮片、中成药、化学原料药及其制剂、抗生素原料药及其制剂、生化药品。

4. 申领程序　申领《药品经营许可证》可分为三个步骤。第一步，申请筹建：拟开办药品批发企业向所在地省级药品监督管理部门提出筹建申请；开办药品零售企业向所在地市级药品监督管理机构或县级药品监督管理机构提出筹建申请，获准后进行筹建。第二步，申请验收：申办人完成筹建后，向原批准筹建的部门、机构提出验收申请，并提交规定材料。第三步，审批：药品监督管理部门在规定的时限内组织验收，符合条件的发给《药品经营许可证》；不符合条件的，应当书面通知申办人并说明理由。

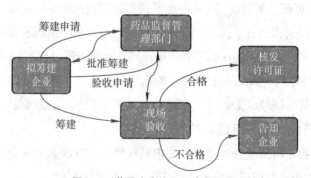

图7-1　药品生产许可证申领程序

（三）《药品经营许可证》的变更与换发

1.《药品经营许可证》的变更　《药品经营许可证》变更分为许可事项变更和登记事项变更。许可事项变更是指经营方式、经营范围、注册地址、仓库地址（包括增减仓库）、企业法定代表人或负责人以及质量负责人的变更。登记事项变更是指上述事项以外的其他事项的变更。

《药品经营许可证》登记事项变更后，应由原发证机关在《药品经营许可证》副本上记录变更的内容和时间，并按变更后的内容重新核发《药品经营许可证》正本，收回原《药品经营许可证》正本。变更后的《药品经营许可证》有效期不变。

NOTE

2.《药品经营许可证》的换发 《药品经营许可证》有效期为 5 年。有效期届满，需要继续经营药品的，持证企业应在有效期届满前 6 个月内，向原发证机关申请换发《药品经营许可证》。原发证机关按规定的申办条件进行审查，符合条件的，收回原证，换发新证。不符合条件的，可限期 3 个月进行整改，整改后仍不符合条件的，注销原《药品经营许可证》。

（四）监督检查

对监督检查中发现有违反《药品经营质量管理规范》要求的经营企业，由发证机关责令限期进行整改。对违反《药品管理法》第 16 条规定，整改后仍不符合要求从事药品经营活动的，按《药品管理法》第 79 条规定处理，监督检查等内容参见表 7-1。

表 7-1 药品经营许可监督检查

监督检查的内容	注销《药品经营许可证》的情形
①企业名称、经营地址、仓库地址、企业法定代表人（企业负责人）、质量负责人、经营方式、经营范围、分支机构等重要事项的执行和变动情况 ②企业经营设施设备及仓储条件变动情况 ③企业实施《药品经营质量管理规范》情况 ④发证机关需要审查的其他有关事项	①《药品经营许可证》有效期届满未换证的 ②药品经营企业终止经营药品或者关闭的，《药品经营许可证》被依法撤销、撤回、吊销、收回、缴销或者宣布无效的 ③不可抗力导致《药品经营许可证》的许可事项无法实施的 ④法律、法规规定的应当注销行政许可的其他情形

二、《药品流通监督管理办法》的主要内容

为加强药品监督管理，规范药品流通秩序，保证药品质量，国家食品药品监督管理局于 2007 年 5 月 1 日施行《药品流通监督管理办法》。

（一）药品生产、经营企业购销药品应遵守的规定

1. 药品的购销行为 药品的购销行为由企业负责，承担法律责任。

2. 药品销售人员管理 药品生产、经营企业应当对销售人员培训，建立培训档案，加强管理，对其销售行为做出具体规定。违反者给予警告，并限期改正，逾期不改正的，给予罚款。

3. 购销药品的场所、品种的规定 药品生产、经营企业不得在核准的地址外的场所储存或者现货销售药品；不得为他人以本企业的名义经营药品提供场所或资质证明文件；不得以展示会、博览会、交易会、订货会、产品宣传会等方式现货销售药品。禁止非法收购药品。

现货销售是指药品生产、经营企业或其委派的销售人员，在药品监督管理部门核准的地址以外的其他厂商，携带药品现货向不特定对象现场销售药品的行为。

4. 其他规定 药品生产、经营企业不得为从事无证生产、经营药品者提供药品。药品零售企业应当凭处方销售处方药；当执业药师或者其他依法认定的药学技术人员不在岗时，停止销售处方药和甲类非处方药。药品说明书要求低温、冷藏储存的药品应按规定运输、储存。药品生产、经营企业不得向公众赠送处方药或者甲类非处方药。不得采用邮售、互联网交易等方式直接向公众销售处方药。

（二）对资质证明文件和销售的监督管理

1. 药品生产企业、药品批发企业销售药品 应当提供下列资料：①加盖本企业原印章的《药品生产许可证》或《药品经营许可证》和营业执照的复印件；②加盖本企业原印章的所销

售药品的批准证明文件复印件；③销售进口药品的，按照国家有关规定提供相关证明文件。

2. 销售人员管理　药品生产企业、药品批发企业派出销售人员销售药品的，除本条前款规定的资料外，还应当提供加盖本企业原印章的授权书复印件。授权书原件应当载明授权销售的品种、地域、期限，注明销售人员的身份证号码，并加盖本企业原印章和企业法定代表人印章（或者签名）。销售人员应当出示授权书原件及本人身份证原件，供药品采购方核实。

3. 销售票据管理　药品生产企业、药品批发企业销售药品时，应当开具标明供货单位名称、药品名称、生产厂商、批号、数量、价格等内容的销售凭证。药品零售企业销售药品时，应当开具标明药品名称、生产厂商、数量、价格、批号等内容的销售凭证。药品生产、经营企业采购药品时，应按规定索取、查验、留存供货企业有关证件、资料以及销售凭证。药品生产、经营企业按照规定留存的资料和销售凭证，应当保存至超过药品有效期1年，但不得少于3年。

（三）医疗机构购进、储存药品的规定

医疗机构药房必须具备条件及质量管理制度；采购药品时索要资质证明文件；建立采购药品检查验收制度及购进记录；保管储存药品要求；不得采用邮售、互联网交易等方式直接向公众销售处方药。

第三节　药品经营质量管理规范

《药品经营质量管理规范》（Good Supply Practice，GSP）是规范药品经营管理和质量控制的基本准则，是一个全面、全员、全过程的质量管理体系，其核心是通过严格的经营管理控制来约束企业的行为，保证向用户提供优质的药品。

一、GSP 发展历程

1980年国际药学联合会在西班牙马德里召开的大会上通过决议，呼吁各成员国实施《药品供应管理规范》（GSP），这对在世界范围内推行GSP起到了积极的促进作用。日本是推广GSP最积极，也是最早的国家之一。

2000年4月30日，国家药品监督管理局发布《药品经营质量管理规范》（GSP）（局令第20号），并自2000年7月1日起施行，这部GSP在总结以往药品经营质量管理内容的基础上，从机构与人员、硬件、软件等方面对药品经营企业的质量管理工作进行了具体规定。

卫生部于2013年1月公布《药品经营质量管理规范》（卫生部令第90号），自2013年6月1日起施行。该规范共4章，包括总则、药品批发的质量管理、药品零售的质量管理、附则，共计187条，集GSP（2000版）及其实施细则为一体，虽然篇幅没有大的变化，但增加了许多新的管理内容。

2015年6月25日国家食品药品监督管理总局公布进一步修订后的《药品经营质量管理规范》（国家食品药品监督管理总局令第13号）。

二、现行版 GSP 的主要内容

现行《药品经营质量管理规范》（GSP）包括总则、药品批发的质量管理、药品零售的质量管理和附则，共 4 章 187 条。

（一）药品经营质量管理规范总则

"总则" 1 章共 4 条，阐述了 GSP 的制定目的、适用范围等内容，同时，明确要求药品经营企业坚持诚实守信，依法经营，禁止任何虚假、欺骗行为。

（二）药品批发的质量管理

"药品批发的质量管理" 1 章共 118 条，主要包括质量管理体系、组织机构与质量管理职责、人员与培训、质量管理体系文件、设施与设备、校准与验证、计算机系统、采购、收货、验收、储存、养护、销售、出库、运输与配送以及售后管理等内容。

1. 质量管理体系

（1）质量管理体系的内涵 企业应当依据有关法律法规及本规范的要求建立质量管理体系，确定质量方针，制定质量管理体系文件，开展质量策划、质量控制、质量保证、质量改进和质量风险管理等活动。企业制定的质量方针文件应当明确企业总的质量目标和要求，并贯彻到药品经营活动的全过程。企业质量管理体系应当与其经营范围和规模相适应，包括组织机构、人员、设施设备、质量管理体系文件及相应的计算机系统等。

（2）组织开展企业内审 企业应当定期以及在质量管理体系关键要素发生重大变化时，组织开展内审。企业应当对内审的情况进行分析，依据分析结论制定相应的质量管理体系改进措施，不断提高质量控制水平，保证质量管理体系持续有效运行。

（3）引入风险管理理念 企业应当采用前瞻或者回顾的方式，对药品流通过程中的质量风险进行评估、控制、沟通和审核。企业应当对药品供货单位、购货单位的质量管理体系进行评价，确认其质量保证能力和质量信誉，必要时进行实地考察。企业应当全员参与质量管理。各部门、岗位人员应当正确理解并履行职责，承担相应质量责任。

2. 组织机构与质量管理职责 企业应当设立与其经营活动和质量管理相适应的组织机构或者岗位，明确规定其职责、权限及相互关系。企业负责人是药品质量的主要责任人，全面负责企业日常管理，负责提供必要的条件，保证质量管理部门和质量管理人员有效履行职责，确保企业实现质量目标并按照本规范要求经营药品。企业质量负责人应当由高层管理人员担任，全面负责药品质量管理工作，独立履行职责，在企业内部对药品质量管理具有裁决权。企业应当设立质量管理部门，有效开展质量管理工作。质量管理部门的职责不得由其他部门及人员履行。

3. 人员与培训

（1）人员资质要求

①企业负责人：应当具有大学专科以上学历或者中级以上专业技术职称，经过基本的药学专业知识培训，熟悉有关药品管理的法律法规及本规范。

②企业质量负责人：应当具有大学本科以上学历、执业药师资格和 3 年以上药品经营质量管理工作经历，在质量管理工作中具备正确判断和保障实施的能力。

③企业质量管理部门负责人：应当具有执业药师资格和 3 年以上药品经营质量管理工作经历，能独立解决经营过程中的质量问题。

（2）培训 企业应当对各岗位人员进行与其职责和工作内容相关的岗前培训和继续培训，以符合 GSP 要求。培训内容应当包括相关法律法规、药品专业知识及技能、质量管理制度、职责及岗位操作规程等。企业应当按照培训管理制度制定年度培训计划并开展培训，使相关人员能正确理解并履行职责。培训工作应当做好记录并建立档案。

从事特殊管理的药品和冷藏冷冻药品的储存、运输等工作的人员，应当接受相关法律法规和专业知识培训并经考核合格后方可上岗。

（3）直接接触药品岗位的人员健康检查　质量管理、验收、养护、储存等直接接触药品岗位的人员应当进行岗前及年度健康检查，并建立健康档案。患有传染病或者其他可能污染药品的疾病的，不得从事直接接触药品的工作。身体条件不符合相应岗位特定要求的，不得从事相关工作。

4. 质量管理体系文件　企业制定质量管理体系文件包括质量管理制度、部门及岗位职责、操作规程、档案、报告、记录和凭证等。企业应当制定药品采购、收货、验收、储存、养护、销售、出库复核、运输等环节及计算机系统的操作规程。企业应当建立药品采购、验收、养护、销售、出库复核、销后退回和购进退出、运输、储运温湿度监测、不合格药品处理等相关记录，做到真实、完整、准确、有效和可追溯。

记录及凭证应当至少保存 5 年。疫苗、特殊管理的药品的记录及凭证按相关规定保存。

5. 设施与设备

（1）对库房设备设施的要求　库房的选址、设计、布局、建造、改造和维护应当符合药品储存的要求，防止药品的污染、交叉污染、混淆和差错。药品储存作业区、辅助作业区应当与办公区和生活区分开一定距离或者有隔离措施。库房的规模及条件应当满足药品的合理、安全储存。设施设备应符合表 7–2 要求。

表 7–2　批发企业设施与设备要求

硬件设施	具体要求
库房的整体要求	1. 库房内外环境整洁，无污染源，库区地面硬化或者绿化 2. 库房内墙、顶面洁，地面平整，门窗结构严密 3. 库房有可靠的安全防护措施，能够对无关人员进入实行可控管理，防止药品被盗、替换或者混入假药 4. 有防止室外装卸、搬运、接收、发运等作业受异常天气影响的措施。经营中药材、中药饮片的，应当有专用的库房和养护工作场所，直接收购地产中药材的应当设置中药样品室（柜）
库房设施的要求	1. 药品与地面之间有隔离的设备 2. 有避光、通风、防潮、防虫、防鼠等设备 3. 有效调控温湿度及室内外空气交换的设备 4. 有自动监测、记录库房温湿度的设备 5. 有符合储存作业要求的照明设备 6. 有用于零货拣选、拼箱发货操作及复核的作业区域和设备 7. 有包装物料的存放场所 8. 有验收、发货、退货的专用场所 9. 有不合格药品专用存放场所 10. 经营特殊管理的药品有符合国家规定的储存设施
冷藏、冷冻药品的设施设备	1. 有与其经营规模和品种相适应的冷库，经营疫苗的应当配备两个以上独立冷库 2. 有用于冷库温度自动监测、显示、记录、调控、报警的设备 3. 有冷库制冷设备的备用发电机组或者双回路供电系统 4. 对有特殊低温要求的药品，应当配备符合其储存要求的设施设备 5. 有冷藏车及车载冷藏箱或者保温箱等设备

（2）**对储运设施设备的要求** 运输药品应当使用封闭式货物运输工具。运输冷藏、冷冻药品的冷藏车及车载冷藏箱、保温箱应当符合药品运输过程中对温度控制的要求。

冷藏车具有自动调控温度、显示温度、存储和读取温度监测数据的功能；冷藏箱及保温箱具有外部显示和采集箱体内温度数据的功能。储存、运输设施设备的定期检查、清洁和维护应当由专人负责，并建立记录和档案。

（3）**设施设备的校准与验证** 企业应当按照国家有关规定，对计量器具、温湿度监测设备等定期进行校准或者检定。企业应当对冷库、储运温湿度监测系统以及冷藏运输等设施设备进行使用前验证、定期验证及停用时间超过规定时限的验证。

6. 计算机系统 企业应当建立能够符合经营全过程管理及质量控制要求的计算机系统，实现药品质量可追溯，并满足药品电子监管的实施条件。各类数据的录入、修改、保存等操作应当符合授权范围、操作规程和管理制度的要求，保证数据原始、真实、准确、安全和可追溯。

7. 药品批发企业经营药品各环节质量控制

（1）**采购环节** 采购中涉及的首营企业、首营品种，采购部门应当填写相关申请表格，经过质量管理部门和企业质量负责人的审核批准。必要时应当组织实地考察，对供货单位质量管理体系进行评价。另外，企业还应当定期对药品采购的整体情况进行综合质量评审，建立药品质量评审和供货单位质量档案，并进行动态跟踪管理。

（2）**收货与验收** 企业应当按照规定的程序和要求对到货药品逐批进行收货、验收，防止不合格药品入库。药品到货时，收货人员应当核实运输方式是否符合要求，并对照随货同行单（票）和采购记录核对药品，做到票、账、货相符。

冷藏、冷冻药品到货时，应当对其运输方式及运输过程的温度记录、运输时间等质量控制状况进行重点检查并记录。不符合温度要求的应当拒收。

对实施电子监管的药品，企业应当按规定进行药品电子监管码扫码，并及时将数据上传至中国药品电子监管网系统平台。企业应当建立库存记录，验收合格的药品应当及时入库登记；验收不合格的，不得入库，并由质量管理部门处理。

（3）**储存与养护** 企业应当根据药品的质量特性对药品进行合理储存。养护人员应当根据库房条件、外部环境、药品质量特性等对药品进行养护。

企业应当采用计算机系统对库存药品的有效期进行自动跟踪和控制，采取近效期预警及超过有效期自动锁定等措施，防止过期药品销售。

（4）**销售环节** 企业应当将药品销售给合法的购货单位，并对购货单位的证明文件、采购人员及提货人员的身份证明进行核实，保证药品销售流向真实、合法。企业应当严格审核购货单位的生产范围、经营范围或者诊疗范围，并按照相应的范围销售药品。企业销售药品，应当如实开具发票，做到票、账、货、款一致。

（5）**出库环节** 出库时应当对照销售记录进行复核。发现药品包装出现破损、污染、封口不牢、衬垫不实、封条损坏等问题，包装内有异常响动或者液体渗漏以及标签脱落、字迹模糊不清或者标识内容与实物不符、药品已超过有效期等情况的不得出库，并报告质量管理部门处理。

（6）**运输与配送** 运输药品，应当根据药品的包装、质量特性并针对车况、道路、天气等

NOTE

因素，选用适宜的运输工具，采取相应措施防止出现破损、污染等问题。发运药品时，应当检查运输工具，发现运输条件不符合规定的，不得发运。

（7）售后管理　企业应当加强对退货的管理，保证退货环节药品的质量和安全，防止混入假冒药品。企业应当按照质量管理制度的要求，制定投诉管理操作规程，配备专职或者兼职人员负责售后投诉管理，及时将投诉及处理结果等信息记入档案，以便查询和跟踪。

企业发现已售出药品有严重质量问题，应当立即通知购货单位停售、追回并做好记录，同时向食品药品监督管理部门报告。企业应当协助药品生产企业履行召回义务，质量管理部门还应当配备专职或者兼职人员，按照国家有关规定承担药品不良反应监测和报告工作。

（三）药品零售的质量管理

"药品零售的质量管理"1章共59条，主要包括质量管理与职责、人员管理、文件、设施与设备、采购与验收、陈列与储存、销售管理、售后管理等内容。

1. 质量管理与职责　企业应当按照有关要求制定质量管理文件，开展质量管理活动，确保药品质量。企业应当具有与其经营范围和规模相适应的经营条件，包括组织机构、人员、设施设备、质量管理文件，并按照规定设置计算机系统。

企业负责人是药品质量的主要责任人，负责企业日常管理，负责提供必要的条件，保证质量管理部门和质量管理人员有效履行职责，确保企业按照本规范要求经营药品。

2. 人员管理

（1）人员资质　企业法定代表人或者企业负责人应当具备执业药师资格。质量管理、验收、采购人员应当具有药学或者医学、生物、化学等相关专业学历或者具有药学专业技术职称。

从事中药饮片质量管理、验收、采购人员应当具有中药学中专以上学历或者具有中药学专业初级以上专业技术职称。

（2）人员培训　企业各岗位人员应当接受相关法律法规及药品专业知识与技能的岗前培训和继续培训，以符合规范要求。企业应当按照培训管理制度制定年度培训计划并开展培训，使相关人员能正确理解并履行职责。

（3）人员健康检查　企业应当对直接接触药品岗位的人员进行岗前及年度健康检查，并建立健康档案。患有传染病或者其他可能污染药品的疾病的，不得从事直接接触药品的工作。

3. 文件管理　企业应当按照有关法律法规及 GSP 规范规定，制定符合企业实际的质量管理文件。文件包括质量管理制度、岗位职责、操作规程、档案、记录和凭证等，并对质量管理文件定期审核、及时修订。企业应当采取措施确保各岗位人员正确理解质量管理文件的内容，保证质量管理文件有效执行。

4. 设施与设备　企业的营业场所应当与其药品经营范围、经营规模相适应，并与药品储存、办公、生活辅助及其他区域分开。营业场所应当具有相应设施或者采取其他有效措施，避免药品受室外环境的影响，并做到宽敞、明亮、整洁、卫生。设施设备应符合表7-3要求。

表 7-3　零售企业设施设备要求

设施设备	具体要求
营业场所设施	1. 货架和柜台 2. 监测、调控温度的设备 3. 经营中药饮片的，有存放饮片和处方调配的设备 4. 经营冷藏药品的，有专用冷藏设备 5. 经营第二类精神药品、毒性中药品种和罂粟壳的，有符合安全规定的专用存放设备 6. 药品拆零销售所需的调配工具、包装用品
仓库设施设备	1. 药品与地面之间有隔离的设备 2. 有避光、通风、防潮、防虫、防鼠等设备 3. 有监测和调控温湿度的设备 4. 有符合储存作业要求的照明设备 5. 有验收专用场所 6. 有不合格药品专用存放场所 7. 经营冷藏药品的，有与其经营品种及经营规模相适应的专用设备

5. 药品零售企业经营药品各环节质量控制

（1）采购与验收　参见本章"药品批发的质量管理"有关"采购与验收"的内容。

（2）陈列与储存　企业应当对营业场所温度进行监测和调控，以使营业场所的温度符合常温要求；定期进行卫生检查，保持环境整洁。存放、陈列药品的设备应当保持清洁卫生，不得放置与销售活动无关的物品，并采取防虫、防鼠等措施，防止污染药品。药品的陈列应当符合以下要求：①按剂型、用途以及储存要求分类陈列，并设置醒目标志，类别标签字迹清晰、放置准确。②药品放置于货架（柜），摆放整齐有序，避免阳光直射。③处方药、非处方药分区陈列，并有处方药、非处方药专用标识。④处方药不得采用开架自选的方式陈列和销售。⑤外用药与其他药品分开摆放。⑥拆零销售的药品集中存放于拆零专柜或者专区。⑦第二类精神药品、毒性中药品种和罂粟壳不得陈列。⑧冷藏药品放置在冷藏设备中，按规定对温度进行监测和记录，并保证存放温度符合要求。⑨中药饮片柜斗谱的书写应当正名正字；装斗前应当复核，防止错斗、串斗；应当定期清斗，防止饮片生虫、发霉、变质；不同批号的饮片装斗前应当清斗并记录。⑩经营非药品应当设置专区，与药品区域明显隔离，并有醒目标志。企业应当定期对陈列、存放的药品进行检查，重点检查拆零药品和易变质、近效期、摆放时间较长的药品以及中药饮片。发现有质量疑问的药品应当及时撤柜，停止销售，由质量管理人员确认和处理，并保留相关记录。企业应当对药品的有效期进行跟踪管理，防止近效期药品售出后可能发生的过期使用。

（3）销售管理　企业应当在营业场所的显著位置悬挂《药品经营许可证》、营业执照、执业药师注册证等。营业人员应当佩戴有照片、姓名、岗位等内容的工作牌，是执业药师和药学技术人员的，工作牌还应当标明执业资格或者药学专业技术职称，在岗执业的执业药师应当挂牌明示。销售药品应当符合以下要求：①处方经执业药师审核后方可调配；对处方所列药品不得擅自更改或者代用，对有配伍禁忌或者超剂量的处方，应当拒绝调配，但经处方医师更正或者重新签字确认的，可以调配；调配处方后经过核对方可销售。②处方审核、调配、核对人员应当在处方上签字或者盖章，并按照有关规定保存处方或者其复印件。③销售近效期药品应当向顾客告知有效期。④销售中药饮片做到计量准确，并告知煎服方法及注意事项；提供中药饮片代煎服务，应当符合国家有关规定。药品拆零销售应当符合以下要求：①负责拆零销售的人员经过专门培训；②拆零的工作台及工具保持清洁、卫生，防止交叉污染；③做好拆零销售记录，内容包括拆零起始日期、药品的通用名称、规格、批号、生产厂商、有效期、销售数量、销售日期、分拆及复核人员等；④拆零销售应当使用洁净、卫生的包装，包装上注明药品名称、规格、数量、用法、用量、批号、有效期以及药店名称等内容；⑤提供药品说明书原件或者复印件；⑥拆零销售期间，保留原包装和说明书。

（4）售后管理　除药品质量原因外，药品一经售出，不得退换。企业应当在营业场所公布食品药品监督管理部门的监督电话，设置顾客意见簿，及时处理顾客对药品质量的投诉。企业应当按照规定，收集、报告药品不良反应信息，发现已售出药品有严重质量问题，应当及时采取措施追回药品并做好记录，同时向食品药品监督管理部门报告。企业应当协助药品生产企业履行召回义务，控制和收回存在安全隐患的药品，并建立药品召回记录。

（四）其他经营质量管理要求

GSP 以附录形式对于药品经营质量管理过程中的一些技术性、专业性较强的规定或者操作性要求需要更加详细、具体的内容，如计算机系统、仓储温湿度监测系统、药品收货和验收、冷藏和冷冻药品的储存、运输等管理规定，作为 GSP 组成部分一并监督实施。

1. 冷藏、冷冻药品的储存与运输管理　冷藏、冷冻药品属于温度敏感性药品，在药品质量控制中具有高风险、专业化程度高、操作标准严格、设施设备专业等特点。这类药品在收货、验收、储存、养护、运输等环节以及各环节的衔接上，稍有疏漏都会导致产生严重的质量问题，必须采用最细致的制度、最先进的技术和最严格的标准进行管理。

2. 药品经营企业计算机系统　可核查、可追溯是药品质量安全监管的基本要求，计算机管理技术的应用为实现药品质量的可核查、可追溯提供了强有力的技术支撑，对防止和配合打击目前流通领域存在的挂靠经营、虚开增值税发票、无票购进及无票销售等违法违规行为具有重要的作用。

3. 温湿度自动监测　温湿度控制是保证药品质量的基本条件，而温湿度自动监测以及数据的实时采集和记录，是做好温湿度控制的前提和保障。药品 GSP 对药品储存运输环境温湿度实施自动监测，是我国药品流通领域在药品储运过程的第一次应用，也是借鉴和学习国际先进、科学、有效的温湿度监测管理技术，确保温湿度控制的全程化、全天候及真实性的有效手段。

4. 药品收货与验收　药品收货与验收活动是药品经营企业确保所采购的药品已经实际到达，检查到达药品的数量和质量，确保与交接手续有关的文件都已经登记并交给有关人员的工作过程，是控制药品质量的第一关，也是避免药品差错的重要环节。

5. 验证管理　验证是现代管理的重要手段，是保证各项设施设备及管理系统始终处于完好、适用状态的措施。药品储运冷链验证已经是国际上通行并成熟应用的强制管理标准，也是冷链药品储运质量管理的前提条件和基本保障，但在我国药品流通领域却是第一次引入。

三、GSP 认证管理

随着 GSP 认证工作的深入开展，为适应《药品管理法实施条例》的发布实施，国家食品药品监督管理局修订于 2003 年 4 月 24 日发布《药品经营质量管理规范认证管理办法》（国食药监市〔2003〕25 号）。

2013年6月25日国家食品药品监督管理总局（CFDA）印发《关于贯彻实施新修订〈药品经营质量管理规范〉的通知（食药监药化监〔2013〕32号），进一步对GSP认证管理工作提出了要求。

（一）组织与实施

CFDA药品审核查验中心负责实施CFDA组织的有关GSP认证的监督检查，负责对省、自治区、直辖市GSP认证机构进行技术指导。省、自治区、直辖市药品监督管理部门负责组织实施本地区药品经营企业的GSP认证，按规定建立GSP认证检查员库，并制定适应本地区认证管理需要的规章制度和工作程序。省、自治区、直辖市药品监督管理部门应在本地区设置GSP认证机构，承担GSP认证的实施工作。

（二）认证机构

GSP认证机构须经本地区省、自治区、直辖市药品监督管理部门授权后方可从事GSP认证工作。GSP认证机构不得从事与《药品经营质量管理规范》相关的咨询活动。

（三）认证检查员

GSP认证检查员是在GSP认证工作中专职或兼职从事认证现场检查的人员。GSP认证检查员应该具有大专以上学历或中级以上专业技术职称，并从事5年以上药品监督管理工作或者药品经营质量管理工作。省、自治区、直辖市药品监督管理部门负责选派本地区符合条件的人员，参加由CFDA组织的培训和考试。考试合格的可列入本地区认证检查员库。

（四）申请与受理

1. 申请　申请GSP认证的药品经营企业，应填报《药品经营质量管理规范认证申请书》，同时报送以下资料：《药品经营许可证》和营业执照复印件；企业实施《药品经营质量管理规范》情况的自查报告；企业非违规经销假劣药品问题的说明及有效的证明文件；企业负责人员和质量管理人员情况表；企业药品验收、养护人员情况表；企业经营场所、仓储、验收养护等设施、设备情况表；企业所属非法人分支机构情况表；企业药品经营质量管理制度目录；企业质量管理组织、机构的设置与职能框图；企业经营场所和仓库的平面布局图。

2. 初审　药品经营企业将认证申请书及资料报所在地设区的市级药品监督管理机构或者省、自治区、直辖市药品监督管理部门直接设置的县级药品监督管理机构（以下简称为初审部门）进行初审。初审部门应在收到认证申请书及资料起10个工作日内完成初审，初审合格的将其认证申请书和资料移送省、自治区、直辖市药品监督管理部门审查。

3. 受理　对同意受理的认证申请，省、自治区、直辖市药品监督管理部门应在通知初审部门和企业的同时，将认证申请书及资料转送本地区设置的认证机构。审查中对认证申请书和资料中有疑问的，省、自治区、直辖市药品监督管理部门应一次性通知初审部门，由初审部门要求企业限期予以说明或补充资料。逾期未说明或资料仍不符合要求的，由省、自治区、直辖市药品监督管理部门予以退审。

（五）现场检查

检查组依照《药品经营质量管理规范现场检查指导原则》实施现场检查，检查结果将作为评定和审核的主要依据。认证机构按照预先规定的方法，从认证检查员库随机抽取3名GSP认证检查员组成现场检查组。

现场检查结束后，检查组应依据检查结果对照《GSP认证现场检查评定标准》做出检查结论并提交检查报告。如企业对检查结论产生异议，可向检查组做出说明或解释，直至提出复议。检查组应对异议内容和复议过程予以记录。如最终双方仍未达成一致，应将上述记录和检查报告等有关资料一并送交认证机构。

（六）审批与发证

1. 审批　根据检查组现场检查报告并结合有关情况，认证机构在收到报告的 10 个工作日内提出审核意见，送省、自治区、直辖市药品监督管理部门审批。省、自治区、直辖市药品监督管理部门在收到审核意见之日起 15 个工作日内进行审查，做出认证是否合格或者限期整改的结论。

被要求限期整改的企业，应在接到通知的 3 个月内向省、自治区、直辖市药品监督管理部门和认证机构报送整改报告，提出复查申请。认证机构应在收到复查申请的 15 个工作日内组织复查。对超过规定期限未提出复查申请或经过复查仍未通过现场检查的不再给予复查，应确定为认证不合格。

2. 发证　对认证合格的企业，省、自治区、直辖市药品监督管理部门应向企业颁发《药品经营质量管理规范认证证书》；对认证不合格的企业，省、自治区、直辖市药品监督管理部门应书面通知企业。企业可在通知下发之日 6 个月后，重新申请 GSP 认证。

（七）监督检查

1. 监督检查的形式　监督检查包括跟踪检查、日常抽查和专项检查三种形式。跟踪检查按照认证现场检查的方法和程序进行；日常抽查和专项检查应将结果记录在案。

2. 各级食品药品监督管理部门的职责　CFDA 对各地的 GSP 认证工作进行监督检查，必要时可对企业进行实地检查。省、自治区、直辖市药品监督管理部门应在企业认证合格后 24 个月内，组织其认证的药品经营企业进行一次跟踪检查，检查企业质量管理的运行状况和认证检查中出现问题的整改情况。

第四节　互联网药品交易

2004 年 7 月 8 日国家食品药品监督管理局发布《互联网药品信息服务管理办法》（局令第 9 号），将互联网药品信息服务分为经营性和非经营性两类，经审核同意，并取得提供互联网药品信息服务的资格。2005 年 9 月 29 日国家食品药品监督管理局发布《互联网药品交易服务审批暂行规定》（国食药监市〔2005〕480 号），企业经过审查验收并取得互联网药品交易服务机构资格证书，可以在互联网从事药品交易服务。至此药品电子商务正式进入药品流通体系。

一、药品电子商务概述

电子商务通常是指在互联网的网络环境下，基于浏览器/服务器应用方式，通过电子支付或其他支付方式，实现消费者或商户之间在线的各种交易活动的一种新型的商业运营模式。

（一）电子商务的概念

联合国国际贸易程序简化工作组将电子商务定义为：采用电子形式开展商务活动，它包括在供应商、客户、政府及其他参与方之间通过任何电子工具，如 EDI、Web 技术、电子邮件等共享非结构化商务信息，并管理和完成在商务活动、管理活动和消费活动中的各种交易。电子商务运用数字信息技术，能对企业的各交易事项持续优化。

1. 电子商务的类型 按照电子商务交易方式的不同，电子商务可分为：

（1）企业对企业的电子商务（Business to Business，B2B） 企业或公司使用互联网的技术或各种商务网络平台发布供求信息，订货及确认订货，支付过程，票据签发、传送和接收，确定配送方案并监控配送过程等，完成商品交易的过程。也就是说电子商务交易的供需双方都是商家。阿里巴巴就是这种模式的典型代表。

（2）企业对消费者（Business to Customer，B2C） 企业或公司使用互联网技术，以普通消费者为交易对象，基于互联网完成订货及确认订货，支付过程，票据的签发、传送和接收，确定配送方案并监控配送过程等商品交易的过程。在 B2C 电子商务模式下，网络企业类似传统商业，只是利用互联网的技术优势提供了更便利的陈列、信息披露、支付和商品传递。

（3）消费者对消费者（Consumer to Consumer，C2C） 不同于前两种模式，C2C 模式的交易对手为消费者之间，通常是指消费者利用网络技术公司提供的网络交易平台，消费提供商品、发布信息，寻找交易对手的电子商务模式。典型代表有淘宝网，这种交易模式类似传统拍卖或商品寄售店。

（4）线上对线下（Online to Offline，O2O） 通过互联网强大的搜索功能，将潜在客户汇聚到线下实体体验店，这样消费者在线完成商品或服务的筛选，而实体商业通过在线招揽客户，利用互联网的便利完成产品或服务宣传、客户管理、支付管理、售后服务等交易过程。

2. 电子商务的特征

电子商务不同于传统商业模式，具有其独特的特点，正在重新塑造着商业流通模式。

（1）普遍可及性 电子商务依托互联网来完成商业交易，今天的互联网已经将全球数十亿用户连接在一起，完全跨越了时间和空间的限制，这种空前的用户规模效应是过去传统商业完全无法想象的。同时互联网在线技术特征，让商业交易完全可以不受时间和空间的限制，用户只要接入互联网即可进行交易。

（2）动态交互性 互联网交互技术提供海量信息流，让商业交易用户可以在互联网中进行大信息量的信息互动，充分了解交易的细节，其交易可以做到实时、动态、交互。企业可以透过互联网收集的客户数据，充分理解用户的选择偏好，为进一步改进商品提供数据支持。

（3）交易集约性 尽管互联网跨越时间空间的限制，规模庞大，交易繁杂，但互联网电子商务大多集中在一些主要的交易平台。尽管一些交易平台交易规模巨大，但是借助于互联网交互数据技术，给管理部门对电子商务的监管也带来了一定的便利。

（二）互联网药品交易服务

药品不同于普通商品，基于药品安全、合理用药以及药品分类管理的要求，互联网药品交易服务具有不同其他商品电子商务的特点。

1. 互联网药品交易服务的定义 《互联网药品交易服务审批暂行规定》(国食药监市〔2005〕480 号）第二条界定了互联网药品交易的定义，认为互联网药品交易服务是指通过互联网提供药品（包括医疗器械、直接接触药品的包装材料和容器）交易服务的电子商务活动。

按照《互联网药品交易服务审批暂行规定》的定义，互联网可交易药品实际包括原料药、药物制剂、医疗器械、药包材等。在互联网药品交易服务中原料药、药包材、大部分医疗器械交易双方是企业厂商，多为 B2B 模式，而药物制剂除了 B2B 模式外，可能会有 B2C 模式。这就给互联网药品交易服务带来了如何监管的问题。

2. 互联网药品交易的类别 互联网药品交易服务可分为三个类别：①药品生产企业、药品经营企业和医疗机构之间的互联网药品交易服务；②药品生产企业、药品批发企业向本企业用户之外的其他企业提供药品调拨等交易服务；③药品生产企业、药品经营企业向个人消费者提供互联网药品交易服务。

3. 互联网药品交易服务管理 从事互联网药品交易服务的企业必须取得《互联网药品交易服务机构资格证书》，取得《互联网药品交易服务机构资格证书》需经由国家食品药品监督管理部门审查验收，验收标准和资格证书由 CFDA 统一制定。

资格证书有效期 5 年，第一类互联网药品交易服务由 CFDA 审查批准，其他两类由省级食品药品监督管理部门审批。

二、互联网药品交易服务管理规定

2005 年《互联网药品交易服务审批暂行规定》（国食药监市〔2005〕480 号）共 37 条，主要内容包括互联网药品交易服务的定义、类别、审批部门，互联网药品交易服务企业应具备的条件，申报审批程序，法律责任等。

（一）申请互联网药品交易服务应具备的条件

1. 申请条件 CFDA 对互联网药品交易服务按照不同的交易类别设置了不同的 A、B、C 三个类别，申请条件具体参见相关内容。

2. 受理与审批 省食品药品监督管理局收到申请材料后，在 5 日内对申请材料进行形式审查。决定予以受理的，发给受理通知书；决定不予受理的，应当书面通知申请人并说明理由，同时告知申请人享有依法申请行政复议或者提起行政诉讼的权利。

国家食品药品监督管理总局按照有关规定对申请材料进行审核，并在 20 个工作日内做出同意或者不同意进行现场验收的决定，并书面通知申请人，同时抄送受理申请的省级食品药品监督管理部门。

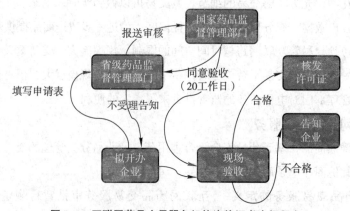

图 7-2 互联网药品交易服务机构资格证书申领程序

（二）行为规范

1. 互联网药品交易服务资质展示　在依法获得食品药品监督管理部门颁发的互联网药品交易服务机构资格证书后，申请人应当按照《互联网信息服务管理办法》的规定，依法取得相应的电信业务经营许可证，或者履行相应的备案手续。

提供互联网药品交易服务的企业必须在其网站首页显著位置标明互联网药品交易服务机构资格证书号码。

2. 交易合规审查　提供互联网药品交易服务的企业必须严格审核参与互联网药品交易的药品生产企业、药品经营企业、医疗机构从事药品交易的资格及其交易药品的合法性。

对首次上网交易的药品生产企业、药品经营企业、医疗机构以及药品，提供互联网药品交易服务的企业必须索取、审核交易各方的资格证明文件和药品批准证明文件并进行备案。

3. 限定交易　通过自身网站与本企业成员之外的其他企业进行互联网药品交易的药品生产企业和药品批发企业只能交易本企业生产或者本企业经营的药品，不得利用自身网站提供其他互联网药品交易服务。

向个人消费者提供互联网药品交易服务的企业只能在网上销售本企业经营的非处方药，不得向其他企业或者医疗机构销售药品。

向个人消费者提供互联网药品交易服务的企业只能在网上销售本企业经营的非处方药，不得向其他企业或者医疗机构销售药品。

（三）法律责任

1. 未经审批擅自从事互联网药品交易服务　未取得互联网药品交易服务机构资格证书，擅自从事互联网药品交易服务或者互联网药品交易服务机构资格证书超出有效期的，（食品）药品监督管理部门责令限期改正，给予警告；情节严重的，移交信息产业主管部门等有关部门依照有关法律、法规规定予以处罚。

2. 违规经营的情形　①互联网药品交易服务企业未在其网站主页显著位置标明互联网药品交易服务机构资格证书号码的；②超出审核同意范围提供互联网药品交易服务的；③为药品生产企业、药品经营企业和医疗机构之间的互联网药品交易提供服务的企业与行政机关、医疗机构和药品生产经营企业存在隶属关系、产权关系或者其他经济利益关系的；④有关变更事项未经审批的。

3. 违反药品分类管理规定　向个人消费者提供互联网药品交易服务的药品连锁零售企业在网上销售处方药或者向其他企业或者医疗机构销售药品的，（食品）药品监督管理部门依照药品管理法律法规给予处罚，撤销其互联网药品交易服务机构资格，并注销其互联网药品交易服务机构资格证书，同时移交信息产业主管部门等有关部门依照有关法律、法规的规定予以处罚。

【课后案例】

药品采购不规范受查处

浙江淳安县食品药品监督管理局对辖区内的某大药房有限公司进行检查，抽取了经营的药品强龙益肾胶囊（批号20081214），经查，此药品系2009年3月分两次采购，只能提供一张马某个人签名的"送货单"，不能提供该药品供货单位合法企业资质证明资料和销售凭证，该局以涉嫌非法渠道购进药品对此立案调查。至 6 月 8 日止，当事人不能提供声称该药品供货单位是陕西 ×× 研究所 ×× 药经销部的真实有效的企业资质证明资料和销售凭证，无法证明该药品是从持有药品经营许可证企业的合法渠道采购。淳安县食品药品监督管理局认定某大药房采购药品强龙益肾胶囊（批号 20081214）属于从非法渠道购进药品的行为，违反了《药品管理法》第三十四条规定，根据《药品管理法》第八十条的规定，给予没收违法销售的药品、没收违法所得、处违法购进药品货值金额 3.5 倍罚款的行政处罚。

【思考】

1. 药品经营企业采购药品应当索取哪些资质证明？

2. 如何对采购药品合法性进行动态跟踪？

【思考题】

1. 试述药品批发、零售经营方式的不同点。

2. 简述质量管理体系的内容。

3. 药品生产、经营企业采购药品应索取哪些资料？

4. 冷藏、冷冻药品储存有哪些要求？

5. 药品经营计算机系统有哪些要求？

第八章 医疗机构药事管理

【学习目标】

1. 掌握：医疗机构药事管理的概念、特点，医疗机构药品采购、验收、养护、出入库管理和特殊药品管理的相关规定，处方管理的主要内容，临床合理用药管理。

2. 熟悉：医疗机构药事管理的组织机构及其职能，医疗机构制剂的法制化管理，药品调剂的流程、步骤与调剂工作管理，抗菌药物临床应用管理。

3. 了解：临床药师工作职责，静脉药物集中调配的要求，煎药室管理的主要内容。

【引导案例】

一例抗生素引起的医疗事故

一名急性胰腺炎病人接受手术后发生感染，外科医生每天使用 20 万单位的庆大霉素进行抗感染治疗，三天后病人退烧，医生继续给药。连续给药 29 天后，病人死于急性肾功能衰竭。此间，医生没有对该病人进行过血样检测。

【思考】

药师在患者的治疗过程中可以做些什么？

第一节 医疗机构药事管理概述

药品是人类与疾病做斗争的重要武器，具有防病治病的积极作用。但使用和管理不当，亦会引起药物中毒或导致药源性疾病。要做到合理用药，需要具有医药专业知识的医师及药师的指导。目前，生产和经营的药品大多数在医院以处方药的形式使用，医院是药品使用的主要部门，因此，医院药事管理就成为整个药事管理中的重要组成部分。

"医院药事管理"又称之为"医疗机构药事管理"。传统的医院药事管理主要是指采购、贮存、分发药品的管理，自配制剂的管理，药品的质量管理和经济管理等，即对"物"的管理。随着现代医药卫生事业的发展，医院药事管理的重心已从对"物"的管理逐步转变为对"人"的管理，即以对患者合理用药为中心的系统化药事管理。

一、医疗机构与医疗机构药事

（一）医疗机构分类

医疗机构（medical institutions）是指以救死扶伤，防病治病，为公民的健康服务为宗旨，依法定程序设立的从事疾病诊断、治疗活动的卫生机构的总称。

目前，我国医疗机构可分为以下 13 类：①综合医院、中医医院、中西医结合医院、民族医医院、专科医院、康复医院；②妇幼保健院；③社区卫生服务中心、社区卫生服务站；④中心卫生院、乡（镇）卫生院、街道卫生院；⑤疗养院；⑥综合门诊部、专科门诊部、中医门诊部、中西医结合门诊部、民族医门诊部；⑦诊所、中医诊所、民族医诊所、卫生所、医务室、卫生保健所、卫生站；⑧村卫生室（所）；⑨急救中心、急救站；⑩临床检验中心；⑪专科疾病防治院、专科疾病防治所、专科疾病防治站；⑫护理院、护理站；⑬其他诊疗机构等。

另外，根据 2000 年国务院办公厅转发国家体改办、卫生部等 8 个部门《关于城镇医药卫生体制改革的指导意见》，提出建立新的医疗机构分类管理制度。将医疗机构分为非营利性和营利性两类进行管理。

（二）医疗机构药事

1. 医疗机构药事（pharmacy affairs of medical institutions） 泛指在以医院为代表的医疗机构中，一切与药品供应、使用、管理和药学服务有关的事务。

2. 医疗机构药事内容

（1）药品。主要涉及医疗机构中药品的监督管理、采购供应、储存保管、调剂制剂、质量管理、临床应用、经济核算及临床药学、药学情报服务和科研开发。

（2）医疗机构药学部门内部的组织机构、人员配备、设施设备、规章制度。

（3）医疗机构药学部门与外部的沟通联系、信息交流等事项。如药学部门与医疗科室、护理部门及患者的沟通交流，与医院之外的药品生产企业、药品经营企业、药品检验和监督管理部门的业务联系。

（三）医疗机构药事管理

1. 医疗机构药事管理（pharmacy administration of medical institutions） 是指医疗机构以病人为中心，以临床药学为基础，对临床用药全过程进行有效的组织实施与管理，促进临床科学、合理用药的药学技术服务和相关的药品管理工作。

2. 医疗机构药事管理特点 主要包括三个方面，即专业技术性、政策法规性和技术服务性：①专业技术性：药事管理的对象是药品、药品信息、药师，内容涉及采购、供应、调剂、制剂、药品检验、药品保管、临床使用、药学服务等，具有明显的专业特征。②政策法规性：医疗机构药事管理是各种管理法规、政策在医院药事活动中的实际运用，比如《药品管理法》《处方管理办法》《麻醉药品和精神药品管理条例》《抗菌药物临床应用管理办法》等管理法规是医院药事工作必须严格遵守和认真执行的行为规范。③技术服务性：突出了医疗机构药事管理的目的，以服务病人为中心，保障供应医院临床需要的合格药品，保证用药安全、有效、经济，保障医院药学服务工作的正常运行和不断发展，从而促进医疗保健质量的提高。

3. 医疗机构药事管理的内容 医疗机构药事管理是由若干互相联系、互相制约的部门管理和药学专业管理构成的一个体系，各项管理有其本身的特点，但又密切地相互联系、交叉和渗透。它包含了对药品和其他物资的管理、对人的管理以及对药品的经济管理等。其内容主要包括以下几个方面。

（1）组织管理 医院药学实践的组织体制和结构、各项规章制度的建立，各类人员按比例配备，各级人员的职责设置、考核及升、调、奖、惩等。

（2）药品供应管理 药学部门要掌握新药动态和市场信息，制定药品采购计划，加速周转，减少库存，保证药品供应。包括药品采购、贮存、保管和供应等管理。

（3）调剂业务管理　药品调剂工作是药学技术服务的重要组成部分，医疗机构的药学专业技术人员必须严格执行调剂操作规程、处方管理制度，认真审查和核对，确保发出药品的准确、无误。调剂是药品从医院转移给患者的过程，严格把好调剂工作中的审查核对关，对药品合理使用具有非常重要的意义。根据临床需要逐步建立静脉用药集中调配中心（室），对肠外营养液和危害药品实行集中配制和供应。

（4）医疗机构制剂业务管理　医疗机构配制制剂，必须具备能够保证制剂质量的专业人员、场地、设施、设备、管理制度、检验仪器和卫生条件等。包括制剂室的审批、制剂品种的注册、制剂工艺规程和标准操作规程的制定、制剂质量检验等方面。

（5）药品质量监督管理　除了自配制剂以外，医院采购的药品同样要进行质量控制，对临床各科使用的药品，特别是特殊管理药品的使用情况要加强检查、监督和管理。

（6）临床药学业务管理　临床药师参与临床药物治疗和治疗方案的调整工作，进行药物不良反应监测，开展药品使用中安全性、有效性、合理性的评价和管理。

（7）药物信息管理　除药品供应、调剂与制剂、药品质量监督管理中有大量信息需要管理以外，还要对药品使用信息积累和管理，为医护人员及患者提供用药咨询。

（8）经济管理　引入市场经营机制，在确保药品质量、服务质量的前提下，促进医院药学的发展。

（9）药学研究管理　结合临床需要开展临床药学和临床药理学的研究，进行有效管理，促进合理用药、新药开发。

（10）药学专业技术人员的培养与管理　对医疗机构内的药学专业技术人员进行药学知识、医疗知识、人文知识等方面的人员培训和继续教育管理等。

二、医疗机构药事管理组织

为加强医疗机构药事管理，促进药物合理应用，保障公众身体健康，根据《中华人民共和国药品管理法》《医疗机构管理条例》和《麻醉药品和精神药品管理条例》等有关法律、法规，卫生部、国家中医药管理局、总后勤部卫生部于2011年1月30日联合印发了《医疗机构药事管理规定》（卫医政发〔2011〕11号）。《医疗机构药事管理规定》第四条指出："医疗机构药事管理和药学工作是医疗工作的重要组成部分。医疗机构应当设置药事管理组织和药学部门。"

世界上许多国家的医院都有类似的组织。美国和英国称为"药学和治疗学委员会（Pharmacy and Therapeutics Committee）"，下设专科药物分委员会；德国称为"药品委员会"，日本称为"药事委员会"或"药品选用委员会"。国外把此类机构看作咨询组织，起着沟通药学人员和其他医务人员的作用。其目的有两个：一是咨询，推荐医院用药，帮助制订药品的评价、遴选和治疗使用的有关规定；二是教育，完善医师、护士、药师与药品及其使用有关问题的知识培训。

《医疗机构药事管理规定》规定，二级以上医院应当设立药事管理与药物治疗学委员会，其他医疗机构应当成立药事管理与药物治疗学组。

（一）组成

二级以上医院药事管理与药物治疗学委员会委员由具有高级技术职务任职资格的药学、临

NOTE

床医学、护理和医院感染管理、医疗行政管理等人员组成。

成立医疗机构药事管理与药物治疗学组的医疗机构由药学、医务、护理、医院感染、临床科室等部门负责人和具有药师、医师以上专业技术职务任职资格人员组成。

医疗机构负责人任药事管理与药物治疗学委员会（组）主任委员，药学和医务部门负责人任药事管理与药物治疗学委员会（组）副主任委员。

药事管理与药物治疗学委员会（组）应当建立健全相应工作制度，日常工作由药学部门负责。

（二）职责

医疗机构药事管理组织的主要职责是：

①贯彻执行医疗卫生及药事管理等有关法律、法规、规章。审核制定本机构药事管理和药学工作规章制度，并监督实施。

②制定本机构药品处方集和基本药品供应目录。

③推动药物治疗相关临床诊疗指南和药物临床应用指导原则的制定与实施，监测、评估本机构药物使用情况，提出干预和改进措施，指导临床合理用药。

④分析、评估用药风险和药品不良反应、药品损害事件，并提供咨询与指导。

⑤建立药品遴选制度，审核本机构临床科室申请的新购入药品、调整药品品种或者供应企业和申报医院制剂等事宜。

⑥监督、指导麻醉药品、精神药品、医疗用毒性药品及放射性药品的临床使用与规范化管理。

⑦对医务人员进行有关药事管理法律、法规、规章制度和合理用药知识教育培训；向公众宣传安全用药知识。

三、医疗机构药学部门组织机构及人员管理

医院药学部门是医院专业技术科室，具体负责药品管理、药学专业技术服务和药事管理工作，开展以病人为中心，以合理用药为核心的临床药学工作，组织药师参与临床药物治疗，提供药学专业技术服务。主要包括：本医院药品保障供应与管理；处方适宜性审核、药品调配以及安全用药指导；实施临床药师制，直接参与临床药物治疗；药学教育以及与医院药学相关的药学研究等。

．（一）医疗机构药学部门组织机构

医疗机构应当根据本机构功能、任务、规模设置相应的药学部门，配备和提供与药学部门工作任务相适应的专业技术人员、设备和设施。

三级医院设置药学部，并可根据实际情况设置二级科室；二级医院设置药剂科；其他医疗机构设置药房。

1. 不同级别医疗机构药剂科室设立　二、三级医院必须设立药剂科（部、处），一级医院设立药房，作为医技科室，应有专人负责药剂工作。

2. 不同级别中医院药剂科室设立　一级中医医院必须开展中药加工、调剂、煎煮、贮存等业务并建立科室。二级中医医院应设中、西药调剂室及中药加工炮制室、中药制剂室、西药制剂室、煎药室、药品质量检验室、情报资料室。有条件的可设灭菌制剂、临床药学、制剂研

究（药物研究）等科室。三级中医医院药剂科（部、处）必须设立上述所有科室。中药加工炮制室和煎药室可独立设置或根据需要附于调剂或制剂室管理。综合性一、二、三级医院，中药科室的设置可根据本院中医药或中西医结合业务工作开展的实际情况考虑，原则上可参考同级中医医院，与其相一致。

3. 综合性医院药剂科设立 综合性医院药剂科（部），可根据医院规模、专业性质和工作职责范围，设立相应的药事组织机构，我国综合性医院药剂科组织机构示意图见图8-1。

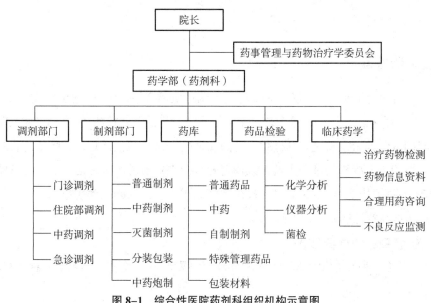

图8-1 综合性医院药剂科组织机构示意图

（二）医疗机构药学部门人员管理

医疗机构药学专业技术人员按照有关规定取得相应的药学专业技术职务任职资格。医疗机构应当加强对药学专业技术人员的培养、考核和管理，制订培训计划，组织药学专业技术人员参加规范化培训和继续医学教育，将完成培训及取得继续医学教育学分情况，作为药学专业技术人员考核、晋升专业技术职务任职资格和专业岗位聘任的条件之一。

医疗机构直接接触药品的药学人员，应当每年进行健康检查。患有传染病或者其他可能污染药品的疾病的，不得从事直接接触药品的工作。

1. 药学技术人员数量 医疗机构药学专业技术人员不得少于本机构卫生专业技术人员的8%。设立静脉用药调配中心（室）的，医疗机构应当根据实际需要另行增加药学专业技术人员数量。承担教学和科研任务的三级医院，应当根据其任务和工作量适当增加药学专业技术人员数量。

医疗机构应当根据本机构性质、任务、规模配备适当数量临床药师，三级医院临床药师不少于5名，二级医院临床药师不少于3名。临床药师应当具有高等学校临床药学专业或者药学专业本科毕业以上学历，并应当经过规范化技能培训。

三级综合医院药学部药学人员中具有高等医药院校临床药学专业或者药学专业全日制本科毕业以上学历的，应当不低于药学专业技术人员总数的30%；二级综合医院应当不低于20%。

药学专业技术人员中具有副高级以上药学专业技术职务任职资格的，三级综合医院应当不低于13%，教学医院应当不低于15%，二级综合医院应当不低于6%。

2. 药学技术部门负责人要求　二级以上医院药学部门负责人应当具有高等学校药学专业或者临床药学专业本科以上学历，及本专业高级技术职务任职资格；除诊所、卫生所、医务室、卫生保健所、卫生站以外的其他医疗机构药学部门负责人应当具有高等学校药学专业专科以上或者中等学校药学专业学历，及药师以上专业技术职务任职资格。

第二节　药品供应管理

一、药品采购管理

药品采购管理的主要目标是依法依规、适时购进质量合格、价格合理的药品。医疗机构使用的药品，除了自配制剂以外，绝大部分是从市场上购进的。医疗机构应建立健全药品采购管理制度，明确采购计划，确定采购方式，在药品采购中必须加强计划性，既要防止脱销断药，又要防止长期积压造成药品过期失效。采购时要注意进货渠道的合法性、药品质量的可靠性，严格执行药品采购的相关规定，如《医疗机构药品集中招标采购工作规范》。药剂科（部）负责全院药品、试剂的计划和采购工作。

（一）药品采购的法律依据

《药品管理法》和 CFDA、国家卫生和计划生育委员会有关规章的部分条款，对医疗机构药品采购做出了明确规定。

（1）《药品管理法》　规定：①医疗机构必须从具有药品生产、经营资格的企业购进药品。②医疗机构购进药品，必须建立并执行进货检查验收制度，验明药品合格证明和其他标识；不符合规定要求的，不得购进和使用。③医疗机构购进药品，必须有真实、完整的药品购进记录。④个人设置的门诊部、诊所等医疗机构不得配备常用药品和急救药品以外的其他药品。

《药品流通监督管理办法》规定：药品购进记录必须注明药品通用名称、生产厂商（中药材标明产地）、剂型、规格、批号、生产日期、有效期、批准文号、供货单位、数量、价格、购进日期。药品购进记录必须保存至超过药品有效期 1 年，但不得少于 3 年。

（2）相关规章　根据《国家基本药物目录》《处方管理办法》《药品采购供应质量管理规范》，以及本机构《药品处方集》《基本用药供应目录》，制定药品采购计划，购进药品。①药学部门要及时掌握新药动态和市场信息，制定药品采购计划，加速周转，减少库存，保证药品供应。同时，做好药品成本核算和账务管理。②医疗机构必须从政府药品集中招标采购网上进行药品采购。

对购入药品质量有异议时，医疗机构可委托国家认定资格的药品检验部门进行抽检。经药事管理与药物治疗学委员会审核批准，除核医学科可购售本专业所需的放射性药品外，其他科室不得从事该类药物配制或药品购售工作。

（二）药品招标采购管理

1. 药品集中招标采购制度的建立　继 2009 年 1 月 17 日卫生部、国务院纠风办、国家发展和改革委员会、国家工商总局、国家食品药品监督管理局、国家中医药管理局联合印发了《进一步规范医疗机构药品集中采购工作的意见》后，2010 年 7 月由卫生部、国务院纠风办、国家发展和改革委员会、监察部、财政部、国家工商总局、国家食品药品监督管理局联合发布实施《医疗机构药品集中采购工作规范》及《药品集中采购监督管理办法》，明确规定：医疗机构药品集中采购工作，要以省（区、市）为单位组织开展。县及县以上人民政府、国有企业（含国有控股企业）等所属的非营利性医疗机构，必须全部参加药品集中采购。鼓励其他医疗机构参加药品集中采购活动。

药品集中采购要充分考虑各级各类医疗机构的临床用药需求特点。集中采购周期原则上一年一次。全面推行网上集中采购，提高医疗机构药品采购透明度。

医疗机构按申报集中采购药品的品种、规格、数量，通过药品采购平台采购所需的药品。除麻醉药品、第一类精神药品和第二类精神药品、医疗用毒性药品和放射性药品等少数品种以及中药材和中药饮片等可不纳入药品集中采购目录外，医疗机构使用的其他药品原则上必须全部纳入集中采购目录。对纳入集中采购目录的药品，实行公开招标、网上竞价、集中议价和直接挂网（包括直接执行政府定价）采购。对经过多次集中采购、价格已基本稳定的药品，可采取直接挂网采购的办法，具体品种由省级集中采购管理部门确定。医疗机构要与中标（入围）药品生产企业或其委托的批发企业签订药品购销合同，明确品种、规格、数量、价格、回款时间、履约方式、违约责任等内容。合同采购数量要以医疗机构上年度的实际药品使用数量为基础，适当增减调整后确定。

2. 药品集中招标采购程序

①制定、提交拟集中招标的药品品种规格和数量。

②认真汇总各医疗机构药品采购计划。

③依法组织专家委员会审核各医疗机构提出的采购品种、规格。确认集中采购的药品品种、规格、数量，并反馈给医疗机构。

④确定采购方式，编制和发送招标采购工作文件。

⑤审核药品供应企业（投标人）的合法性及其信誉和能力，确认供应企业（投标人）资格。

⑥审核投标药品的批准文件和近期质检合格证明文件。

⑦组织开标、评标或议价，确定中标企业和药品品种、品牌、规格、数量、价格、供应（配送）方式以及其他约定。在评标过程中，上述④项和⑤项应为首选条件。

⑧决标或洽谈商定后，组织医疗机构直接与中标企业按招标（洽谈）结果签订购销合同。购销合同应符合国家有关法规规定，明确购销双方的权利和义务。

⑨监督中标企业（或经购销双方同意由中标企业依法委托的代理机构）和有关医疗机构依据招标文件规定和双方购销合同做好药品配送工作。

二、药品质量验收管理

（一）验收流程

医疗机构购进药品，严格按照《药品质量验收操作程序》规定的取样原则和验收方法对购进药品进行逐批验收。医疗机构应建立并执行进货检查验收制度，并建有真实完整的药品购进记录。

（二）质量不合格产品的处理

对验收过程中出现的货单不符、质量异常、包装不牢或破损、标志模糊的药品，有权拒收。

（三）首营品种和进口药品验收

验收首营品种应附有该批次药品的质量检验报告书。

验收进口药品，应有《进口药品注册证》或《医药产品注册证》《进口药品检验报告书》或《进口药品通关单》；包装和标签应以中文标明药品的名称、主要成分、"进口药品注册证号"或"医药产品注册证号"、生产企业名称等；进口药品应有中文标签及说明书；进口预防性生物制品、血液制品应有《生物制品进口批件》复印件；进口药材应有《进口药材批件》复印件；以上文件应加盖供货单位质量管理机构原印章。

（四）中药材验收

①应有包装，并附质量合格的标志；②中药材每件包装上应标明品名、产地、发货日期、供货单位；③中药饮片每件包装上应标明品名、生产企业、生产日期等，其标签必须注明品名、规格、产地、生产企业、产品批号、生产日期；④实施批准文号管理的中药材和中药饮片，在包装上应标明批准文号。

三、药品库存养护管理

（一）建立药品库存保养管理制度

医疗机构贮存药品，应当制订和执行有关药品保管、养护的制度，为保证药品库存质量安全建立规范。

（二）色标管理

为了有效控制药品储存质量，应对药品按其质量状态分区管理，为杜绝库存药品的存放差错，必须对在库药品实行色标管理。

药品质量状态的色标区分标准为：合格药品——绿色；不合格药品——红色；质量状态不明确药品——黄色。

按照库房管理的实际需要，库房管理区域色标划分的统一标准是：待验药品库（或区）、退货药品库（或区）为黄色；合格药品库（或区）、中药饮片零货称取库（或区）、待发药品库（或区）为绿色；不合格药品库（或区）为红色。三色标牌以底色为准，文字可以白色或黑色表示，防止出现色标混乱。

（三）药品堆垛距离

药品货垛与仓库地面、墙壁、顶棚、散热器之间应有相应的间距或隔离措施，设置足够宽度的货物通道，防止库内设施对药品质量产生影响，保证仓储和养护管理工作的有效开展。药品垛堆的距离要求为：药品与墙、药品与屋顶（房梁）的间距不小于30cm，与库房散热器或供暖管道的间距不小于30cm，与地面的间距不小于10cm。另外仓间主通道宽度应不少于200cm，辅通道宽度应不少于100cm。

（四）分类储存

根据药品的自然属性分类，按区、排、号进行科学储存，应做到以下几点：

1."六分开" 处方药与非处方药分开；基本医疗保险药品目录的药品与其他药品分开；内用药与外用药分开；性能相互影响、容易串味的品种与其他药品分开；新药、贵重药品与其他药品分开；配制的制剂与外购药品分开。

2. 特殊药品储存　麻醉药品、第一类精神药品、医疗用毒性药品、放射性药品专库或专柜存放。

3. 危险性药品及易燃、易爆药品储存　危险性药品及易燃、易爆药品必须专库存放。

4. 不合格药品存放　过期、霉变等不合格药品存放于不合格药品区。

（五）针对影响药品质量的因素采取措施

采取必要的冷藏、防冻、防潮、避光、通风、防火、防虫、防鼠等措施，保证药品质量。

1. 易受光线影响变质药品的储存　对易受光线影响变质的药品，存放室门窗可悬挂黑色布、纸遮光，或者存放在柜、箱内。

2. 易受湿度影响变质药品的储存　对易受湿度影响变质的药品，应控制药库湿度，一般保持相对湿度在 45%～75%。

3. 易受温度影响变质药品的储存　对易受温度影响变质的药品，应分库控制药库温度，冷库 2℃～8℃，阴凉库 <20℃，常温库 0℃～30℃。

4. 采取防虫、防鼠措施　对药品的库房、药房等处要采取防虫和防鼠的相应措施。

（六）检查反馈

定期对库存药品进行质量检查、养护，发现问题及时处理。

四、特殊管理药品管理

特殊管理药品是指麻醉药品、精神药品、医疗用毒性药品和放射性药品。依照《药品管理法》及相应管理办法，对此类药品实行特殊管理。（详见本书第十二章）

第三节　医疗机构制剂生产管理

一、医疗机构制剂概述

医疗机构制剂，是指医疗机构根据本单位临床需要经过批准而配制、自用的固定处方制剂。目前，我国医院制剂仅为市场供应不足的补充。医疗机构制剂不同于临时配方，它属于药品生产范畴。当前医院制剂存在小批量、多品种、配制环境及设施设备差、质量检验机构不健全、质检不严格等缺陷，存在诸多质量问题。因此，药品监督管理部门加强了对医院制剂质量的监督管理，并限制配制大输液等生产条件要求高的品种的生产。

国家为了保证医疗机构制剂的安全性和有效性，1984 年卫生部根据《药品管理法》的规定，对配制医疗机构制剂实行制剂许可证制度，对部分品种规定了审批程序，并组织编写出版了《医院制剂规范》《中国人民解放军药品制剂规范》，建立了对医院制剂的法制化管理制度，取得了一定效果。但因医院的性质和任务与药品生产企业不同，不可能大量投资新建、改建制剂室，以达到生产企业药品 GMP 要求。我国加入世贸组织后，在制药企业全面推进 GMP 制度，药品质量明显提高，品种、规格、数量得到很大丰富。同时，医疗卫生改革对药物治疗、合理用药等各方面提出了更高要求，形势的发展对医院制剂配制质量及其管理提出更严格的要求。随着国家食品药品监督管理局颁布的《医疗机构制剂质量管理规范》的施行，医疗机构制剂与上市药品之间的质量差别将缩小。

鉴于医疗机构配制制剂具有临床必需、使用量不定、规模小、贮存时间短、周转快等特点，至今尚无法被药厂生产的产品完全取代。几十年来，它在医疗机构解决一些药品市场供应短缺，满足临床需要方面，取得了良好的社会效益和经济效益。

二、医疗机构制剂的法制化管理

（一）医疗机构制剂注册管理

《药品管理法》及其《实施条例》规定：①医疗机构配制的制剂，应当是本单位临床需要而市场上没有供应的品种；②医疗机构配制制剂，必须按照国务院药品监督管理部门的规定报送有关资料和样品，经所在地省、自治区、直辖市人民政府药品监督管理部门批准，并发给制剂批准文号后，方可配制。

2005 年 8 月 1 日施行的《医疗机构制剂注册管理办法》对制剂配制范围做了进一步规定。有下列情形之一者，不得作为医疗机构制剂申请注册：①市场上已有供应的品种；②含有未经国家食品药品监督管理局批准的活性成分的品种；③除变态反应原外的生物制品；④中药注射剂；⑤中药、化学药组成的复方制剂；⑥麻醉药品、精神药品、医疗用毒性药品、放射性药品；⑦其他不符合国家有关规定的制剂。

医疗机构制剂的申请人，应当是持有《医疗机构执业许可证》并取得《医疗机构制剂许可证》的医疗机构。未取得《医疗机构制剂许可证》或者《医疗机构制剂许可证》无相应制剂剂型的"医院"类别的医疗机构可以申请医疗机构中药制剂，但是必须同时提出委托配制制剂的申请。接受委托配制的单位应当是取得《医疗机构制剂许可证》的医疗机构或者取得《药品生产质量管理规范》认证证书的药品生产企业。委托配制的制剂剂型应当与受托方持有的《医疗机构制剂许可证》或者《药品生产质量管理规范》认证证书所载明的范围一致。

准予配制的医疗机构制剂应持有《医疗机构制剂注册批件》及制剂批准文号。医疗机构制剂批准文号的格式为：×药制字 H（Z）+4 位年号 +4 位流水号。其中，×是省、自治区、直辖市的简称；H 是化学制剂的代号；Z 是中药制剂的代号。医疗机构制剂批准文号的有效期为 3 年。有效期届满需要继续配制的，申请人应当在有效期届满前 3 个月按照原申请配制程序提出再注册申请，报送有关资料。

（二）医疗机构制剂质量管理

医疗机构配制制剂，必须具备能够保证制剂质量的专业人员、场地、设施、设备、管理制度、检验仪器和卫生条件等。

2001 年 3 月 13 日，根据《药品管理法》的规定，参照 GMP 的基本准则，国家食品药品监督管理部门发布了《医疗机构制剂配制质量管理规范》（试行）（以下简称《规范》）。本《规范》是医疗机构制剂配制和质量管理的基本准则，适用于制剂配制的全过程。《规范》共 11章、68 条。《规范》从机构与人员、房屋与设施、设备、物料、卫生、文件、配制管理、质量管理与自检、使用管理、附则等方面进行规定，以保障医疗机构制剂质量。

第四节　药品调剂管理

一、调剂工作概述

（一）调剂的概念

调剂（dispensing）是指配药、配方、发药，又称为调配处方。调剂包括：收方（包括从患者处接收医生的处方，从病房医护人员处接收处方或请领单，从医院信息系统内接收医生开具的处方）；审核处方；调配药剂及取出药品；核对处方与药剂、药品；发给患者（或病房护士）并进行交代和答复询问的全过程。调剂是专业性、技术性、管理性、法律性、事务性、经济性综合一体的活动过程；也是药师、医生、护士、患者（或患者家属）、会计协同活动的过程。

医院药剂科的调剂工作大体可分为门诊调剂（包括急诊调剂）、住院部调剂、中药配方三部分。

（二）调剂的流程和步骤

调剂活动可分为 6 个步骤：①收方；②审核处方；③调配药品；④包装、贴标签；⑤复查处方；⑥发药。

取得药学专业技术职务任职资格的人员方可从事处方调剂工作。具有药师以上专业技术职务任职资格的人员负责处方审核、评估、核对、发药以及安全用药指导；药士从事处方调配工作。

二、处方管理

为规范处方管理，提高处方质量，促进合理用药，保障医疗安全，卫生部颁布了《处方管理办法》，自 2007 年 5 月 1 日起施行。

（一）处方概念

处方是由注册的执业医师和执业助理医师在诊疗活动中为患者开具的、由取得药学专业技术职务任职资格的药学专业技术人员审核、调配、核对，并作为患者用药凭证的医疗文书。处方包括医疗机构病区用药医嘱单。

（二）处方内容

处方由前记、正文和后记三部分组成。

1. 前记　包括医疗机构名称、患者姓名、性别、年龄、门诊或住院病历号、科别或病区和床位号、临床诊断、开具日期等。可添列特殊要求的项目。麻醉药品和第一类精神药品处方还应当包括患者身份证明编号，代办人姓名、身份证明编号。

2. 正文　以 Rp 或 R（拉丁文 Recipe "请取" 的缩写）标示，分列药品名称、剂型、规格、数量、用法、用量。

3. 后记　医师签名或者加盖专用签章，药品金额以及审核、调配、核对、发药药师签名或者加盖专用签章。

（三）处方颜色

普通处方印刷用纸为白色。

急诊处方印刷用纸为淡黄色，右上角标注"急诊"。

儿科处方印刷用纸为淡绿色，右上角标注"儿科"。

麻醉药品和第一类精神药品处方印刷用纸为淡红色，右上角标注"麻、精一"。

第二类精神药品处方印刷用纸为白色，右上角标注"精二"。

（四）处方权限

1. 经注册的执业医师、助理医师　经注册的执业医师在执业地点取得相应的处方权，经注册的执业助理医师在医疗机构开具的处方，应当经所在执业地点执业医师签名或加盖专用签章后方有效。经注册的执业助理医师在乡、民族乡、镇、村的医疗机构独立从事一般的执业活动，可以在注册的执业地点取得相应的处方权。

2. 签名留样　医师应当在注册的医疗机构签名留样或者进行专用签章备案后，方可开具处方。药师在执业的医疗机构取得处方调剂资格。药师签名或者专业签章等式样应当在本机构留样备查。

3. 麻醉药品和第一类精神药品的处方　医疗机构应当按照有关规定，对本机构执业医师和药师进行麻醉药品和精神药品使用知识和规范化管理的培训。执业医师经考核合格后取得麻醉药品和第一类精神药品的处方权，药师经考核合格后取得麻醉药品和第一类精神药品调剂资格。

医师取得麻醉药品和第一类精神药品处方权后，方可在本机构开具麻醉药品和第一类精神药品处方，但不得为自己开具该类药品处方。药师取得麻醉药品和第一类精神药品调剂资格后，方可在本机构调剂麻醉药品和第一类精神药品。

4. 试用期人员开具处方　试用期人员开具处方，应当经所在医疗机构有处方权的执业医师审核，并签名或加盖专用签章后方有效。

5. 进修医师开具处方　进修医师由接收进修的医疗机构对其胜任本专业工作的实际情况进行认定后授予相应的处方权。

（五）处方书写

处方书写应当符合下列规则：

①患者一般情况、临床诊断填写清晰、完整，并与病历记载相一致。

②每张处方限于一名患者的用药。

③字迹清楚，不得涂改；如需修改，应当在修改处签名并注明修改日期。

④药品名称应当使用规范的中文名称书写，没有中文名称的可以使用规范的英文名称书写；医疗机构或者医师、药师不得自行编制药品缩写名称或者使用代号；书写药品名称、剂量、规格、用法、用量要准确规范。

药品剂量与数量用阿拉伯数字书写。剂量应当使用法定剂量单位：质量以克（g）、毫克（mg）、微克（μg）、纳克（ng）为单位；容量以升（L）、毫升（mL）为单位；国际单位（IU）、单位（U）；中药饮片以克（g）为单位。

片剂、丸剂、胶囊剂、颗粒剂分别以片、丸、粒、袋为单位；溶液剂以支、瓶为单位；软膏及乳膏剂以支、盒为单位；注射剂以支、瓶为单位，应当注明含量；中药饮片处方以剂为单位。

药品用法可用规范的中文、英文、拉丁文或者缩写体书写，但不得使用"遵医嘱""自用"

等含糊不清字句。

⑤患者年龄应当填写实足年龄，新生儿、婴幼儿写日、月龄，必要时要注明体重。

⑥西药和中成药可以分别开具处方，也可以开具一张处方，中药饮片应当单独开具处方。

⑦开具西药、中成药处方，每一种药品应当另起一行，每张处方不得超过 5 种药品。

⑧中药饮片处方的书写，一般应当按照"君、臣、佐、使"的顺序排列；调剂、煎煮的特殊要求注明在药品右上方，并加括号，如布包、先煎、后下等；对饮片的产地、炮制有特殊要求的，应当在药品名称之前写明。

⑨药品用法、用量应当按照药品说明书规定的常规用法、用量使用，特殊情况需要超剂量使用时，应当注明原因并再次签名。

⑩除特殊情况外，应当注明临床诊断。

⑪开具处方后的空白处划一斜线以示处方完毕。

⑫处方医师的签名式样和专用签章应当与院内药学部门留样备查的式样相一致，不得任意改动，否则应当重新登记留样备案。

⑬医师利用计算机开具、传递普通处方时，应当同时打印出纸质处方，其格式与手写处方一致；打印的纸质处方经签名或者加盖签章后有效。药师核发药品时，应当核对打印的纸质处方，无误后发给药品，并将打印的纸质处方与计算机传递处方同时收存备查。

（六）处方用量

1. 普通处方用量　一般不得超过 7 日用量。

2. 门（急）诊处方用量　急诊处方一般不得超过 3 日用量；对于某些慢性病、老年病或特殊情况，处方用量可适当延长，但医师应当注明理由。

医疗用毒性药品、放射性药品的处方用量应当严格按照国家有关规定执行。

3. 精麻药品处方用量　为门（急）诊患者开具的麻醉药品和第一类精神药品注射剂，每张处方为一次常用量；控缓释制剂，每张处方不得超过 7 日常用量；其他剂型，每张处方不得超过 3 日常用量。哌醋甲酯用于治疗儿童多动症时，每张处方不得超过 15 日常用量。第二类精神药品一般每张处方不得超过 7 日常用量；对于慢性病或某些特殊情况的患者，处方用量可以适当延长，医师应当注明理由。

为门（急）诊癌症疼痛患者和中、重度慢性疼痛患者开具的麻醉药品、第一类精神药品注射剂，每张处方不得超过 3 日常用量；控缓释制剂，每张处方不得超过 15 日常用量；其他剂型，每张处方不得超过 7 日常用量。

4. 为住院患者开具的麻醉药品和第一类精神药品处方　为住院患者开具的麻醉药品和第一类精神药品处方应当逐日开具，每张处方为 1 日常用量。

5. 特别加强管制药品处方　对于需要特别加强管制的麻醉药品，盐酸二氢埃托啡处方为一次常用量，仅限于二级以上医院内使用；盐酸哌替啶处方为一次常用量，仅限于医疗机构内使用。

（七）处方有效期限

处方开具当日有效。特殊情况下需延长有效期的，由开具处方的医师注明有效期限，但有效期最长不得超过 3 天。

（八）处方保管

处方由调剂处方药品的医疗机构妥善保存。普通处方、急诊处方、儿科处方保存期限为 1

年，医疗用毒性药品、第二类精神药品处方保存期限为 2 年，麻醉药品和第一类精神药品处方保存期限为 3 年。处方保存期满后，经医疗机构主要负责人批准、登记备案，方可销毁。

三、调剂工作管理

（一）调剂操作规程

具有药师以上专业技术职务任职资格的人员负责处方审查、核对、评估以及安全用药指导，药士从事处方调配工作。药师应当按照操作规程调剂处方药品：认真审核处方，准确调配药品，正确书写药袋或粘贴标签，注明患者姓名和药品名称、用法、用量，包装；向患者交付药品时，按照药品说明书或者处方用法，进行用药交代与指导，包括每种药品的用法、用量、注意事项等。对麻醉药品和第一类精神药品处方，按年月日逐日编制顺序号。药师在完成处方调配后，应当在处方上签名或者加盖签章。

（二）处方审核

药师应当认真逐项检查处方前记、正文和后记书写是否清晰、完整，并确认处方的合法性。同时应当对处方用药适宜性进行审核，审核内容包括：①规定必须做皮试的药品，处方医师是否注明过敏试验及结果的判定；②处方用药与临床诊断的相符性；③剂量、用法的正确性；④选用剂型与给药途径的合理性；⑤是否有重复给药现象；⑥是否有潜在临床意义的药物相互作用和配伍禁忌；⑦其他用药不适宜情况。

（三）调剂中注意事项

1. 凭处方调剂　药学专业技术人员须凭医师处方调剂处方药品，非经医师处方不得调剂。

2. 疑似不适宜处方　经处方审核后，药师认为存在用药不适宜时，应当告知处方医师，请其确认或者重新开具处方。

药师发现严重不合理用药或者用药错误，应当拒绝调剂，及时告知处方医师，并应当记录，按照有关规定报告。

药师对于不规范处方或者不能判定其合法性的处方，不得调剂。

3. 中药处方调剂注意"十八反"和"十九畏"　本草明言十八反，半蒌贝蔹及攻乌，藻戟遂芫具战草，诸参辛芍叛藜芦。

硫黄畏朴硝，水银畏砒霜，狼毒畏密陀僧，巴豆畏牵牛，丁香畏郁金，川乌、草乌畏犀角，牙硝畏三棱，官桂畏石脂，人参畏五灵脂。

（四）药师的"四查十对"

药师调剂处方时必须做到"四查十对"：即查处方，对科别、姓名、年龄；查药品，对药名、剂型、规格、数量；查配伍禁忌，对药品性状、用法用量；查用药合理性，对临床诊断。

第五节　临床用药管理

一、临床用药管理概述

临床用药管理，是对医疗机构临床诊断、预防和治疗疾病用药全过程实施监督管理。医疗机构应当遵循合理、安全、有效、经济和适当的用药原则，尊重患者对药品使用的知情权和隐私权。

（一）临床用药管理的发展

1965 年，美国药学教育家唐纳德·布罗迪博士（Dr. Donald Brodie）首次将用药管理（drug use control 或 drug use management）作为药房业务工作的主流。他把用药管理定义为一个集知识、理解、判断、操作过程、技能、管理和伦理为一体的系统，该系统的目的在于保证药物使用的安全性。药师进行临床用药管理最重要和有效的方法，就是对药品的获得、开处方、给药和使用过程全程进行监测和有效地管理。

20 世纪 70 年代，随着临床药学的兴起和发展，药师逐渐涉足临床用药的领域。临床药师的主要任务包括参加查房和会诊，对患者的药物治疗方案提出合理建议；对特殊药物进行治疗药物监测（Therapeutic Drug Monitoring），确保药物使用的有效和安全；向医护人员和其他药学人员提供药物情报咨询服务；监测和报告药物不良反应和有害的药物相互作用；培训药房在职人员和实习学生等。这些任务始终贯穿于临床用药管理这个主题。

20 世纪 90 年代开始崭露头角的"药学保健"开创了医院药学的新时代，代表了医院药学工作模式由"以药品为中心"向"以患者为中心"的根本转变。药学保健的基本原则是以患者为中心和面向用药结果。其目标不只是治愈疾病，而是强调通过实现药物治疗的预期结果，改善患者的生存质量。药师向患者提供药学保健的具体任务是发现、防止和解决用药过程中出现的问题。药师不仅应对所提供的药品质量负责，而且还要对药品使用的结果负责，即由传统的管理药品提高到管理药品的使用及其结果。用药管理是现代医院药学工作的中心。

（二）临床用药管理的核心

临床用药管理的基本出发点和归宿是合理用药（rational drug use），也就是说临床用药管理的核心是合理用药。合理用药最基本的要求是：将适当的药物，以适当的剂量，在适当的时间，经适当的途径，给适当的患者使用适当的疗程，达到最佳的治疗目标。

20 世纪 90 年代以来，国际药学界专家已就合理用药问题达成共识，赋予了合理用药更科学、完整的定义：以当代药物和疾病的系统知识和理论为基础，安全、有效、经济、适当地使用药品。从用药的结果考虑，合理用药应当包括安全、有效、经济三大要素。安全、有效强调以最小的治疗风险获得尽可能大的治疗效益；而经济则强调以尽可能低的治疗成本取得尽可能好的治疗效果，合理使用有限的医疗卫生资源，减轻患者及社会的经济负担。

临床合理用药涉及医疗卫生大环境的综合治理，依赖于国家相关方针政策的制定和调整，受到与用药有关各方面人员的道德情操、行为动机、心理因素等的影响。当前，临床用药管理已经成为医院药事管理研究讨论的重要课题。

二、临床合理用药管理

临床药学工作的核心是合理用药。不合理用药现象引起了药品监督、卫生、社会保障、医疗保险等部门以及社会公众的广泛高度重视，各国政府均把药品的合理使用管理作为药品监督管理的一项基本内容，合理用药有助于提高医疗质量和节约医药资源。

（一）合理用药的基本要素

1. 安全性 安全性是合理用药的基本前提，它涉及用药的风险和效益。医师在用药时必

NOTE

须权衡利弊，从而使患者承受最小的治疗风险，获得最大的治疗效果。

2. 有效性　有效性是用药的首要目标，但受医药科学发展水平的限制，对有些疾病的药物治疗仅能减轻和缓解病情，因此应使患者对药物的疗效有所了解，达到医患双方均可接受的用药目标。

3. 经济性　经济性指以尽可能少的成本换取尽可能大的治疗效益，合理使用有限医疗卫生资源，减轻患者及社会的经济负担。

4. 适当性　合理用药最基本的要求是根据用药对象选择适当的药品，在适当的时间，以适当的剂量、途径和疗程，达到适当的治疗目标。适当性的原则强调尊重客观现实，立足当前医药科学技术和社会的发展水平，避免不切实际地追求高水平的药物治疗。

（二）不合理用药的表现

在临床实践中，不合理的用药现象普遍存在，轻者给病人带来不必要的痛苦，严重者可能酿成医疗事故，造成药物灾害，给当事人乃至社会带来无法弥补的损失。目前，临床用药存在的不合理用药现象主要表现如下：

1. 有病症未得到治疗　因经济原因或诊断不明确造成的，有用药适应证而得不到适当的药物治疗。

2. 药物选择不合理　用药不对症，多数情况属于药物选择不当，也包括医师笔误开错，药师调剂配错、发错，患者服错等情况。

无用药适应证以及预防或安慰性用药，主要指长期使用以保健为目的的用药和不必要的预防用药，轻症用重药（贵重药，大剂量药）。

3. 药物剂量与疗程不合理　用药剂量不足，达不到有效治疗剂量；疗程太短，不足以彻底治愈疾病，导致疾病反复发作，耗费更多医药资源；疗程过长，给药剂量过大，增加了中毒的危险性；用药时没有考虑患者的病理、生理状况、遗传因素、体重、器官功能状态等有关因素，千篇一律地使用常规剂量，容易造成用药剂量的不合理。

4. 给药途径与方法不合理　对口服能治疗的疾病使用注射剂；特殊使用方法的药物，如栓剂、喷雾剂、气雾剂、缓控释制剂等，因不了解其使用方法，造成给药途径与方法不合理。

5. 给药次数、时间间隔、用药时间的不合理　由于患者依从性差造成给药次数、时间间隔不当的现象较常见。如患者用药怕疼、不方便用药或药物副作用等的影响使得用药次数减少或擅自停药；医师、药师的指导力度不够，使得该饭前或饭后、睡前等服用的药物不能得到正确的使用。

6. 合并用药不适当　合并用药又称联合用药，指一个病人同时使用两种或两种以上的药物。合并用药不适当包括：无必要地合并使用多种药物，增加患者的经济负担，造成医疗资源的浪费；发生药物配伍禁忌，导致不良的药物相互作用，也可能使原有药物作用减弱，治疗效应降低，毒副作用加大。

7. 重复给药　因医生不了解药物的相关知识，给患者开具药理作用相当或同类的药品，或多名医生给同一病人开相同的药物。

（三）影响合理用药的因素

合理用药是有关人员、药物和环境相互作用的结果，与用药有关的各类人员的行为失当和错误是导致不合理用药的主要因素，药物本身的特性是造成不合理用药的潜在因素，而外部因素则涉及国家卫生保健体制、药品政策、经济发展水平、文化传统、社会风气等诸多方面。其中人为因素最为重要。

1. 人为因素 临床用药不只是医师、药师或病人单方面的事，而是涉及诊断、开方、调配发药、给药、服药、监测用药过程和评价结果全过程。医师、药师、护师、病人及其家属乃至社会各有关人员任何一方不合理用药，都会影响其他人员的努力，造成不合理用药。

（1）医师因素 合理用药的临床基础为：正确诊断；充分了解疾病的病理生理状况；掌握药物及其代谢产物在正常与疾病时的药理学、生物化学和药动学性质；制定正确的药物治疗方案和目标；正确实施药物治疗，获得预定的治疗结果。

致使医师不合理用药的原因包括：医术和治疗学水平不高；缺乏药物和治疗学知识；知识、信息更新不及时；责任心不强；临床用药监控不力；医德、医风不正。

（2）药师因素 药师在整个临床用药过程中是药品的提供者和合理用药的监督者。药师不合理用药的原因包括：审查处方不严；调剂配发错误；用药指导不力；协作和交流不够。

（3）护师因素 护理人员负责给药操作和病人监护，临床不合理用药或多或少与护士的给药操作有关，不合理用药的原因包括：未正确执行医嘱；使用了质量不合格的药品；临床观察、监测、报告不力；给药操作失当。

（4）患者因素 病人不依从性是临床合理用药的主要障碍之一。病人不依从治疗的原因包括：客观原因，如文化程度低，理解错误，年龄大记忆力差，经济收入低又不享受医保，体质差不能耐受药物不良反应等；主观原因，如药物治疗急于求成，身体稍有不适便使用药品，盲目听从他人或媒体的宣传等。

2. 药物因素 药物本身的作用是客观存在的，药物固有的性质也会造成不合理用药的现象。归纳起来主要有：

（1）药物的作用效果因人而异 采用规定剂量，病人获得的疗效可能各不相同，不良反应的发生也因人而异。

（2）药物联用使药物相互作用发生几率增加 药物相互作用分体外相互作用（又称药物配伍禁忌）和体内相互作用。前者主要指药物使用前，由于药物混合发生的物理或化学变化；后者指药物配伍使用后在体内药理作用的变化。

3. 社会因素 影响合理用药的外界因素错综复杂，涉及国家的卫生保健体制、药品监督管理、药政法规以及社会风气等，以及企业的经营思想和策略、医疗机构的宗旨和主导思想、大众传播媒介等。

（四）促进临床合理用药的措施

1. 定期培训 在合理用药工作中，临床药师具有不可替代的作用，临床药师可以在用药的合理选择、使用、配伍等方面发挥积极作用。医院可以定期组织药学专业人员为医师做有关合理用药的讲座，内容涉及合理用药分析、处方分析、药品不良反应分析、药事管理分析、新药介绍等能够切实指导临床合理用药的内容。

2. 发挥药事管理与药物治疗学委员会的作用 医院药事管理与药物治疗学委员会是协调、监督医院内部合理用药，解决不合理用药问题的特殊组织，对统一医院管理人员与业务人员对合理用药的认识，促进临床科室和药剂科之间的沟通，发挥着重要的作用。

3. 制定和完善医院协定处方集 每个医院的协定处方集或基本药物目录应当具有自己的

NOTE

特点，对药物品种、规格、剂型等的选择必须体现临床对药物的需求，对药物的评价和用法、用量、注意事项等的表述应能满足临床对药物信息的需要，协定处方集必须定期修改、更新。

4. 做好处方和病历用药调查统计　处方调查和病历调查的目的是及时发现医生不合理用药的处方和医嘱行为，把握临床药品使用的规律和发展趋势，以便针对问题，采取有力措施，不断提高合理用药水平。

处方调查的内容包括处方书写规范化和合理用药两个方面，可采用普查或者随机抽样的方式进行。病历用药调查的用途比较广泛，可用于评价新、老药物的疗效和毒副作用，掌握医院一定时期的用药现状和趋势。

5. 加强医德医风教育　医院管理部门应加大医德医风教育的力度，使每个医务工作者树立全心全意为患者服务的思想，在为患者治病的过程中，科学地、实事求是地合理使用药品。

三、抗菌药物临床应用管理

为加强医疗机构抗菌药物临床应用管理，规范抗菌药物临床应用行为，提高抗菌药物临床应用水平，促进临床合理应用抗菌药物，控制细菌耐药，保障医疗质量和医疗安全，2012 年 8 月 1 日起施行《抗菌药物临床应用管理办法》。

抗菌药物临床应用应当遵循安全、有效、经济的原则。

（一）抗菌药物分级管理

抗菌药物临床应用实行分级管理。根据安全性、疗效、细菌耐药性、价格等因素，将抗菌药物分为三级：非限制使用级、限制使用级与特殊使用级。具体划分标准如下：

1. 非限制使用级抗菌药物　是指经长期临床应用证明安全、有效，对细菌耐药性影响较小，价格相对较低的抗菌药物。

2. 限制使用级抗菌药物　是指经长期临床应用证明安全、有效，对细菌耐药性影响较大，或者价格相对较高的抗菌药物。

3. 特殊使用级抗菌药物　是指具有以下情形之一的抗菌药物：

①具有明显或者严重不良反应，不宜随意使用的抗菌药物。

②需要严格控制使用，避免细菌过快产生耐药的抗菌药物。

③疗效、安全性方面的临床资料较少的抗菌药物。

④价格昂贵的抗菌药物。

具有高级专业技术职务任职资格的医师，可授予特殊使用级抗菌药物处方权；具有中级以上专业技术职务任职资格的医师，可授予限制使用级抗菌药物处方权；具有初级专业技术职务任职资格的医师，在乡、民族乡、镇、村的医疗机构独立从事一般执业活动的执业助理医师以及乡村医生，可授予非限制使用级抗菌药物处方权。药师经培训并考核合格后，方可获得抗菌药物调剂资格。

特殊使用级抗菌药物不得在门诊使用。临床应用特殊使用级抗菌药物应当严格掌握用药指征，经抗菌药物管理工作组指定的专业技术人员会诊同意后，由具有相应处方权医师开具处方。特殊使用级抗菌药物会诊人员由具有抗菌药物临床应用经验的感染性疾病科、呼吸科、重症医学科、微生物检验科、药学部门等具有高级专业技术职务任职资格的医师、药师或具有高级专业技术职务任职资格的抗菌药物专业临床药师担任。

因抢救生命垂危的患者等紧急情况，医师可以越级使用抗菌药物。越级使用抗菌药物应当详细记录用药指征，并应当于 24 小时内补办越级使用抗菌药物的必要手续。

（二）抗菌药物管理组织机构和职责

1. 组织机构　医疗机构主要负责人是本机构抗菌药物临床应用管理的第一责任人。

医疗机构应当设立抗菌药物管理工作机构或者配备专（兼）职人员负责本机构的抗菌药物管理工作：二级以上的医院、妇幼保健院及专科疾病防治机构（以下简称二级以上医院）应当在药事管理与药物治疗学委员会下设立抗菌药物管理工作组。抗菌药物管理工作组由医务、药学、感染性疾病、临床微生物、护理、医院感染管理等部门负责人和具有相关专业高级技术职务任职资格的人员组成，医务、药学等部门共同负责日常管理工作。其他医疗机构设立抗菌药物管理工作小组或者指定专（兼）职人员，负责具体管理工作。

二级以上医院应当设置感染性疾病科，配备感染性疾病专业医师；配备抗菌药物等相关专业的临床药师；建立符合实验室生物安全要求的临床微生物室。

2. 职责　医疗机构抗菌药物管理工作机构或者专（兼）职人员的主要职责是：

①贯彻执行抗菌药物管理相关的法律、法规、规章，制定本机构抗菌药物管理制度并组织实施。

②审议本机构抗菌药物供应目录，制定抗菌药物临床应用相关技术性文件，并组织实施。

③对本机构抗菌药物临床应用与细菌耐药情况进行监测，定期分析、评估、上报监测数据并发布相关信息，提出干预和改进措施。

④对医务人员进行抗菌药物管理相关法律、法规、规章制度和技术规范培训，组织对患者合理使用抗菌药物的宣传教育。

（三）抗菌药物临床应用管理

医疗机构应当按照省级卫生行政部门制定的抗菌药物分级管理目录，制定本机构抗菌药物供应目录，并向核发其《医疗机构执业许可证》的卫生行政部门备案。医疗机构抗菌药物供应目录包括采购抗菌药物的品种、品规。未经备案的抗菌药物品种、品规，医疗机构不得采购。

医疗机构应当严格控制本机构抗菌药物供应目录的品种数量。同一通用名称抗菌药物品种，注射剂型和口服剂型各不得超过 2 种。具有相似或者相同药理学特征的抗菌药物不得重复列入供应目录。

因特殊治疗需要，医疗机构需使用本机构抗菌药物供应目录以外抗菌药物的，可以启动临时采购程序。临时采购应当由临床科室提出申请，说明申请购入抗菌药物名称、剂型、规格、数量、使用对象和使用理由，经本机构抗菌药物管理工作组审核同意后，由药学部门临时一次性购入使用。

医疗机构应当严格控制临时采购抗菌药物品种和数量，同一通用名抗菌药物品种启动临时采购程序原则上每年不得超过 5 例次。如果超过 5 例次，应当讨论是否列入本机构抗菌药物供应目录。调整后的抗菌药物供应目录总品种数不得增加。

医疗机构应当建立抗菌药物遴选和定期评估制度，医疗机构遴选和新引进抗菌药物品种，应当由临床科室提交申请报告，经药学部门提出意见后，由抗菌药物管理工作组审议。抗菌药物管理工作组三分之二以上成员审议同意，并经药事管理与药物治疗学委员会三分之二以上委员审核同意后方可列入采购供应目录。

抗菌药物品种或者品规存在安全隐患、疗效不确定、耐药率高、性价比差或者违规使用等情况的，临床科室、药学部门、抗菌药物管理工作组可以提出清退或者更换意见。清退意见经抗菌药物管理工作组二分之一以上成员同意后执行，并报药事管理与药物治疗学委员会备案；更换意见经药事管理与药物治疗学委员会讨论通过后执行。清退或者更换的抗菌药物品种或者品规原则上12个月内不得重新进入本机构抗菌药物供应目录。

医疗机构应当开展细菌耐药监测工作，建立细菌耐药预警机制，并采取下列相应措施：

①主要目标细菌耐药率超过30%的抗菌药物，应当及时将预警信息通报本机构医务人员。

②主要目标细菌耐药率超过40%的抗菌药物，应当慎重经验用药。

③主要目标细菌耐药率超过50%的抗菌药物，应当参照药敏试验结果选用。

④主要目标细菌耐药率超过75%的抗菌药物，应当暂停针对此目标细菌的临床应用，根据追踪细菌耐药监测结果，再决定是否恢复临床应用。

医疗机构应当建立本机构抗菌药物临床应用情况排名、内部公示和报告制度。医疗机构应当对以下抗菌药物临床应用异常情况开展调查，并根据不同情况做出处理：

①使用量异常增长的抗菌药物。

②半年内使用量始终居于前列的抗菌药物。

③经常超适应证、超剂量使用的抗菌药物。

④企业违规销售的抗菌药物。

⑤频繁发生严重不良事件的抗菌药物。

（四）抗菌药物监督管理

医疗机构应当对出现抗菌药物超常处方3次以上且无正当理由的医师提出警告，限制其特殊使用级和限制使用级抗菌药物处方权。

医师出现下列情形之一的，医疗机构应当取消其处方权：

①抗菌药物考核不合格的。

②限制处方权后，仍出现超常处方且无正当理由的。

③未按照规定开具抗菌药物处方，造成严重后果的。

④未按照规定使用抗菌药物，造成严重后果的。

⑤开具抗菌药物处方牟取不正当利益的。

药师未按照规定审核抗菌药物处方与用药医嘱，造成严重后果的，或者发现处方不适宜、超常处方等情况未进行干预且无正当理由的，医疗机构应当取消其药物调剂资格。

医师处方权和药师药物调剂资格取消后，在6个月内不得恢复其处方权和药物调剂资格。

四、静脉用药集中调配管理

近年来，我国开展静脉药物集中调配业务的医疗机构越来越多，因此，卫生部办公厅于2010年4月印发了《静脉用药集中调配质量管理规范》（以下简称《规范》）和《静脉用药集中调配操作规程》，用以规范静脉药物的调配业务。

（一）静脉用药集中调配的概念

静脉用药集中调配（Pharmacy Intravenous Admixture Services，简称PIVAS）是指医疗机构药学部门根据医师处方或用药医嘱，经药师进行适宜性审核，由药学专业技术人员按照无菌操作要求，在洁净环境下对静脉用药物进行加药混合调配，使其成为可供临床直接静脉输注使用的成品输液操作过程。静脉用药集中调配是药品调剂的一部分，调配的范围包括肠外营养液、危害药品和其他静脉用药。

（二）静脉用药集中调配的目的

静脉用药集中调配的目的是为了加强对药品使用环节的质量控制，保证药品质量的连续性，提高患者用药的安全性、有效性、经济性，使医院药学由单纯的供应保障型向技术服务型转变，实现以患者为中心的药学服务模式，提升静脉药物治疗水平，提高医院的现代化医疗质量和管理水平。

（三）静脉药物集中调配的要求

1. 人员　工作人员由药师、护士和辅助人员组成：①静脉药物调配中心的负责人应当具有本科以上学历，本专业中级以上技术职务任职资格，有丰富的实际工作经验，责任心强，有一定的管理能力；②负责静脉用药医嘱或处方适宜性审核的人员，应当具有药学专业本科以上学历、5 年以上临床用药或调剂工作经验、药师以上专业技术职务任职资格；③其他岗位的药学技术人员应当具有药士以上专业技术任职资格；④从事该项工作的专业技术人员应当接受岗前培训并经考核合格，定期接受药学专业继续教育；⑤参加的人员，每年至少进行一次健康检查，建立健康档案，患有传染病、精神病等的人员，不得从事该项工作。其他人员也必须达到相应的要求才能从事该项工作。

2. 房屋、设施和布局　①静脉药物集中调配中心（室）划分为洁净区、辅助工作区和生活区三部分，工作间的布局要合理并与工作量相适应，人流物流分开，远离污染源；②静脉药物集中调配中心（室）应当设有温度、湿度、气压等监测设备和通风换气设施，保证静脉用药调配室温度 18℃～26℃，相对湿度 40%～60%，保持一定量的新风送入；③洁净区的净化要求万级，层流操作台为百级，一次更衣间为十万级，二次更衣间为万级；④静脉用药调配中心（室）应当根据药物性质建立不同的送、排（回）风系统。

3. 仪器和设备　静脉药物集中调配中心（室）应具有适合静脉药物调配中心需要的仪器、层流操作台、生物安全柜等，确保静脉药物调配的质量，加强调配人员的职业防护。

4. 规章制度　按照《规范》建立健全全面质量管理体系，制订岗位责任制、清洁卫生、健康检查等各项制度和岗位操作规程。各项操作须严格按操作规程进行，确保配制输液质量和患者用药安全、有效；调配流程包括接收处方或医嘱、药师审方、核对、摆药、贴签、调配、核对、运送病区等；调配所用药品均应符合静脉注射剂标准，药品生产厂家或批号应及时登记，发现药品包装或外观有疑问时，做出相应处理；配制全过程的要进行全面核对，调配出现问题时应及时查找原因，并做出相应处理。每道工作程序结束时，执行人要签字确认，配制完毕要彻底清场。

除了以上规定以外，对药品、耗材、物料、卫生、消毒、信息系统等方面还有相关具体规定。

（四）调配程序及操作规程

1. 静脉注射药物调配医嘱接收　调配中心药师通过电脑网络接收静脉注射药物调配医嘱，药师审查调配处方，合格的按用药量领取药物，并记录使用量，打印标签。

2. 审方与贴标签　药师或护士在核对处方无误后，根据标签挑选药品放入塑料篮内（一位患者配一个篮子），并将标签贴在输液袋上。

3. 混合调配 调配室人员将药品与标签进行核对，准确无误后开始混合调配。由药师对空安瓿、空抗生素瓶与输液标签核对并签名，调配后再核对输液成品。

4. 包装 将灭菌塑料袋套于静脉输液袋外，封口。

5. 分发 将封口后的输液按病区分别放置于有病区标识的整理箱内，记录数量，加锁或封条。将整理箱置于专用药车上，由勤杂人员送至各病区交病区药疗护士，并由药疗护士在送达记录本上签收。给患者用药前，护士应当再次与病历用药医嘱核对，然后给患者静脉输注用药。其流程见图 8-2。

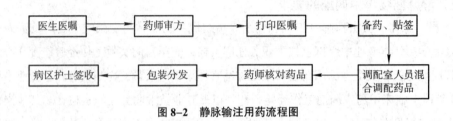

图 8-2 静脉输注用药流程图

（五）质量保证

建立输液调配质量管理规范和相关文件，如质量管理文件、人员管理文件、药物领用流程、配药工作流程、设备管理文件、安全和环保措施、质量控制总则等。用一系列的规章制度规范约束静脉输液调配中心人员的行为，确保调配质量。

医疗机构静脉用药调配中心（室）建设应当符合《静脉用药集中调配质量管理规范》相关规定。由县级和设区的市级卫生行政部门核发《医疗机构执业许可证》的医疗机构，设置静脉用药调配中心（室）应当通过设区的市级卫生行政部门审核、验收、批准，报省级卫生行政部门备案；由省级卫生行政部门核发《医疗机构执业许可证》的医疗机构，设置静脉用药调配中心（室）应当通过省级卫生行政部门审核、验收、批准。

五、煎药室管理

为保证中药汤剂煎煮质量，确保中药调剂安全有效，加强中药煎药室规范化、制度化建设，卫生部、国家中医药管理局组织有关专家对 1997 年制定的《中药煎药室管理规范》进行了修订，新的《医疗机构中药煎药室管理规范》于 2009 年 3 月 16 日正式施行。具体内容如下。

（一）设施与设备要求

①中药煎药室（以下简称煎药室）应当远离各种污染源，周围的地面、路面、植被等应当避免对煎药造成污染。

②煎药室的房屋和面积应当根据本医疗机构的规模和煎药量合理配置。工作区和生活区应当分开，工作区内应当设有储藏（药）、准备、煎煮、清洗等功能区域。

③煎药室应当宽敞、明亮，地面、墙面、屋顶应当平整、洁净、无污染、易清洁，应当有有效的通风、除尘、防积水以及消防等设施，各种管道、灯具、风口以及其他设施应当避免出现不易清洁的部位。

④煎药室应当配备完善的煎药设备设施，并根据实际需要配备储药设施、冷藏设施以及量

杯（筒）、过滤装置、计时器、储药容器、药瓶架等。

⑤煎药工作台面应当平整、洁净。

（二）人员要求

①煎药室应当由具备一定理论水平和实际操作经验的中药师具体负责煎药室的业务指导、质量监督及组织管理工作。

②煎药人员应当经过中药煎药相关知识和技能培训并考核合格后方可从事中药煎药工作。

③煎药人员应当每年至少体检一次。传染病、皮肤病等患者和乙肝病毒携带者、体表有伤口未愈合者不得从事煎药工作。

④煎药人员应当注意个人卫生。煎药前要进行手的清洁，工作时应当穿戴专用的工作服并保持工作服清洁。

（三）煎药操作方法

①煎药应当使用符合国家卫生标准的饮用水。待煎药物应当先行浸泡，浸泡时间一般不少于30分钟。

②每剂药一般煎煮两次，将两煎药汁混合后再分装。

③煎药量应当根据儿童和成人分别确定。儿童每剂一般煎至100～300mL，成人每剂一般煎至400～600mL，一般每剂按两份等量分装，或遵医嘱。

④凡注明有先煎、后下、另煎、烊化、包煎、煎汤代水等特殊要求的中药饮片，应当按照要求或医嘱操作。

⑤药料应当充分煎透，做到无糊状块、无白心、无硬心。

⑥内服药与外用药应当使用不同的标识区分。

⑦煎煮好的药液应当装入经过清洗和消毒并符合盛放食品要求的容器内，严防污染。

⑧使用煎药机煎煮中药，煎药机的煎药功能应当符合相关要求。

⑨包装药液的材料应当符合药品包装材料国家标准。

（四）煎药室的管理

①煎药室应当由药剂部门统一管理。药剂部门应有专人负责煎药室的组织协调和管理工作。

②药剂部门应当根据本单位的实际情况制定相应的煎药室工作制度和相关设备的标准操作程序（SOP），工作制度、操作程序应当装订成册并张挂在煎药室的适宜位置，严格执行。

③煎药人员在领药、煎药、装药、送药、发药时应当认真核对处方（或煎药凭证）有关内容，建立收发记录，内容真实，记录完整。

④急煎药物应在2小时内完成，要建立中药急煎制度并规范急煎记录。

⑤煎药设备设施、容器使用前应确保清洁，要有清洁规程和每日清洁记录。用于清扫、清洗和消毒的设备、用具应放置在专用场所妥善保管。

⑥传染病患者的盛药器具原则上应当使用一次性用品，用后按照医疗废物进行管理和处置。不具备上述条件的，对重复使用的盛药器具应当加强管理，固定专人使用，且严格消毒，防止交叉污染。

⑦加强煎药的质量控制、监测工作。药剂科负责人应当定期（每季度至少一次）对煎药工作质量进行评估、检查，征求医护人员和住院患者意见，并建立质量控制、监测档案。

NOTE

六、临床药师工作职责

临床药师是临床医疗治疗团队成员之一，应与临床医师一样，通过临床实践，发挥药学专业技术人员在药物治疗过程中的作用，在临床用药实践中发现、解决、预防潜在的或实际存在的用药问题，促进药物合理使用。其主要工作职责为：

①参与临床药物治疗，负责临床药物遴选，审核用药医嘱或处方，进行个体化药物治疗方案的设计与实施。

②参与查房、会诊、病例讨论、危重患者的救治，对临床药物治疗提出意见或调整建议，与医师共同对药物治疗负责。对用药难度大的患者，应实施药学监护、查房和书写药历。

③根据临床药物治疗的需要进行治疗药物的监测，并依据其临床诊断和药动学、药效学的特点设计个体化给药方案。

④指导护士做好药品请领、保管和正确使用工作。

⑤指导医师开展药品不良反应监测和报告。

⑥掌握与临床用药有关的药物信息，为医务人员和患者提供及时、准确、完整的用药信息及咨询服务；开展合理用药教育，宣传用药知识，指导患者安全用药。

⑦开展抗菌药物临床应用监测，实施处方点评与超常预警，协助临床做好细菌耐药监测，促进药物的合理使用。

⑧协助临床医师共同做好各类药物临床观察，特别是新药上市后的安全性和有效性监测，并进行相关资料的收集、整理、分析、评估和反馈工作。

⑨结合临床用药，开展合理用药、药物评价和药物利用的研究。

【课后案例】

一起用药错误引起的医疗事故

2012 年 12 月 4 日晚，随父母从外地来上海的"小毅"因为呕吐症状前往某大医院就诊。一名来自河北保定的进修医生在操作电脑开方时，将抗病毒的静脉注射药物阿糖腺苷误选为阿糖胞苷。当天患儿输液 200 毫升。第二天，一名护士发现了这一错误。12 月 13 日，医院通过微博寻人找到了"小毅"，与"小毅"在同一天就诊的用错药的 9 名沪籍患儿，也皆被院方通知用药错误。这些患儿在用药错误后，曾出现发烧、呕吐，部分幼儿的身上还出现了白色脂肪粒或红疹以及大便出血等情况。12 月 18 日下午，医院相关负责人与 10 名当事患儿的家属见面，家长们向院方提出了三项诉求，分别为：尽快安排对当事患儿进行第三方会诊；书面做出承诺，今后当事患儿若因本次用药错误产生副作用，医院负责到底；事件当事医生向患儿家属当面道歉，医院通过官方发表致歉声明，同时彻底公布该起事件中当事患儿的具体人数等信息。

【思考】

1. 试从医院各环节分析，如何避免此类医疗事故的再次发生。

2. 此类医疗事故发生后我们应当如何应对？

【思考题】

1. 医疗机构药事管理的概念及特点是什么?

2. 药品供应管理包括哪些内容?

3. 医疗机构制剂的注册范围是什么?

4. 处方调配的流程和步骤及四查十对各是什么?

5. 合理用药最基本的要素是什么?

6. 抗菌药物的三级管理是什么?

第九章　药品不良反应追踪管理

【学习目标】

1. 掌握：药品不良反应概念，药品不良反应监测管理机构及其职责，药品不良反应监测方法，药物警戒和药品召回的概念及其主要内容。

2. 熟悉：药品不良反应的表现与分类，药品不良反应报告处置及评价管理，药品上市后再评价的内容。

3. 了解：国内外药品不良反应重要事件。

【引导案例】

警惕注射用头孢硫脒引起过敏性休克及儿童用药风险

注射用头孢硫脒是我国自主研发的全身抗感染药，其作用机制与其他头孢菌素相近，通过抑制细菌细胞壁的生物合成而达到杀菌作用。临床用于敏感菌所引起的呼吸系统、肝胆系统、五官、尿路感染及心内膜炎、败血症。2014年7月1日至2015年6月30日，国家药品不良反应监测数据库中收到注射用头孢硫脒不良反应/事件报告5802例，主要累及皮肤及其附件损害（占60.6%）、全身性损害（占12.6%）、胃肠系统损害（占7.4%）等。国家食品药品监督管理总局建议：①注射用头孢硫脒易发生严重过敏反应，如过敏性休克，医务人员在使用本品前应详细询问患者的过敏史，对本品所含成分过敏者禁用，过敏体质者慎用。给药期间密切观察患者，一旦出现过敏症状，应立即停药并进行救治。②医务人员应严格遵照药品说明书使用本品，将每日推荐剂量分次使用，尤其在儿童用药时，避免单次给药剂量过大或每日总量超剂量。③生产企业应当及时修订完善药品说明书相关内容，加强上市后药品不良反应监测，做好安全用药宣传培训，指导临床合理用药。

【思考】

如何提高药品不良反应的监管？

第一节　药品不良反应概述

一、药品不良反应概念

（一）药品不良反应的定义

1. 药品不良反应（ADR） 国际上给药品不良反应下的定义为：药品不良反应是指药品在预防、诊断、治病或调节生理功能的正常用法用量下，出现的有害的和意料之外的反应。

我国对药品不良反应定义为：合格药品在正常用法用量下出现的与用药目的无关的有害反应。药品不良反应是药品的固有属性。

2. 药品不良反应的相关定义

（1）新的不良反应 是指药品说明书中未载明的不良反应。说明书中已有描述，但不良反应发生的性质、程度、后果或者频率与说明书描述不一致或者更严重的，按照新的药品不良反应处理。

（2）严重的不良反应 是指因使用药品引起以下损害情形之一的反应：①导致死亡；②危及生命；③致癌、致畸、致出生缺陷；④导致显著的或者永久的人体伤残或者器官功能的损伤；⑤导致住院或者住院时间延长；⑥导致其他重要医学事件，如不进行治疗可能出现上述所列情况的。

（3）药品群体不良事件 是指同一药品在使用过程中，在相对集中的时间、区域内，对一定数量人群的身体健康或者生命安全造成损害或者威胁，需要予以紧急处置的事件。

同一药品：指同一生产企业生产的同一药品名称、同一剂型、同一规格的药品。

（4）药品重点监测 是指为进一步了解药品的临床使用和不良反应发生情况，研究不良反应的发生特征、严重程度、发生率等，开展的药品安全性监测活动。

（5）不良事件 药物治疗过程中出现的任何有害的医学事件，不一定与该药有明确的因果关系。包括使用某药品期间出现的病情恶化、并发症及各种原因的死亡。

表 9-1 药品不良反应与药品不良事件异同比较

项目	药品不良反应	药品不良事件
药品质量	合格药品	合格药品和（或）不合格药品
用法用量	正常用法、正常剂量	不强调与用法、剂量的关系
因果关系	药品与不良反应有因果关系	药品与不良事件未必有因果关系
用药行为	排除了意向性和意外性过量、用药不当行为	不排除意向性和意外性过量用药与用药不当的行为
风险责任	不属医疗纠纷，不承担赔偿责任	常规使用合格药品，且药品与事件有因果关系，不属医疗纠纷；误用、滥用、故意使用，使用不合格药品等的后果因医方导致，属医疗纠纷并承担相应责任

（二）药品不良反应重要事件

1. 国外药品不良反应重要事件 1961 年 10 月，在西德妇产科学术会议上报告了沙利度胺引起的海豹型畸胎，这就是震惊世界的"反应停事件"，它给人们敲响了必须重视药品安全性的警钟。据统计，全球 46 个国家有 12000 名"海豹肢畸形"患儿出生，其中只有 8000 名活过了第一年。1962 年沙利度胺在全球范围内撤市。各国禁止销售反应停 9 个月后，再无 1 例海豹肢畸形儿发生。"反应停事件"是 20 世纪世界范围内重大药害事件，此后世界各国开始重视和研究药品不良反应，并开始进行药品上市前审批的相关立法工作。其他国外重要不良反应事件还包括 1937～1938 年美国磺胺酏剂事件、1966～1972 年美国乙烯雌酚事件、1953 年欧洲非那西丁事件等。

2. 国内药品不良反应重要事件 马兜铃酸中毒又常称关木通中毒性肾病，是一类由关木通及相关的药物所造成的急性或慢性肾小管间质疾病。马兜铃酸肾病的确切发病机制仍不明确。有研究表明，马兜铃酸主要损伤肾小管上皮细胞，但不同剂量马兜铃酸损伤肾小管、导致

NOTE

间质纤维化的机制并不相同。过量摄入马兜铃酸是马兜铃酸肾病的主要病因。不论急性或慢性马兜铃酸肾病，目前均无有效的治疗方法。因此，马兜铃酸肾病重在预防。含马兜铃酸中药有广防己、青木香、马兜铃、寻骨风、天仙藤和朱砂莲及其中药制剂。其他国内重要不良反应事件还包括四环素、氨基糖苷类抗生素不良反应事件，鱼腥草注射剂不良反应事件等。

二、药品不良反应的表现和分类

（一）药品不良反应的表现

1. 副作用 药品按正常用法用量使用时所出现的与药品的药理学活性相关但与用药目的无关的作用。一般都较轻微，多为一过性可逆性功能变化，伴随治疗作用同时出现。

2. 毒性反应 也叫毒性作用，是指药物引起身体较重的功能紊乱或组织病理变化。一般是由于病人的个体差异、病理状态或合用其他药物引起敏感性增加而引起的。

3. 变态反应 药物或药物在体内的代谢产物作为抗原刺激机体而发生的不正常的免疫反应。这种反应的发生与药物剂量无关或关系甚少，治疗量或极少量都可发生。临床主要表现为皮疹、血管神经性水肿、过敏性休克、血清病综合征、哮喘等。

4. 后遗反应 药后血药浓度已降至阈浓度以下时残存的药理效应。

5. 致畸、致癌、致突变作用 是药物引起的三种特殊毒性，均为药物和遗传物质或遗传物质在细胞的表达发生相互作用的结果。

（二）药品不良反应的分类

1. A 型药品不良反应（量变型） 此类不良反应是由于药品本身的药理作用加强而产生的有害反应。一般与剂量或合并用药有关。通常发生率高、死亡率低、易预测。

2. B 型药品不良反应（质变型） 此类不良反应与药品本身的药理作用无关的有害反应，常与剂量无关。一般发生率低、死亡率高、难预测。

3. C 型药品不良反应（迟现型） 此类不良反应与药品无明确的时间关系，发生时间一般在长期用药后出现，潜伏期长。一般难预测，机制不清楚。

第二节　药品不良反应监测管理与监测方法

"反应停事件"发生后，世界各国开始重视和研究药品不良反应。1968 年，世界卫生组织制定了"国际药物监测合作试验计划"。1970 年，WHO 在日内瓦设立 WHO 国际药物监测合作中心，并于 1978 年迁至瑞典城市乌普萨拉。1997 年 WHO 国际药物监测合作中心更名为乌普萨拉监测中心，我国于 1998 年加入该中心成为第 68 个正式成员国。

1984 年颁布实施的《中华人民共和国药品管理法》第 24、25、26、48 条涉及上市后的药品的再评价和不良反应监测条款，2001 年 12 月 1 日新修订并颁布实施的《中华人民共和国药品管理法》第 71 条明确提出："国家实行 ADR 报告制度。"2001 年 11 月，我国建立了国家及各地药品不良反应信息通报制度。2004 年 3 月卫生部、原国家食品药品监督管理局颁布了《药品不良反应报告和监测管理办法》。2010 年 5 月卫生部发布了现行的《药品不良反应报告和监测管理办法》（下文简称《办法》），并从 2011 年 7 月 1 日起实施。该《办法》共 8 章、67 条。

一、药品不良反应报告与监测的必要性

药品不良反应报告与监测是指药品不良反应的发现、报告、评价和控制的过程。药品不良反应报告与监测非常必要。

（一）新药上市前研究的局限性

由于种属差异，部分不良反应动物实验难以观察，临床前评价中的实验动物数量有限，使得许多药品不良反应在动物体内难以发现；同时，新药临床试验对象选择相对狭窄，也排除合并用药或其他疗法对安全性的影响。药物上市后，在广泛的病人中，所采用的治疗剂量、治疗持续时间和并存疾病都将超过批准前临床试验中所遇到的情况。

（二）新药审批制度的有限

我国目前新药审批的Ⅰ、Ⅱ、Ⅲ期临床试验一般不会累积超过 500 例的用药经验，因此，不足以发现和发生频度低于 1% 的不良反应。另外，临床实验中用药条件控制严格，易出现研究偏倚，不同于临床实际，药品上市前后临床试验不良反应种类及出现率存在着明显差异。

（三）临床不合理用药的严重性

临床不合理用药是发生不良反应的重要原因。如用药指征不明确、疗程过长、合并用药、违反药物禁忌等。

二、药品不良反应监测管理机构及其职责

（一）各级食品药品监督管理机构

1. 国家食品药品监督管理总局　CFDA 负责全国药品不良反应报告和监测的管理工作，并履行以下主要职责：

（1）与卫生部共同制定药品不良反应报告和监测的管理规定和政策，并监督实施。

（2）与国家卫生和计划生育委员会联合组织开展全国范围内影响较大并造成严重后果的药品群体不良事件的调查和处理，并发布相关信息。

（3）对已确认发生严重药品不良反应或者药品群体不良事件的药品依法采取紧急控制措施，做出行政处理决定，并向社会公布。

（4）通报全国药品不良反应报告和监测情况。

（5）组织检查药品生产、经营企业的药品不良反应报告和监测工作的开展情况，并与国家卫生和计划生育委员会联合组织检查医疗机构的药品不良反应报告和监测工作的开展情况。

2. 省、自治区、直辖市药品监督管理部门　负责本行政区域内药品不良反应报告和监测的管理工作，并履行以下主要职责：

（1）根据本《办法》与同级卫生行政部门共同制定本行政区域内药品不良反应报告和监测的管理规定，并监督实施。

（2）与同级卫生行政部门联合组织开展本行政区域内发生的影响较大的药品群体不良事件的调查和处理，并发布相关信息。

（3）对已确认发生严重药品不良反应或者药品群体不良事件的药品依法采取紧急控制措施，做出行政处理决定，并向社会公布。

（4）通报本行政区域内药品不良反应报告和监测情况。

（5）组织检查本行政区域内药品生产、经营企业的药品不良反应报告和监测工作的开展情况，并与同级卫生行政部门联合组织检查本行政区域内医疗机构的药品不良反应报告和监测工作的开展情况。

（6）组织开展本行政区域内药品不良反应报告和监测的宣传、培训工作。

3. 设区的市级、县级药品监督管理部门　负责本行政区域内药品不良反应报告和监测的管理工作；与同级卫生行政部门联合组织开展本行政区域内发生的药品群体不良事件的调查，并采取必要控制措施；组织开展本行政区域内药品不良反应报告和监测的宣传、培训工作。

（二）各级卫生主管部门

各级卫生行政部门负责本行政区域内医疗机构与实施药品不良反应报告制度有关的管理工作。县级以上卫生行政部门应当加强对医疗机构临床用药的监督管理，在职责范围内依法对已确认的严重药品不良反应或者药品群体不良事件采取相关的紧急控制措施。

（三）各级药品不良反应监测中心

1. 国家药品不良反应监测中心　负责全国药品不良反应报告和监测的技术工作，并履行以下主要职责：

（1）承担国家药品不良反应报告和监测资料的收集、评价、反馈和上报，以及全国药品不良反应监测信息网络的建设和维护。

（2）制定药品不良反应报告和监测的技术标准和规范，对地方各级药品不良反应监测机构进行技术指导。

（3）组织开展严重药品不良反应的调查和评价，协助有关部门开展药品群体不良事件的调查。

（4）发布药品不良反应警示信息。

（5）承担药品不良反应报告和监测的宣传、培训、研究和国际交流工作。

2. 省级药品不良反应监测机构　负责本行政区域内的药品不良反应报告和监测的技术工作，并履行以下主要职责：

（1）承担本行政区域内药品不良反应报告和监测资料的收集、评价、反馈和上报，以及药品不良反应监测信息网络的维护和管理。

（2）对设区的市级、县级药品不良反应监测机构进行技术指导。

（3）组织开展本行政区域内严重药品不良反应的调查和评价，协助有关部门开展药品群体不良事件的调查。

（4）组织开展本行政区域内药品不良反应报告和监测的宣传、培训工作。

3. 设区的市级、县级药品不良反应监测机构　负责本行政区域内药品不良反应报告和监测资料的收集、核实、评价、反馈和上报；开展本行政区域内严重药品不良反应的调查和评价；协助有关部门开展药品群体不良事件的调查；承担药品不良反应报告和监测的宣传、培训等工作。

三、药品不良反应报告单位及要求

（一）药品不良反应报告单位

药品生产、经营企业和医疗机构应当建立药品不良反应报告和监测管理制度。药品生产、经营企业和医疗机构获知或者发现可能与用药有关的不良反应，应当通过国家药品不良反应监测信息网络报告；不具备在线报告条件的，应当通过纸质报表报所在地药品不良反应监测机构，由所在地药品不良反应监测机构代为在线报告。报告内容应当真实、完整、准确。

同时，药品生产、经营企业和医疗机构应当配合药品监督管理部门、卫生行政部门和药品不良反应监测机构对药品不良反应或者群体不良事件的调查，并提供调查所需的资料。

药品生产、经营企业和医疗机构应当建立并保存药品不良反应报告和监测档案。

（二）药品不良反应报告单位监测机构设置和人员要求

药品生产企业应当设立专门机构并配备专职人员，药品经营企业和医疗机构应当设立或者指定机构并配备专（兼）职人员，承担本单位的药品不良反应报告和监测工作。

从事药品不良反应报告和监测的工作人员应当具有医学、药学、流行病学或者统计学等相关专业知识，具备科学分析评价药品不良反应的能力。

第三节　药品不良反应报告处置及评价管理

一、药品不良反应报告的基本要求

（一）药品不良反应报告主体

药品不良反应报告的主体是药品生产、经营企业和医疗卫生机构，国家药品不良反应监测中心，省级药品不良反应监测中心和个人。

（二）药品不良反应报告形式

有书面报告和电子报告两种。书面报告是指对发现的药品不良反应，相关机构按要求填写《药品不良反应／事件报告表》或《药品群体不良事件基本信息表》《药品不良反应／事件定期汇总表》，并向上级药品不良反应监测中心传送；电子报告指对发现的药品不良反应，相关机构在全国药品不良反应监测网络上填写电子版《药品不良反应／事件报告表》，并向上级药品不良发应监测中心传送。

（三）药品不良反应报告内容

《药品不良反应／事件报告表》有以下基本内容：①患者的基本资料（如年龄、性别、简单病史、过敏史、是否妊娠等情况）；②原来所患疾病史；③对不良反应的描述，包括发生时的严重性与关联性评价；④被怀疑药品信息，如药品名称、用药剂量、给药时间与合并用药情况、静脉用药速度以及药品批号等；⑤报告填写人信息。

（四）药品不良反应报告填写及上报要求

药品不良反应报告内容应真实、完整、准确，填写人最好是直接接触药品不良反应的临床医护人员，并提供联系方式。内容中最重要的是对不良反应的描述，应按照关联性等级划分要求准确评价关联性。

药品生产、经营企业和医疗卫生机构必须指定专（兼）职人员负责本单位生产、经营、使用药品不良反应报告和监测工作，发现可能与用药有关的不良反应应详细记录、调查、分析、评价和处理，并填写《药品不良反应／事件报告表》，其中新的或严重的药品不良反应应于发

NOTE

生之日起 15 日内报告，死亡病例须及时报告。药品生产企业还应以《药品不良反应 / 事件定期汇总表》的形式进行年度汇报后，向所在地的省级药品不良反应监测中心报告。对新药监测期内的药品，每年汇报一次；对新药监测期已满的药品，在首次药品批准文件有效期届满当年汇总报告一次，以后每 5 年汇总报告一次。

（五）药品不良反应报告的评价部门

药品生产、经营企业和医疗卫生机构及个人的药品不良反应报告的评价部门为省级药品不良反应监测中心及国家药品不良反应监测中心。省级药品不良反应监测中心，应每季度向国家药品不良反应监测中心报告所收集的一般不良反应；对新的或严重的不良反应应当进行核实，并于接到报告之日起 3 日内报告，同时抄送所在地省级食品药品监督管理局和卫生厅（局），每年向国家药品监测中心报告所收集的定期汇总报告。国家不良反应监测中心应每年向 CFDA 和卫生部报告药品不良反应监测统计资料，其中新的或严重的不良反应报告和群体不良反应报告资料应分析评价后及时报告。

二、药品不良反应报告及处置

（一）个例药品不良反应报告及处置

药品生产、经营企业和医疗机构发现或者获知新的、严重的药品不良反应应当在 15 日内报告，其中死亡病例须立即报告；其他药品不良反应应当在 30 日内报告。有随访信息的，应当及时报告。个人发现新的或者严重的药品不良反应，可以向经治医师报告，也可以向药品生产、经营企业或者当地的药品不良反应监测机构报告，必要时提供相关的病历资料。设区的市级、县级药品不良反应监测机构应当对收到的药品不良反应报告的真实性、完整性和准确性进行审核。严重药品不良反应报告的审核和评价应当自收到报告之日起 3 个工作日内完成，其他报告的审核与评价应当在 15 个工作日内完成。

设区的市级、县级药品不良反应监测机构应当对死亡病例进行调查，详细了解死亡病例的基本信息、药品使用情况、不良反应发生及诊治情况等，自收到报告之日起 15 个工作日内完成调查报告，报同级药品监督管理部门和卫生行政部门以及上一级药品不良反应监测机构。

省级药品不良反应监测机构应当在收到下一级药品不良反应监测机构提交的严重药品不良反应评价意见之日起 7 个工作日内完成评价工作。

对死亡病例，事件发生地和药品生产企业所在地的省级药品不良反应监测机构均应当及时根据调查报告进行分析、评价，必要时进行现场调查，并将评价结果报省级药品监督管理部门和卫生行政部门以及国家药品不良反应监测中心。国家药品不良反应监测中心应当及时对死亡病例进行分析、评价，并将评价结果报 CFDA 和卫计委。

（二）药品群体不良反应事件报告及处置

药品生产、经营企业和医疗机构获知或者发现药品群体不良事件后，应当立即通过电话或者传真等方式报所在地的县级药品监督管理部门、卫生行政部门和药品不良反应监测机构，必要时可以越级报告；同时填写《药品群体不良事件基本信息表》，对每一病例还应当及时填写《药品不良反应 / 事件报告表》，通过国家药品不良反应监测信息网络报告。

设区的市级、县级药品监督管理部门获知药品群体不良事件后，应当立即与同级卫生行政部门联合组织开展现场调查，并及时将调查结果逐级报至省级药品监督管理部门和卫生行政部门。

省级药品监督管理部门与同级卫生行政部门联合对设区的市级、县级的调查进行督促、指导，对药品群体不良事件进行分析、评价，对本行政区域内发生的影响较大的药品群体不良事件，还应当组织现场调查，评价和调查结果应当及时报 CFDA 和国家卫计委。

对全国范围内影响较大并造成严重后果的药品群体不良事件，CFDA 应当与国家卫计委联合开展相关调查工作。

药品生产企业获知药品群体不良事件后应当立即开展调查，详细了解药品群体不良事件的发生、药品使用、患者诊治以及药品生产、储存、流通、既往类似不良事件等情况，在 7 日内完成调查报告，报所在地省级药品监督管理部门和药品不良反应监测机构；同时迅速开展自查，分析事件发生的原因，必要时应当暂停生产、销售、使用和召回相关药品，并报所在地省级药品监督管理部门。药品经营企业发现药品群体不良事件应当立即告知药品生产企业，同时迅速开展自查，必要时应当暂停药品的销售，并协助药品生产企业采取相关控制措施。医疗机构发现药品群体不良事件后应当积极救治患者，迅速开展临床调查，分析事件发生的原因，必要时可采取暂停药品的使用等紧急措施。

药品监督管理部门可以采取暂停生产、销售、使用或者召回药品等控制措施。卫生行政部门应当采取措施积极组织救治患者。

（三）境外发生的严重药品不良反应报告及处置

进口药品和国产药品在境外发生的严重药品不良反应（包括自发报告系统收集的、上市后临床研究发现的、文献报道的），药品生产企业应当填写《境外发生的药品不良反应 / 事件报告表》，自获知之日起 30 日内报送国家药品不良反应监测中心。国家药品不良反应监测中心要求提供原始报表及相关信息的，药品生产企业应当在 5 日内提交。

国家药品不良反应监测中心应当对收到的药品不良反应报告进行分析、评价，每半年向 CFDA 和国家卫计委报告，发现提示药品可能存在安全隐患的信息应当及时报告。

进口药品和国产药品在境外因药品不良反应被暂停销售、使用或者撤市的，药品生产企业应当在获知后 24 小时内书面报 CFDA 和国家药品不良反应监测中心。

进口药品的境外制药厂商可以委托其驻中国境内的办事机构或者中国境内代理机构，按照对药品生产企业的规定，履行药品不良反应报告和监测义务。

（四）定期安全性更新报告

药品生产企业应当对本企业生产药品的不良反应报告和监测资料进行定期汇总分析，汇总国内外安全性信息，进行风险和效益评估，撰写定期安全性更新报告。定期安全性更新报告的撰写规范由国家药品不良反应监测中心负责制定。

设立新药监测期的国产药品，应当自取得批准证明文件之日起每满 1 年提交一次定期安全性更新报告，直至首次再注册，之后每 5 年报告一次；其他国产药品，每 5 年报告一次。

首次进口的药品，自取得进口药品批准证明文件之日起每满 1 年提交一次定期安全性更新报告，直至首次再注册，之后每 5 年报告一次。

定期安全性更新报告的汇总时间以取得药品批准证明文件的日期为起点计，上报日期应当在汇总数据截止日期后 60 日内。

国产药品的定期安全性更新报告向药品生产企业所在地省级药品不良反应监测机构提交。

NOTE

进口药品（包括进口分包装药品）的定期安全性更新报告向国家药品不良反应监测中心提交。

省级药品不良反应监测机构应当对收到的定期安全性更新报告进行汇总、分析和评价，于每年4月1日前将上一年度定期安全性更新报告统计情况和分析评价结果报省级药品监督管理部门和国家药品不良反应监测中心。

国家药品不良反应监测中心应当对收到的定期安全性更新报告进行汇总、分析和评价，于每年7月1日前将上一年度国产药品和进口药品的定期安全性更新报告统计情况和分析评价结果报CFDA和国家卫计委。

三、药品不良反应重点监测

（一）重点监测的意义

药品重点监测，是指为进一步了解药品的临床使用和不良反应发生情况，研究不良反应的发生特征、严重程度、发生率等，开展的药品安全性监测活动。药品重点监测是上市后药品防范风险模式的一种新尝试，可以有效弥补现行自发报告系统存在的不足，全面科学地评价药品安全性。

（二）重点监测的发起模式

药品生产企业应当经常考察本企业生产药品的安全性，对新药监测期内的药品和首次进口5年内的药品，应当开展重点监测。省级以上药品监督管理部门根据药品临床使用和不良反应监测情况，可以要求药品生产企业对特定药品进行重点监测；必要时，也可以直接组织药品不良反应监测机构、医疗机构和科研单位开展药品重点监测。

（三）重点监测的管理

药品生产企业应按要求对监测数据进行汇总、分析、评价和报告；对本企业生产的其他药品，应当根据安全性情况主动开展重点监测。省级以上药品不良反应监测机构负责对药品生产企业开展的重点监测进行监督、检查，并对监测报告进行技术评价。省级以上药品监督管理部门可以联合同级卫生行政部门指定医疗机构作为监测点，承担药品重点监测工作。

国家卫计委和CFDA对疫苗不良反应报告和监测另有规定的，从其规定。

四、药品不良反应的评价和控制

（一）药品不良反应的评价

药品不良反应的评价内容主要是药品与不良反应的关联性和严重性。

我国使用的分析方法主要遵循5条原则：①用药与不良反应/事件的出现有无合理的时间关系；②反应是否符合该药已知的不良反应类型；③停药或减量后，反应是否消失或减轻；④再次使用可疑药品是否再次出现同样反应/事件；⑤反应/事件是否可用合并用药的作用、患者病情的进展、其他治疗的影响来解释。依据不良反应/事件分析的5条原则将关联性评价分为肯定、很可能、可能、可能无关、待评价、无法评价6级。

药品生产企业应当对收集到的药品不良反应报告和监测资料进行分析、评价，并主动开展药品安全性研究。

（二）药品不良反应的控制

药品生产企业对已确认发生严重不良反应的药品，应当通过各种有效途径将药品不良反应、合理用药信息及时告知医务人员、患者和公众；采取修改标签和说明书，暂停生产、销售、使用和召回等措施，减少和防止药品不良反应的重复发生。对不良反应大的药品，应当主动申请注销其批准证明文件。药品生产企业应当将药品安全性信息及采取的措施报所在地省级药品监督管理部门和CFDA。

药品经营企业和医疗机构应当对收集到的药品不良反应报告和监测资料进行分析和评价，并采取有效措施减少和防止药品不良反应的重复发生。

省级药品不良反应监测机构应当每季度对收到的药品不良反应报告进行综合分析，提取需要关注的安全性信息，并进行评价，提出风险管理建议，及时报省级药品监督管理部门、卫生行政部门和国家药品不良反应监测中心。省级药品监督管理部门根据分析评价结果，可以采取暂停生产、销售、使用和召回药品等措施，并监督检查，同时将采取的措施通报同级卫生行政部门。

国家药品不良反应监测中心应当每季度对收到的严重药品不良反应报告进行综合分析，提取需要关注的安全性信息，并进行评价，提出风险管理建议，及时报国家食品药品监督管理局和国家卫计委。CFDA根据药品分析评价结果，可以要求企业开展药品安全性、有效性相关研究。必要时，应当采取责令修改药品说明书，暂停生产、销售、使用和召回药品等措施，对不良反应大的药品，应当撤销药品批准证明文件，并将有关措施及时通报国家卫计委。

省级以上药品不良反应监测机构根据分析评价工作需要，可以要求药品生产、经营企业和医疗机构提供相关资料，相关单位应当积极配合。

（三）药品不良反应的信息管理

药品不良反应报告的内容和统计资料是加强药品监督管理、指导合理用药的依据。各级药品不良反应监测机构应当对收到的药品不良反应报告和监测资料进行统计和分析，并以适当形式反馈。

国家药品不良反应监测中心应当根据对药品不良反应报告和监测资料的综合分析和评价结果，及时发布药品不良反应警示信息。省级以上药品监督管理部门应当定期发布药品不良反应报告和监测情况。

下列信息由CFDA和国家卫计委统一发布：①影响较大并造成严重后果的药品群体不良事件；②其他重要的药品不良反应信息和认为需要统一发布的信息。前款规定统一发布的信息，CFDA和国家卫计委也可以授权省级药品监督管理部门和卫生行政部门发布。

在药品不良反应报告和监测过程中获取的商业秘密、个人隐私、患者和报告者信息应当予以保密。鼓励医疗机构、药品生产企业、药品经营企业之间共享药品不良反应信息。

五、药品不良反应报告与监测的法律责任

（一）药品生产企业的法律责任

按照我国2011年由SFDA颁布的《药品不良反应报告和监测管理办法》（以下简称《办法》），药品生产企业有下列情形之一的，由所在地药品监督管理部门给予警告，责令限期改正，可以并处五千元以上三万元以下的罚款：①未按照规定建立药品不良反应报告和监测管理制度，或者无专门机构、专职人员负责本单位药品不良反应报告和监测工作的；②未建立和保存药品不良反应监测档案的；③未按照要求开展药品不良反应或者群体不良事件报告、调查、

评价和处理的；④未按照要求提交定期安全性更新报告的；⑤未按照要求开展重点监测的；⑥不配合严重药品不良反应或者群体不良事件相关调查工作的；⑦其他违反本办法规定的。

药品生产企业有前款规定第④项、第⑤项情形之一的，按照《药品注册管理办法》的规定对相应药品不予再注册。

（二）药品经营企业的法律责任

药品经营企业有下列情形之一的，由所在地药品监督管理部门给予警告，责令限期改正；逾期不改的，处三万元以下的罚款。①无专职或者兼职人员负责本单位药品不良反应监测工作的；②未按照要求开展药品不良反应或者群体不良事件报告、调查、评价和处理的；③不配合严重药品不良反应或者群体不良事件相关调查工作的。

（三）医疗机构的法律责任

医疗机构有下列情形之一的，由所在地卫生行政部门给予警告，责令限期改正；逾期不改的，处三万元以下的罚款。情节严重并造成严重后果的，由所在地卫生行政部门对相关责任人给予行政处分。①无专职或者兼职人员负责本单位药品不良反应监测工作的；②未按照要求开展药品不良反应或者群体不良事件报告、调查、评价和处理的；③不配合严重药品不良反应和群体不良事件相关调查工作的。

药品监督管理部门发现医疗机构有前款规定行为之一的，应当移交同级卫生行政部门处理。卫生行政部门对医疗机构做出行政处罚决定的，应当及时通报同级药品监督管理部门。

（四）监管部门的法律责任

各级药品监督管理部门、卫生行政部门和药品不良反应监测机构及其有关工作人员在药品不良反应报告和监测管理工作中违反有关规定，造成严重后果的，依照有关规定给予行政处分。药品生产、经营企业和医疗机构违反相关规定，给药品使用者造成损害的，依法承担赔偿责任。

第四节   药品上市后再评价

一、药品上市后再评价概述

（一）药品上市后再评价的概念

药品上市后再评价是指通过对已经批准上市的药品进行不良反应监测结果分析、药物经济学分析、药物流行病学相关研究等处理，对其安全性、有效性、经济性及合理性做出科学的评估。

（二）药品上市后再评价的意义

药品上市后再评价是我国药品监督管理的薄弱环节，还没有出台专门的药物上市后再评价管理办法，主要依据是《药品管理法》和《药品不良反应报告与监测管理办法》。完善健全的药品上市后再评价体系可以为新药研究开发提供理论依据，为最佳药物治疗反应提供参考资料，指导和促进临床合理用药。

由于临床前研究、临床实验研究的局限性和实际应用中的复杂因素，药品上市后必须对药品的安全性、有效性等进行跟踪调查，以不断获取最新的药物市场情况。

二、药品上市后再评价的内容

药品上市后再评价是指根据医药学的最新学术水平，从药理学、药剂学、临床医学、药物流行病学、药物经济学及药物政策等方面，对已批准上市的药品在社会人群中的疗效、不良反应、用药方案、稳定性及费用等是否符合安全、有效、经济的合理用药原则做出科学评价和估计。

（一）药品上市后安全性评价

药品上市后安全性再评价是药品上市后再评价的一个非常重要的内容，它需要在广大人群中考察经长期应用药品发生的 ADR、停药后发生的 ADR 以及引起 ADR 发生的因素如机体因素、遗传因素、给药方法、药物相互作用等。由于上市前研究的局限性，导致上市前安全性评价所获得的信息有限，存在一定的偏倚，部分罕见的或长期 ADR 发生情况无法得到充分提示，使得药品上市后的应用存在风险，因此尽管药物被批准上市时已经做出了药物给患者带来的利益优于风险的评价，仍然需要进行上市后安全性再评价。

（二）药品上市后有效性评价

药品上市后的有效性评价是指对已上市的药品在实际人群应用中的有效率、长期效果和新的适应证进行跟踪调查。其作用是补充上市前实验研究的不足。药品有效性评价可使用药效学、药代动力学、药剂学方法等。

（三）药品上市后药物经济性评价

广义的药物经济学（pharmaceutical economics）主要研究药品供需方的经济行为、供需双方相互作用下的药品市场定价以及药品领域的各种干预政策措施等。狭义的药物经济学（Pharmacoeconomics）是一门将经济学基本原理、方法和分析技术运用于临床药物治疗过程，并以药物流行病学的人群观为指导，从全社会角度展开研究，以求最大限度地合理利用现有医药卫生资源的综合性应用科学。其主要任务是测量及对比分析和评价不同药物治疗方案、药物治疗方案与其他治疗方案（如手术治疗，理疗等）以及不同卫生服务项目所产生的相对社会经济效果，为临床合理用药和疾病防治决策提供科学依据。常用的分析方法有最小成本分析、成本效果分析、成本效益分析等。

三、药品上市后再评价的实施

（一）药品上市后再评价的实施主体

药品上市后再评价由国家食品药品监督管理部门组织药学、医学和其他技术人员对新药进行审核，对已批准生产的药品进行再评价。国家食品药品监督管理总局审评中心承担药品再评价和淘汰药品的技术工作及其相关业务组织工作，承担全国药品不良反应检测的技术工作及其相关业务组织工作，对省级药品不良反应监测中心进行技术指导。

（二）药品上市后再评价的处理方式

药品上市后再评价首先是对上市后研究资料、不良反应监测信息以及相关的国内外资料进行收集，根据现有资料确定药品不良事件即不良反应信号，根据研究结果，结合药品的风险利益评估，得出再评价结论并提出技术建议和措施。

这些措施包括责令生产企业修改药品说明书，暂停生产、销售和使用，对疗效不确切、不良反应大或者其他原因危害人体健康的药品，应当撤销其批准证明文件，进口药品还应撤销进口药品注册证书。其他措施还包括转换药品性质（由 OTC 药品转为处方药），在国家和省级药监部门网站上发布药品安全信息、撤出市场等行政管理手段。

四、药物警戒和药品召回

（一）药物警戒

1. 药物警戒的概念及主要内容　世界卫生组织（World Health Organization，WHO）关于药物警戒的定义为：药物警戒（Pharmacovigilance）是与发现、评价、理解和预防不良反应或其他任何可能与药物有关问题的科学研究与活动。药物警戒的主要工作内容包括：①早期发现未知药品的不良反应及其相互作用；②发现已知药品的不良反应的增长趋势；③分析药品不良反应的风险因素和可能的机制；④对风险/效益评价进行定量分析，发布相关信息，促进药品监督管理和指导临床用药。

2. 药物警戒的目的及意义　药物警戒的目的包括：①评估药物的效益、危害、有效及风险，以促进其安全、合理及有效地应用；②防范与用药相关的安全问题，提高患者在用药、治疗及辅助医疗方面的安全性；③教育、告知病人药物相关的安全问题，增进涉及用药的公众健康与安全。

药物警戒的最终目标为合理、安全地使用药品；对已上市药品进行风险/效益评价和交流；对患者进行培训、教育，并及时反馈相关信息。

从宏观上来说，药物警戒对我国药品监管法律法规体制的完善具有重要的意义，药物警戒工作既可以节约资源，又能挽救生命，这是仅仅进行药品不良反应监测工作所不能达到的。开展药品不良反应监测工作对安全、经济、有效地使用药品是必需的，而药品不良反应监测工作的更加深入和更有成效则需要药物警戒的引导。

3. 药物警戒与药品不良反应监测　药物警戒涵括了药物从研发直到上市使用的整个过程，而药品不良反应监测仅仅是指药品上市前提下的监测。药物警戒扩展了药品不良反应监测工作的内涵。

4. 我国药物警戒的开展及展望　随着我国大众传媒上有关药品召回报道量的增加，大家越来越感到药物警戒的重要性。2004 年《药品不良反应监测管理办法》法规文件正式颁布（2011 年进行了修订），同年 7 月《中国药物警戒》杂志（Chinese Journal of Pharmacovigilance）创刊。

药物警戒领域中，国际合作的主要基础是世界卫生组织国际药物监测计划（WHO Programme for International Drug Monitoring，PIDM），截至 2015 年 9 月，已有 122 个成员国通过并形成系统，鼓励医疗保健人员记录和报告发生在他们患者中的药物不良反应。这些报告在当地被评价并可能引起国内关注。通过 WHO 计划会员资格，一个国家就可以了解是否别处也有类似的报告。

（二）药品召回

药品召回的相关内容见第六章的药品风险评估与药品召回。

【课后案例】

关注中西药复方制剂的用药风险

　　中西药复方制剂中部分药品在临床应用较为广泛，但这类制剂成分复杂，除中药外尚含有一种或多种化药成分，临床使用中易忽略其化药成分的安全性问题，包括化药成分引起的不良反应；或与含有相同成分或功效类似的药品联合使用，易造成组方成分超剂量使用或引起毒性协同作用，增加了用药风险。药品不良反应信息通报（第67期）通报的是中西药复方制剂感冒清片（胶囊）及脑络通胶囊的不良反应。国家药品不良反应监测数据库分析显示，感冒清片（胶囊）致血尿不良反应报告较多；国内外监测数据显示，脑络通胶囊及其主要活性成分盐酸托哌酮过敏反应报告较多，严重过敏反应风险值得关注。本通报旨在使医务人员、公众以及药品生产经营企业了解中西药复方制剂的安全性风险，提醒广大医务人员及患者在使用中西药复方制剂前，详细了解可能存在的用药风险，避免或减少不良反应的发生。相关生产企业应尽快完善药品说明书的安全性信息，加强药品不良反应监测和临床合理用药的宣传，采取有效措施，降低用药安全风险。

【思考】

我国药品不良反应信息通报制度的主要作用是什么。

【思考题】

1. 区分药品不良反应和不良事件的意义是什么？
2. 药品个体不良反应报告和群体不良反应报告及处置有何不同？
3. 各级药品相关单位的法律责任有何不同？
4. 药品上市后再评价的内容是什么？
5. 我国的药品召回管理有哪些问题？

NOTE

第十章　药品信息管理

【学习目标】

1. 掌握：药品包装管理的主要内容，药品说明书和标签管理的规定，药品广告的审查与发布标准，互联网药品信息服务管理。

2. 熟悉：药品信息管理的内容与法律体系，国家药品编码和药品电子监管码。

3. 了解：药品信息的类型与来源，药品质量公告。

【引导案例】

加强药品信息管理，促进用药安全

药品说明书能正确指导医生、患者使用药品，为医药部门正确选购药品提供科学依据，同时也是药品审批的重要科学资料。世界各国药品监督管理部门都通过对药品说明书进行严格管理以利于消费者合理使用药品。

2011 年 6 月 15 日，美国食品药品管理局（FDA）发布信息，警示糖尿病治疗药吡格列酮用药超过 1 年可能引起膀胱癌的风险，并于 8 月 4 日更新了含吡格列酮药物的产品说明书。2014 年 3 月，美国食品药品管理局（FDA）发布丙戊酸缓释胶囊（商品名：Stavzor）说明书修订信息，将严重肝毒性加入了黑框警告。

2013 年 2 月，国家食品药品监督管理总局（CFDA）根据不良反应监测结果，为控制药品使用风险，决定对左氧氟沙星（包括盐酸左氧氟沙星、甲磺酸左氧氟沙星、乳酸左氧氟沙星）口服和注射液说明书进行修订。2013 年 11 月，根据药品不良反应监测结果，国家食品药品监督管理总局（CFDA）提示注意氟喹诺酮类药品的严重不良反应，并建议医务人员应按照药品说明书的指导处方氟喹诺酮类药品，严格掌握适应证，详细了解药品的用法用量、禁忌证、注意事项、不良反应、药物相互作用、特殊人群用药等信息，合理使用氟喹诺酮类药品；同时建议药品生产企业应当加强药品不良反应监测，及时修订氟喹诺酮类药品的产品说明书，更新相关用药风险信息如不良反应、注意事项等，以有效的方式将氟喹诺酮类药品风险告知医务人员和患者，加大合理用药的宣传，最大程度地保障患者的用药安全。

【思考】

药品信息的来源主要有哪些？

第一节　药品信息管理概述

随着信息技术的快速发展和社会经济水平的不断提高，药品信息资源的数量不断增长与聚集，对药品信息的处理、加工、传递与利用水平也提出了更高的要求。有效掌握和利用信息成为促进医药产业健康快速发展的重要影响因素。美国著名企业管理学者彼得·德鲁克说："在信息社会里，知识已成为生产力、竞争力和经济成就的关键因素，知识已成为最重要的工业，这个工业向经济提供生产所需要的重要中心资源。"

一、药品信息

（一）药品信息的含义

信息一词来源于拉丁文"informatio"，原意是解释、陈述。信息无处不在，它存在于自然界，也存在于人类社会，存在于物质世界，也存在于精神领域。药品信息是有关药品存在与运动状态的表现。药品信息包括关于药品的有效性、安全性和经济性方面的信息和关于药品研发、生产、流通、使用等变化过程的信息。

（二）药品信息的类型

依照不同的分类标准，药品信息可划分为不同的类型。

1. 按照药品信息的内容划分　可以分为药品市场信息、药品科技信息、药品安全信息、药品质量信息、药品监督管理信息和药品教育信息等。

2. 按照药品信息的产生领域划分　可以分为药品上市前信息、药品注册审批信息和药品上市后信息等。药品上市前信息主要包括药品临床前研究和药品临床研究试验信息；药品注册审批信息主要是指药品监督管理部门对拟申请上市药品进行的安全性、有效性和质量可控性的审批信息，一般而言有两种，一种是不符合规定发给的审批意见通知件，一种是符合规定发给的批准性证明文件，如药品批准文号、药品标准、药品说明书和标签等；药品上市后信息是对上市前评价的延续和有效补充，主要包括药品生产企业、药品经营企业、医疗机构、个人和药品监督管理部门提供的有关药品安全性、有效性和经济性等信息。

3. 按照药品信息的应用领域划分　可以分为药品研发信息、药品注册信息、药品生产信息、药品流通信息和药品使用信息等。

4. 按照药品信息的载体划分　可以分为语音信息、图像信息、文字信息、数据信息、多媒体信息、互联网信息等。

5. 按照药品信息的来源机构划分　可分为药品监督管理信息、药品生产经营使用组织信息、药品消费者个人信息和药学社团信息等。例如在药品注册审评过程中，药品监督管理部门及时发布药品供求和注册信息，严格控制市场供大于求、低水平重复、生产工艺落后的仿制药生产和审批，鼓励市场短缺药品的研发和生产；在药品广告宣传中，药品生产、经营企业所发布的药品广告信息；在药品不良反应监测中，国家鼓励公民报告药品不良反应。

二、药品信息管理

（一）药品信息管理内容

药品信息管理不仅包括对药品信息的管理，即对药品信息进行组织、控制、加工、规划等，还包括对涉及药品信息活动的各种要素（信息、人、设备、机构）进行合理的组织和控制，以实现药品信息及有关资源的合理配置，从而满足人们用药需求的过程。

NOTE

（二）药品信息管理法律体系

与其他产品的信息管理相比，由于药品与人们的生命健康息息相关，药品信息管理显得尤为重要。为加强药品信息管理、保证药品信息的真实准确和保障公众用药安全，国家制定发布了有关药品信息管理的法律规范，主要包括药品说明书和标签的管理、药品广告管理和互联网药品信息服务管理等。

（三）药品信息监督管理机构

1. 国家食品药品监督管理总局　CFDA 主要负责起草药品监督管理的法律法规草案、拟定政策规划、组织制定和公布国家药典等药品标准以及建立药品重大信息直报制度，是药品信息监督管理主体。

2. 省、自治区、直辖市药品监督管理部门　负责本行政区域内有关药品研发、生产、经营等信息的监督管理。以互联网药品信息服务监督管理为例，省级药品监督管理部门对本行政区域内提供互联网药品信息服务活动的网站实施监督管理。

三、药品质量公告

药品质量公告是药品质量信息的重要来源，是国务院和省级药品监督管理部门向公众发布的有关药品质量抽查检验结果的公告。《药品管理法》规定：国务院和省、自治区、直辖市人民政府的药品监督管理部门应当定期公告药品质量抽查检验的结果；公告不当的，必须在原公告范围内予以更正。《药品质量监督抽查检验工作管理暂行规定》（国药监市〔2001〕388 号）在对药品质量监督抽查检验做出相关规定的基础上，进一步明确了药品质量公告的发布主体、时间、内容等。

（一）发布主体

药品质量公告的发布主体是国务院和省、自治区、直辖市人民政府的药品监督管理部门。

（二）发布时间

国务院和省、自治区、直辖市人民政府的药品监督管理部门根据药品质量抽查检验结果，定期发布药品质量公告。药品质量公告分为国家和省、自治区、直辖市两级。国家药品质量公告每年至少 4 期，每季度至少 1 期。省、自治区、直辖市药品质量公告每年至少 2 期，每半年至少 1 期。

（三）公告内容

国家药品质量公告公布国家药品质量监督抽查检验结果。省、自治区、直辖市药品质量公告公布本省、自治区、直辖市药品质量监督抽查检验结果。药品质量公告应当包括抽验药品的品名、检品来源、生产企业、生产批号、药品规格、检验机构、检验依据、检验结果、不合格项目等内容。

（四）其他规定

国家药品质量公告在公布前由 CFDA 委托中国药品生物制品检定院进行核查，并在核查的基础上拟订公告草案，由国家药品监督管理局核准发布。

省级药品质量公报公告前，由省级药品监督管理部门组织核查。省、自治区、直辖市的药品质量公报，应当在发布后 5 日内报国家药品监督管理局备案。

公告不当的，必须在原公告范围内予以更正。

第二节　药品标识物管理

药品标识物是标识药品质量属性的载体，是药品监督管理的依据，也是医师和药师决定用药和指导消费者购买选择的重要信息来源，主要包括药品的包装、标签、说明书、药品编码和电子监管码等。药品品种数量众多，不同剂型、规格的药品对药品运输、储存、销售和使用要求也各不相同。药品标识物管理能保证药品信息的准确、科学和全面，进而有效指导人们正确销售、保管和使用药品，保障公众的用药合法权益。

一、药品包装的管理

药品包装指药品生产企业生产的药品和医疗机构配制的制剂所使用的直接接触药品的包装材料和容器，简称药包材。新型药包材，是指未曾在中国境内使用的药包材。药包材伴随药品生产、流通和使用的全过程，是药品不可分割的部分。《药品管理法》规定："直接接触药品的包装材料和容器，必须符合药用要求，符合保障人体健康、安全的标准，并由药品监督管理部门在审批药品时一并审批。药品生产企业不得使用未经批准的直接接触药品的包装材料和容器。对不合格的直接接触药品的包装材料和容器，由药品监督管理部门责令停止使用。药品包装必须适合药品质量的要求，方便储存、运输和医疗使用。发运中药材必须有包装。在每件包装上，必须注明品名、产地、日期、调出单位，并附有质量合格的标志。"

为加强直接接触药品的包装材料和容器的监督管理，保证药包材质量，2004年7月，国家食品药品监督管理局颁布了《直接接触药品的包装材料和容器管理办法》（局令第13号），同时，国家药品监督管理局于2000年3月颁布的《药品包装用材料、容器管理办法》（暂行）废止。2014年4月，中国食品药品检定研究院进一步发布了《药包材生产技术审评资料申报要求》《药包材再注册申请技术审评资料审评要求》等六个技术审评指导原则。

（一）药包材的标准

我国对药包材实行国家标准。生产、进口和使用药包材，必须符合药包材国家标准。

1. 药包材国家标准的含义　是指国家为保证药包材质量、确保药包材的质量可控性而制定的质量指标、检验方法等技术要求。

2. 药包材国家标准的技术监督机构　药包材国家标准由国家食品药品监督管理局组织国家药典委员会制定和修订，并由CFDA颁布实施。国家食品药品监督管理局设置或者确定的药包材检验机构承担药包材国家标准拟定和修订方案的起草、方法学验证、实验室复核工作。中国食品药品检定研究院承担药包材等相关包装材料和药用辅料的注册检验、监督检验、委托检验、进口检验以及相关检验检测的复验和技术检定工作。国家药典委员会根据国家食品药品监督管理局的要求，组织专家进行药包材国家标准的审定工作。

（二）药包材的注册

国家食品药品监督管理局制定注册药包材产品目录，并对目录中的产品实行注册管理。实施注册管理的药包材产品目录包括：输液瓶（袋、膜及配件）、安瓿、药用（注射剂、口服或者外用剂型）瓶（管、盖）、药用胶塞、药用预灌封注射器、药用滴眼（鼻、耳）剂瓶（管）、药用硬片（膜）、药用铝箔、药用软膏管（盒）、药用喷（气）雾剂泵（阀门、罐、筒）。对于不能确保药品质量的药包材，国家食品药品监督管理局公布淘汰的药包材产品目录。

1. 药包材注册申请分类　药包材注册申请包括生产申请、进口申请和补充申请。

（1）生产申请　是指在中国境内生产药包材的注册申请。申请人应当是在中国境内合法登记的药包材生产企业。

（2）进口申请　是指境外生产的药包材在中国境内上市销售的注册申请。境外申请人应当是在境外合法登记的药包材生产厂商，其进口申请注册，应当由其驻中国境内的办事机构或者由其委托的中国境内代理机构办理。

（3）补充申请　是指生产申请和进口申请经批准后，改变、增加或者取消原批准事项或者内容的注册申请。

2. 药包材生产申请与注册　药包材生产申请与注册程序详见《直接接触药品的包装材料和容器管理办法》第三章第二节，申请流程见图 10-1。

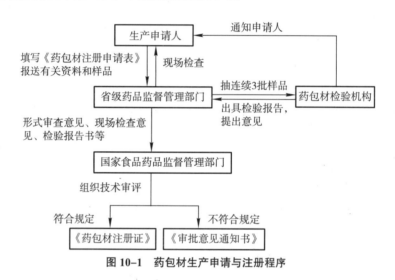

图 10-1　药包材生产申请与注册程序

3. 药包材进口申请与注册　药包材进口申请与注册程序详见《直接接触药品的包装材料和容器管理办法》第三章第三节，申请流程见图 10-2。香港、澳门和台湾地区的药包材生产厂商申请药包材注册的，参照进口药包材办理。

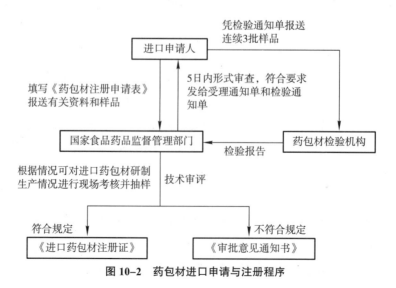

图 10-2　药包材进口申请与注册程序

4. 药包材的补充申请　药包材经批准注册后，变更药包材标准、改变工艺及《药包材注册证》或者《进口药包材注册证》中所载明事项等的，申请人应当提出补充申请。补充申请的申请人，应当是药包材批准证明文件的持有人。

（1）药包材生产的补充申请程序　药包材生产的补充申请程序详见《直接接触药品的包装材料和容器管理办法》第五章，申请流程见图10-3。

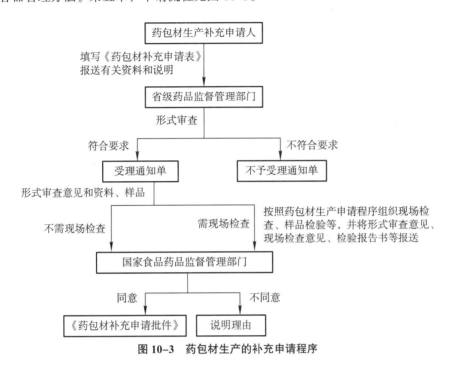

图10-3　药包材生产的补充申请程序

（2）药包材进口的补充申请程序　药包材进口的补充申请，申请人应当填写《药包材补充申请表》，向国家食品药品监督管理总局报送有关资料和说明，国家食品药品监督管理总局对申报资料进行形式审查，符合要求的予以受理，发给受理通知单。不符合要求的发给不予受理通知单，并说明理由。国家食品药品监督管理总局应当在受理申请后20日内完成审批。其中需要进行技术审评的，应当在受理申请后60日内完成审批。

5. 药包材的再注册　药包材再注册，是指对《药包材注册证》或者《进口药包材注册证》有效期届满需要继续生产或者进口的药包材实施审批的过程。国家食品药品监督管理总局核发的《药包材注册证》或者《进口药包材注册证》的有效期为5年。有效期届满需要继续生产或者进口的，申请人应当在有效期届满前6个月申请再注册。

（1）药包材生产再注册申请程序　申请人提出药包材生产再注册申请的，应当填写《药包材生产再注册申请表》，同时提供有关申报资料，按照原申报程序报送省级药品监督管理部门，并进行注册检验。省级药品监督管理部门按照原申报程序和要求对申报资料进行形式审查，对生产现场组织检查。国家食品药品监督管理总局在收到省级药品监督管理部门报送的资料和药包材检验机构对药包材再注册样品的检验报告及有关意见后，应当在40日内完成技术审评，并在完成技术审评后20日内完成审批，20日内不能做出决定的，经主管局领导批准，可以延长10日。符合规定的，予以再注册，并换发《药包材注册证》。不符合规定的，发给《审批意见通知件》。

（2）药包材进口的再注册申请程序　药包材进口的再注册，申请人应当填写《药包材进口再注册申请表》，同时提供有关申报资料，按照原申报程序报送国家食品药品监督管理总局，

NOTE

并进行注册检验。CFDA 在收到药包材检验机构对药包材进口再注册样品的检验报告及有关意见后，应当在 50 日内完成技术审评，20 日内完成审批，20 日内不能做出决定的，经主管局领导批准，可以延长 10 日。符合规定的，予以再注册，并换发《进口药包材注册证》。不符合规定的，发给《审批意见通知件》。

（3）不予再注册的情形　有下列情况之一的，CFDA 不予再注册：①国家公布禁止使用或者淘汰的药包材；②在规定的时间内未提出再注册申请的药包材；③注册检验不合格的药包材。

6. 药包材的注册检验

（1）含义　申请药包材注册必须进行药包材注册检验。药包材注册检验包括对申请注册的药包材进行样品检验和标准复核。

样品检验，是指药包材检验机构按照申请人申报的药包材标准对样品进行检验。

标准复核，是指药包材检验机构对申报的药包材标准中的检验方法的可行性、科学性、设定的指标能否控制药包材质量等进行的实验室检验和审核工作。

（2）药包材注册检验机构　药包材注册检验由 CFDA 设置或者确定的药包材检验机构承担。

7. 药包材的监督与检查　CFDA 和省级药品监督管理部门应当对药包材的生产、使用组织抽查检验，并将抽查检验结果予以公告。国家食品药品监督管理总局和省级药品监督管理部门设置或者确定的药包材检验机构，承担药包材监督管理及检查所需的检验任务，并出具检验报告。药品生产企业和配制制剂的医疗机构不得使用与国家标准不符的药包材。

二、药品说明书和标签管理

药品说明书是药品生产企业印制并提供的，包含药品安全性、有效性重要科学数据、结论和信息，用以指导安全、合理使用药品的技术性资料。药品标签是药品包装上印有或者贴有的内容。《药品管理法》规定："药品包装必须按照规定印有或者贴有标签并附有说明书。"为规范在中华人民共和国境内上市销售的药品的说明书和标签的管理，原国家食品药品监督管理局于 2006 年 3 月 15 日颁布了《药品说明书和标签管理规定》，自 2006 年 6 月 1 日起施行。

（一）药品说明书和标签的管理原则

1. 国家审批制度　药品说明书和标签由国家食品药品监督管理局予以核准。

2. 对药品标签的管理原则　药品包装必须按照规定印有或者贴有标签，不得夹带其他任何介绍或者宣传产品、企业的文字、音像及其他资料。药品的标签应当以说明书为依据，其内容不得超出说明书的范围，不得印有暗示疗效、误导使用和不适当宣传产品的文字和标识。

3. 对药品说明书的管理原则　药品生产企业生产供上市销售的最小包装必须附有说明书。

4. 对药品说明书和标签的文字要求　药品说明书和标签的文字表述应当科学、规范、准确。非处方药说明书还应当使用容易理解的文字表述，以便患者自行判断、选择和使用。药品说明书和标签中的文字应当清晰易辨，标识应当清楚醒目，不得有印字脱落或者粘贴不牢等现象，不得以粘贴、剪切、涂改等方式进行修改或者补充。

（二）药品说明书的管理规定

1. 药品说明书的内容要求　药品说明书对疾病名称、药学专业名词、药品名称、临床检验名称和结果的表述，应当采用国家统一颁布或规范的专用词汇，度量衡单位应当符合国家标准的规定。

药品说明书应当列出全部活性成分或者组方中的全部中药药味。注射剂和非处方药还应当列出所用的全部辅料名称。药品处方中含有可能引起严重不良反应的成分或者辅料的，应当予以说明。

药品说明书应当充分包含药品不良反应信息，详细注明药品不良反应。药品生产企业未根据药品上市后的安全性、有效性情况及时修改说明书或者未将药品不良反应在说明书中充分说明的，由此引起的不良后果由该生产企业承担。

2. 药品说明书的修订 药品生产企业应当主动跟踪药品上市后的安全性、有效性情况，需要对药品说明书进行修改的，应当及时提出申请。根据药品不良反应监测、药品再评价结果等信息，CFDA 也可以要求药品生产企业修改药品说明书。药品说明书获准修改后，药品生产企业应当将修改的内容立即通知相关药品经营企业、使用单位及其他部门，并按要求及时使用修改后的说明书和标签。

3. 药品说明书的格式 为规范药品说明书格式和内容，依据《药品说明书和标签管理规定》，CFDA 先后制定了《关于印发化学药品和生物制品说明书规范细则的通知》《关于印发中药、天然药物处方药说明书格式内容书写要求及撰写指导原则的通知》《关于印发放射性药品说明书规范细则的通知》和《关于印发非处方药说明书规范细则的通知》。

（三）药品标签的管理规定

1. 药品标签内容的规定

（1）内标签 药品内标签指直接接触药品的包装的标签。药品的内标签应当包含药品通用名称、适应证或者功能主治、规格、用法用量、生产日期、产品批号、有效期、生产企业等内容。包装尺寸过小无法全部标明上述内容的，至少应当标注药品通用名称、规格、产品批号、有效期等内容。

（2）外标签 外标签指内标签以外的其他包装的标签。药品外标签应当注明药品通用名称、成分、性状、适应证或者功能主治、规格、用法用量、不良反应、禁忌、注意事项、贮藏、生产日期、产品批号、有效期、批准文号、生产企业等内容。适应证或者功能主治、用法用量、不良反应、禁忌、注意事项不能全部注明的，应当标出主要内容并注明"详见说明书"字样。

（3）用于运输、储藏的包装的标签 至少应当注明药品通用名称、规格、贮藏、生产日期、产品批号、有效期、批准文号、生产企业，也可以根据需要注明包装数量、运输注意事项或者其他标记等必要内容。

（4）原料药的标签 应当注明药品名称、贮藏、生产日期、产品批号、有效期、执行标准、批准文号、生产企业，同时还需注明包装数量以及运输注意事项等必要内容。

2. 对于同一药品生产企业生产的同一药品的管理规定 同一药品生产企业生产的同一药品，药品规格和包装规格均相同的，其标签的内容、格式及颜色必须一致；药品规格或者包装规格不同的，其标签应当明显区别或者规格项明显标注；分别按处方药与非处方药管理的，两者的包装颜色应当明显区别。

3. 有效期的表述 药品标签中的有效期应当按照年、月、日的顺序标注，年份用四位数字表示，月、日用两位数表示。其具体标注格式为"有效期至××××年××月"或者"有效期至××××年××月××日"；也可以用数字和其他符号表示为"有效期至××××.××."或者"有效期至××××/××/××"等。有效期若标注到日，应当为起算日期对应年月日的前一天，若标注到月，应当为起算月份对应年月的前一月。

预防用生物制品有效期的标注按照 CFDA 批准的注册标准执行，治疗用生物制品有效期的标注自分装日期计算，其他药品有效期的标注自生产日期计算。

（四）药品名称和注册商标的使用

1. 对药品名称和注册商标的使用原则　药品说明书和标签中标注的药品名称必须符合 CFDA 公布的药品通用名称和商品名称的命名原则，并与药品批准证明文件的相应内容一致。药品说明书和标签中禁止使用未经注册的商标以及其他未经 CFDA 批准的药品名称。

2. 药品名称的印制要求　药品通用名称应当显著、突出，其字体、字号和颜色必须一致，并符合以下要求：

①对于横版标签，必须在上三分之一范围内显著位置标出；对于竖版标签，必须在右三分之一范围内显著位置标出。

②不得选用草书、篆书等不易识别的字体，不得使用斜体、中空、阴影等形式对字体进行修饰。

③字体颜色应当使用黑色或者白色，与相应的浅色或者深色背景形成强烈反差。

④除因包装尺寸的限制而无法同行书写的，不得分行书写。

药品商品名称不得与通用名称同行书写，其字体和颜色不得比通用名称更突出和显著，其字体以单字面积计不得大于通用名称所用字体的二分之一。

3. 药品注册商标的印制要求　药品标签使用注册商标的，应当印刷在药品标签的边角，含文字的，其字体以单字面积计不得大于通用名称所用字体的四分之一。

（五）专有标识

麻醉药品、精神药品、医疗用毒性药品、放射性药品、外用药品和非处方药品等国家规定有专用标识的，其说明书和标签必须印有规定的标识。见图 10-4。

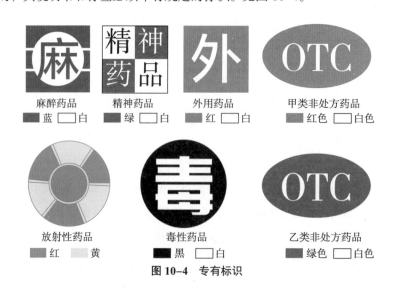

图 10-4　专有标识

三、国家药品编码

为加强药品监督管理，确保公众用药安全，依据《药品注册管理办法》，国家对批准上市的药品实行编码管理。国家药品编码，是指在药品研制、生产、经营、使用和监督管理中由计算机使用的表示特定信息的编码标识。国家药品编码以数字或数字与字母组合形式表现。

（一）国家药品编码的适用范围

国家药品编码适用于药品研究、生产、经营、使用和监督管理等各个领域以及电子政务、电子商务的信息化建设、信息处理和信息交换。

（二）国家药品编码的编制

国家药品编码遵循科学性、实用性、规范性、完整性与可操作性的原则，同时兼顾扩展性与可维护性。国家药品编码包括本位码、监管码和分类码。本位码由药品国别码、药品类别码、药品本体码、校验码依次连接而成。

（三）国家药品编码发布及变更

国家药品编码本位码由 CFDA 统一编制赋码，药品在生产上市注册申请获得审批通过的同时获得国家药品编码，在生产、经营、使用和监督管理过程中使用。

药品注册信息发生变更时，国家药品编码本位码进行相应变更，行政相对人有义务配合药品监管部门及时更新国家药品编码相关信息；药品批准证明文件被注销时，国家药品编码同时被注销。药品编码变更、注销后，原有国家药品编码不得再被使用。国家药品编码及变更信息在 CFDA 政府网站上统一发布。

在国家药品编码的基础上，对药品生产、经营实施药品电子监管和药品分类管理。

（四）国家药品编码本位码编制规则

国家药品编码本位码共 14 位，由药品国别码、药品类别码、药品本体码和校验码依次连接组成，不留空格，其结构如下：

国家药品编码本位码国别码为"86"，代表在我国境内生产、销售的所有药品；国家药品编码本位码类别码为"9"，代表药品；国家药品编码本位码本体码的前 5 位为药品企业标识，根据《企业法人营业执照》《药品生产许可证》，遵循一照一证的原则，按照流水的方式编制；国家药品编码本位码本体码的后5 位为药品产品标识，是指前 5 位确定的企业所拥有的所有药品产品。药品产品标识根据药品批准文号，依据药品名称、剂型、规格，遵循一物一码的原则，按照流水的方式编制。

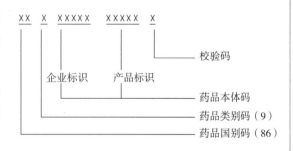

示例：86900001000019

图 10-5 国家药品本位码编制规则

四、药品电子监管

药品电子监管是运用现代信息、网络、编码技术为每一件药品建立唯一的电子身份标识，将药品生产、流通环节的数据信息进行电子化、标准化处理，构建从药品生产企业、物流配送、批发企业、零售药店、医疗机构到消费者的全程电子化网络。药品监督管理部门通过监管网络系统对数据信息进行分析、取证、处理，从而实现药品全过程监管。为加快建立重点药品

NOTE

安全追溯体系，强化药品质量安全监管，确保公众用药安全，国家食品药品监督管理总局建立了全国统一的药品电子监督管理网络，分类分批对药品实施电子监管。依照《国家药品安全"十二五"规划》提出的"完善覆盖全品种、全过程、可追溯的药品电子监管体系"，国家食品药品监督管理总局要求在2015年年底前实现全部药品制剂品种、全部生产和流通过程的电子监管。2016年2月20日，为贯彻落实《国务院办公厅关于加快推进重要产品追溯体系建设的意见》精神，以落实企业追溯管理责任为基础，强化企业主体责任，建设来源可查、去向可追、责任可究的药品追溯体系，国家食品药品监督管理总局发布了《药品经营质量管理规范》（修订草案），对药品电子监管内容进行修订。同日，国家食品药品监督管理总局决定暂停执行药品生产经营企业全面实施药品电子监管。

（一）药品电子监管码的含义

药品电子监管码（以下简称药监码）是为药品提供身份验证、信息存储与采集、物流流向统计等信息服务所使用的电子标识。药监码分为一级药监码（药品最小销售包装）、二级药监码（药品中包装）、三级药监码（药品外层包装，如此类推），分别用来标识最小销售包装药品、中间独立包装药品和外箱独立包装药品。

（二）药品电子监管码的印制

凡进入药品电子监管网《入网药品目录》的品种，上市前必须在产品外标签上加印（加贴）统一标识的药品电子监管码，企业可根据药品包装大小的实际情况自主选择（A、B、C三种样式中可任选一种，为利于监管、方便公众查询，推荐使用样式B或C）。对于产品最小包装体积过于狭小或属于异型瓶等特殊情况，无法在产品最小包装上加印（贴）统一标识药品电子监管码的

样式A

样式B

样式C

图 10-6　药品电子监管码样式

品种，可在最小包装的上一级包装上加印（贴）统一标识的电子监管码。具体样式如图10-6所示。

第三节　药品广告管理

一、药品广告管理概述

（一）广告的定义

广告一词来源于拉丁语"Adverture"，原意是大声说话以引起注意，带有通知、诱导、披露的意思。大约在公元1300年左右，演变为"Advertise"，意为通知别人某件事，以引起他人注意。美国市场营销协会对广告的定义是："广告是由特定的出资者（广告主），通常以付费的方式，通过各种传播媒体，对商品、劳务或观念等所做出的任何形式的非人员介绍及推广。"《中华人民共和国广告法》规定："广告是指商品经营者或服务提供者承担费用，通过一定媒介

和形式直接或间接地介绍自己所推销的商品或所提供的服务的商业广告。"

（二）药品广告概述

1. 药品广告的定义 药品广告是指凡利用各种媒介或者形式发布的含有药品名称、药品适应证（功能主治）或者与药品有关的其他内容的广告。

2. 药品广告的功能 药品广告最基本的功能是传播药品信息，指导公众合理安全用药，促进药品销售，增强医药企业的竞争力，提高企业的社会效益。

3. 药品广告的传播媒介 药品广告媒介是药品广告信息的传播工具。药品广告的传播媒介主要包括报纸、杂志、广播、电视、户外广告、POP 广告（Point-of-purchase Advertising）、直接邮寄广告、网络广告、各种专业学术会议和教育等。

（三）药品广告管理

药品关系人民的生命与健康，世界各国对药品广告都制定了严格的管理法规与审查制度。为加强药品广告管理，保证药品广告的真实性和合法性，国家食品药品监督管理局和工商行政管理总局于 2007 年 3 月颁布了《药品广告审查办法》和《药品广告审查发布标准》，自 2007 年 5 月 1 日起施行。2015 年 4 月全国人民代表大会常务委员会第十四次会议修订了《中华人民共和国广告法》，以规范广告市场秩序，提升广告监管执法力度，保护消费者合法权益，该法自 2015 年 9 月 1 日起施行。

二、药品广告审查办法

国家食品药品监督管理局和国家工商行政管理总局审议通过的《药品广告审查办法》，共 31 条，对药品广告审批和备案的程序、时限、申请人的义务、药品广告的监督管理及有关法律责任等内容做出了规定。

（一）药品广告管理机构

1. 审查机关 省、自治区、直辖市药品监督管理部门是药品广告审查机关，负责本行政区域内药品广告的审查工作。

2. 监督管理机关 县级以上工商行政管理部门是药品广告的监督管理机关。

（二）药品广告批准文号的申请

1. 申请人的条件 药品广告批准文号的申请人必须是具有合法资格的药品生产企业或者药品经营企业。药品经营企业作为申请人的，必须征得药品生产企业的同意。申请人可以委托代办人代办药品广告批准文号的申办事宜。

2. 审查机关 申请药品广告批准文号，应当向药品生产企业所在地的药品广告审查机关提出。申请进口药品广告批准文号，应当向进口药品代理机构所在地的药品广告审查机关提出。

3. 申请程序 申请药品广告批准文号，应当提交《药品广告审查表》，并附与发布内容相一致的样稿（样片、样带）和药品广告申请的电子文件。在药品生产企业所在地和进口药品代理机构所在地以外的省、自治区、直辖市发布药品广告的（简称异地发布药品广告），在发布前应当到发布地药品广告审查机关办理备案。异地发布药品广告备案应当提交《药品广告审查表》和批准的药品说明书复印件，电视广告和广播广告需提交与通过审查的内容相一致的录音带、光盘或者其他介质载体。

药品广告审查机关收到药品广告批准文号申请后，对申请材料齐全并符合法定要求的，发给《药品广告受理通知书》；申请材料不齐全或者不符合法定要求的，应当当场或者在 5 个工作日内一次告知申请人需要补正的全部内容；逾期不告知的，自收到申请材料之日起即为受理。药品广告审查机关应当自受理之日起 10 个工作日内，对申请人提交的证明文件的真实性、合法性、有效性进行审查，并依法对广告内容进行审查。对审查合格的药品广告，发给药品广告批准文号；对审查不合格的药品广告，应当做出不予核发药品广告批准文号的决定，书面通知申请人并说明理由，同时告知申请人享有依法申请行政复议或者提起行政诉讼的权利。对批准的药品广告，药品广告审查机关应当报国家食品药品监督管理总局备案，并将批准的《药品广告审查表》送同级广告监督管理机关备案。国家食品药品监督管理总局对备案中存在问题的药品广告，应当责成药品广告审查机关予以纠正。对批准的药品广告，药品监督管理部门应当及时向社会予以公布。

4. 有效期　药品广告批准文号有效期为 1 年，到期作废。经批准的药品广告，在发布时不得更改广告内容。药品广告内容需要改动的，应当重新申请药品广告批准文号。

5. 注销的情形　有下列情形之一的，药品广告审查机关应当注销药品广告批准文号：

①《药品生产许可证》《药品经营许可证》被吊销的。

②药品批准证明文件被撤销、注销的。

③国家食品药品监督管理局或者省、自治区、直辖市药品监督管理部门责令停止生产、销售和使用的药品。

6. 药品广告批准文号的格式　药品广告批准文号为"×药广审（视）第 0000000000 号""×药广审（声）第 0000000000 号""×药广审（文）第 0000000000 号"。其中"×"为各省、自治区、直辖市的简称。"0"为由 10 位数字组成，前 6 位代表审查年月，后 4 位代表广告批准序号。"视""声""文"代表用于广告媒介形式的分类代号。

7.《药品广告审查表》的保存　广告申请人自行发布药品广告的，应当将《药品广告审查表》原件保存 2 年备查。广告发布者、广告经营者受广告申请人委托代理、发布药品广告的，应当查验《药品广告审查表》原件，按照审查批准的内容发布，并将该《药品广告审查表》复印件保存 2 年备查。

（三）违法行为的处罚

《中华人民共和国广告法》第五十六条第二款规定："关系消费者生命健康的商品或者服务的虚假广告，造成消费者损害的，其广告经营者、广告发布者、广告代言人应当与广告主承担连带责任。"

《药品广告审查办法》进一步规定了违法药品广告的有关法律责任：

①篡改经批准的药品广告内容进行虚假宣传的，由药品监督管理部门责令立即停止该药品广告的发布，撤销该品种药品广告批准文号，1 年内不受理该品种的广告审批申请。

②对任意扩大产品适应证（功能主治）范围、绝对化夸大药品疗效、严重欺骗和误导消费者的违法广告，省以上药品监督管理部门一经发现，应当采取行政强制措施，暂停该药品在辖区内的销售，同时责令违法发布药品广告的企业在当地相应的媒体发布更正启事。违法发布药品广告的企业按要求发布更正启事后，省以上药品监督管理部门应当在 15 个工作日内做出解除行政强制措施的决定；需要进行药品检验的，药品监督管理部门应当自检验报告书发出之日

起 15 日内，做出是否解除行政强制措施的决定。

③对提供虚假材料申请药品广告审批，被药品广告审查机关在受理审查中发现的，1 年内不受理该企业该品种的广告审批申请。

④对提供虚假材料申请药品广告审批，取得药品广告批准文号的，药品广告审查机关在发现后应当撤销该药品广告批准文号，并 3 年内不受理该企业该品种的广告审批申请。

⑤违反《药品广告审查办法》规定被收回、注销或者撤销药品广告批准文号的药品广告，必须立即停止发布；异地药品广告审查机关停止受理该企业该药品广告批准文号的广告备案。药品广告审查机关按照《药品广告审批管理办法》收回、注销或者撤销药品广告批准文号的，应当自做出行政处理决定之日起 5 个工作日内通知同级广告监督管理机关，由广告监督管理机关依法予以处理。

⑥异地发布药品广告未向发布地药品广告审查机关备案的，发布地药品广告审查机关发现后，应当责令限期办理备案手续，逾期不改正的，停止该药品品种在发布地的广告发布活动。

⑦县级以上药品监督管理部门应当对审查批准的药品广告发布情况进行监测检查。对违法发布的药品广告，各级药品监督管理部门应当填写《违法药品广告移送通知书》，连同违法药品广告样件等材料，移送同级广告监督管理机关查处；属于异地发布篡改经批准的药品广告内容的，发布地药品广告审查机关还应当向原审批的药品广告审查机关提出撤销药品广告批准文号的建议。

⑧对发布违法药品广告，情节严重的，省、自治区、直辖市药品监督管理部门予以公告，并及时上报 GFDA，CFDA 定期汇总发布。

对发布虚假违法药品广告情节严重的，必要时，由国家工商行政管理总局会同国家食品药品监督管理局联合予以公告。

⑨对未经审查批准发布的药品广告，或者发布的药品广告与审查批准的内容不一致的，广告监督管理机关应当依据《广告法》第五十八条规定予以处罚；构成虚假广告或者引人误解的虚假宣传的，广告监督管理机关依据《广告法》第五十五条、《反不正当竞争法》第二十四条规定予以处罚。

广告监督管理机关在查处违法药品广告案件中，涉及药品专业技术内容需要认定的，应当将需要认定的内容通知省级以上药品监督管理部门，省级以上药品监督管理部门应在收到通知书后的 10 个工作日内将认定结果反馈广告监督管理机关。

⑩药品广告审查工作人员和药品广告监督工作人员应当接受《广告法》《药品管理法》等有关法律法规的培训。药品广告审查机关和药品广告监督管理机关的工作人员玩忽职守、滥用职权、徇私舞弊的，给予行政处分。构成犯罪的，依法追究刑事责任。

三、药品广告审查发布标准

为保证药品广告真实、合法、科学，国家工商行政管理总局和国家食品药品监督管理局审议修订了《药品广告审查标准》，并颁布了《药品广告审查发布标准》，自 2007 年 5 月 1 日起施行。

（一）药品广告范围

1. 品种范围 不得发布药品广告的品种包括：①麻醉药品、精神药品、医疗用毒性药品、放射性药品、药品类易制毒化学品、戒毒治疗的药品；②医疗机构配制的制剂；③军队特需药品；④国家食品药品监督管理总局依法明令停止或者禁止生产、销售和使用的药品。

2. 媒介范围 处方药可以在国家卫生和计划生育委员会和CFDA共同指定的医学、药学专业刊物上发布广告，但不得在大众传播媒介发布广告或者以其他方式进行以公众为对象的广告宣传。不得以赠送医学、药学专业刊物等形式向公众发布处方药广告。

药品广告不得在未成年人出版物和广播电视频道、节目、栏目上发布。药品广告不得以儿童为诉求对象，不得以儿童名义介绍药品。

3. 时间范围 必须在药品广告中出现的内容，其字体和颜色必须清晰可见、易于辨认。上述内容在电视、电影、互联网、显示屏等媒体发布时，出现时间不得少于5秒。

（二）对药品广告内容的要求

①药品广告内容涉及药品适应证或者功能主治、药理作用等内容的宣传，应当以国务院食品药品监督管理部门批准的说明书为准，不得进行扩大或者恶意隐瞒的宣传，不得含有说明书以外的理论、观点等内容。

②药品广告中必须标明药品的通用名称、忠告语、药品广告批准文号、药品生产批准文号；以非处方药商品名称为各种活动冠名的，可以只发布药品商品名称。药品广告必须标明药品生产企业或者药品经营企业名称，不得单独出现"咨询热线""咨询电话"等内容。非处方药广告必须同时标明非处方药专用标识（OTC）。药品广告中不得以产品注册商标代替药品名称进行宣传，但经批准作为药品商品名称使用的文字型注册商标除外。已经审查批准的药品广告在广播电台发布时，可不播出药品广告批准文号。

③处方药广告的忠告语是："本广告仅供医学药学专业人士阅读。"非处方药广告的忠告语是："请按药品说明书或在药师指导下购买和使用。"

④药品广告中涉及改善和增强性功能内容的，必须与经批准的药品说明书中的适应证或者功能主治完全一致，而且电视台、广播电台不得在7∶00～22∶00发布含有上述内容的广告。

（三）禁止性规定

1. 药品功能疗效宣传不得出现的情形 药品广告中有关药品功能疗效的宣传应当科学准确，不得出现下列情形：

①表示功效、安全性的断言或者保证。

②说明治愈率或者有效率。

③与其他药品的功效和安全性进行比较的。

④利用广告代言人做推荐、证明。

⑤违反科学规律，明示或者暗示包治百病、适应所有症状的。

⑥含有"安全无毒副作用""毒副作用小"等内容的；含有明示或者暗示中成药为"天然"药品，因而安全性有保证等内容的。

⑦含有明示或者暗示该药品为正常生活和治疗病症所必需等内容的。

⑧含有明示或暗示服用该药能应付现代紧张生活和升学、考试等需要，能够帮助提高成

绩、使精力旺盛、增强竞争力、增高、益智等内容的。

⑨其他不科学的用语或者表示，如"最新技术""最高科学""最先进制法"等。

2. 药品广告中不得含有的内容　药品广告应当宣传和引导合理用药，不得直接或者间接怂恿任意、过量地购买和使用药品，不得含有以下内容：

①含有不科学的表述或者使用不恰当的表现形式，引起公众对所处健康状况和所患疾病产生不必要的担忧和恐惧，或者使公众误解不使用该药品会患某种疾病或加重病情的。

②含有免费治疗、免费赠送、有奖销售、以药品作为礼品或者奖品等促销药品内容的。

③含有"家庭必备"或者类似内容的。

④含有"无效退款""保险公司保险"等保证内容的。

⑤含有评比、排序、推荐、指定、选用、获奖等综合性评价内容的。

3. 药品广告不得利用的形象或信息

①药品广告不得含有利用医药科研单位、学术机构、医疗机构或者专家、医生、患者的名义和形象做证明的内容。

②药品广告不得使用国家机关和国家机关工作人员的名义。

③药品广告不得含有军队单位或者军队人员的名义、形象。不得利用军队装备、设施从事药品广告宣传。

④药品广告不得含有涉及公共信息、公共事件或其他与公共利益相关联的内容，如各类疾病信息、经济社会发展成果或医药科学以外的科技成果。

⑤药品广告不得含有医疗机构的名称、地址、联系办法、诊疗项目、诊疗方法以及有关义诊、医疗（热线）咨询、开设特约门诊等医疗服务的内容。

4. 对处方药广告的禁止性规定　处方药名称与该药品的商标、生产企业字号相同的，不得使用该商标、企业字号在医学、药学专业刊物以外的媒介变相发布广告。不得以处方药名称或者以处方药名称注册的商标以及企业字号为各种活动冠名。

5. 对非处方药广告的禁止性规定　非处方药广告不得利用公众对于医药学知识的缺乏，使用公众难以理解和容易引起混淆的医学、药学术语，造成公众对药品功效与安全性的误解。

第四节　互联网药品信息服务管理

随着互联网技术的快速发展和电子商务的广泛应用，互联网成为人们获取药品信息的重要途径。据中国电子商务研究中心数据显示，2013 年，我国医药电子商务规模为 42.6 亿元，仅占整个电子商务市场的 0.7%，但增速很快，较之 2012 年的 16.6 亿元、2011 年的 4 亿元，平均增速超过 200%。截至 2015 年 12 月 31 日，CFDA 网站公布信息，具有《互联网药品信息服务资格证》的企业有 6665 家，具有《互联网药品交易服务资格证》的企业有 526 家。目前，我国有关互联网药品监管规范主要有《互联网药品信息服务管理办法》《互联网药品交易服务审批暂行规定》。

NOTE

一、互联网药品信息服务概述

（一）互联网药品信息服务的定义

互联网药品信息服务，是指通过互联网向上网用户提供药品（含医疗器械）信息的服务活动。互联网药品信息服务分为经营性和非经营性两类。经营性互联网药品信息服务是指通过互联网向上网用户有偿提供药品信息等服务的活动。非经营性互联网药品信息服务是指通过互联网向上网用户无偿提供公开的、共享性药品信息等服务的活动。

（二）互联网药品信息服务的监督管理机构

国家食品药品监督管理总局对全国提供互联网药品信息服务活动的网站实施监督管理。省、自治区、直辖市（食品）药品监督管理局对本行政区域内提供互联网药品信息服务活动的网站实施监督管理，并将检查情况向社会公告。

二、互联网药品信息服务的管理

（一）互联网药品信息服务的申请程序

①拟提供互联网药品信息服务的网站，应当在向国务院信息产业主管部门或者省级电信管理机构申请办理经营许可证或者办理备案手续之前，按照属地监督管理的原则，向该网站主办单位所在地省、自治区、直辖市（食品）药品监督管理部门提出申请。

②省、自治区、直辖市（食品）药品监督管理部门在收到申请材料之日起 5 日内做出受理与否的决定，受理的，发给受理通知书；不受理的，书面通知申请人并说明理由，同时告知申请人享有依法申请行政复议或者提起行政诉讼的权利。对于申请材料不规范、不完整的，省、自治区、直辖市（食品）药品监督管理部门自申请之日起 5 日内一次告知申请人需要补正的全部内容；逾期不告知的，自收到材料之日起即为受理。

③省、自治区、直辖市（食品）药品监督管理部门自受理之日起 20 日内对申请提供互联网药品信息服务的材料进行审核，并做出同意或者不同意的决定。同意的，由省、自治区、直辖市（食品）药品监督管理部门核发《互联网药品信息服务资格证书》，同时报国家食品药品监督管理局备案并发布公告；不同意的，应当书面通知申请人并说明理由，同时告知申请人享有依法申请行政复议或者提起行政诉讼的权利。

（二）提供互联网药品信息服务的条件

提供互联网药品信息服务的申请应当以一个网站为基本单元。申请提供互联网药品信息服务，除应当符合《互联网信息服务管理办法》规定的要求外，还应当具备下列条件：

①互联网药品信息服务的提供者应当为依法设立的企事业单位或者其他组织。

②具有与开展互联网药品信息服务活动相适应的专业人员、设施及相关制度。

③有两名以上熟悉药品、医疗器械管理法律、法规和药品、医疗器械专业知识，或者依法经资格认定的药学、医疗器械技术人员。

（三）发布药品信息的要求

提供互联网药品信息服务网站所登载的药品信息必须科学、准确，必须符合国家的法律、法规和国家有关药品、医疗器械管理的相关规定。提供互联网药品信息服务的网站不得发布麻醉药品、精神药品、医疗用毒性药品、放射性药品、戒毒药品和医疗机构制剂的产品信息。

提供互联网药品信息服务的网站发布的药品（含医疗器械）广告，必须经过（食品）药品监督管理部门审查批准。提供互联网药品信息服务的网站发布的药品（含医疗器械）广告要注明广告审查批准文号。

（四）《互联网药品信息服务资格证书》的管理

《互联网药品信息服务资格证书》的有效期为 5 年，其格式由 CFDA 统一制定。提供互联网药品信息服务的网站，应当在其网站主页显著位置标注《互联网药品信息服务资格证书》的证书编号。

1. 换发程序　有效期届满，需要继续提供互联网药品信息服务的，持证单位应当在有效期届满前 6 个月内，向原发证机关申请换发《互联网药品信息服务资格证书》。原发证机关进行审核后，认为符合条件的，予以换发新证；认为不符合条件的，发给不予换发新证的通知并说明理由，原《互联网药品信息服务资格证书》由原发证机关收回并公告注销。省、自治区、直辖市（食品）药品监督管理部门根据申请人的申请，应当在《互联网药品信息服务资格证书》有效期届满前做出是否准予其换证的决定。逾期未做出决定的，视为准予换证。

2. 收回程序　《互联网药品信息服务资格证书》可以根据互联网药品信息服务提供者的书面申请，由原发证机关收回，原发证机关应当报国家食品药品监督管理局备案并发布公告。被收回《互联网药品信息服务资格证书》的网站不得继续从事互联网药品信息服务。

3. 变更程序　互联网药品信息服务提供者提出变更要求，应当向原发证机关申请办理变更手续，填写《互联网药品信息服务项目变更申请表》。

省、自治区、直辖市（食品）药品监督管理部门自受理变更申请之日起 20 个工作日内做出是否同意变更的审核决定。同意变更的，将变更结果予以公告并报 CFDA 备案；不同意变更的，以书面形式通知申请人并说明理由。

【课后案例】

违法药品广告引发的假药案

2013 年 5 月初，有群众向某药监局举报某广告药品。举报者称，其看到某报纸刊登的广告后，分别购买了治疗精神类疾病的药品 A（标注进口批文注册证号：J-20080408FDA-S08389；标注生产研发单位：中国国际精神障碍病理研究总院）和 B（标注进口批准文号 / 注册证号：JZ20110015/ZC20110112；标注生产研发单位：国际协和精神疾病研究总院）。举报者称在服用上述"药品"一段时间后身体出现不适。经执法人员检查发现，上述药品包装显示的批准文号明显不符合规定，在 CFDA 数据库也未查到相关信息，初步认定为假药。药监部门随即向公安部门通报案情，并以生产、销售假药案立案侦查。

【思考】

1. 药品信息监管对保障药品安全的重要性主要体现在哪里？

2. 随着电子商务的快速发展，如何对互联网药品信息进行有效监管？

NOTE

【思考题】

1. 简述药品信息的来源。

2. 简述药包材注册申请的分类。

3. 简述药品说明书和标签的管理原则。

4. 新修订的《中华人民共和国广告法》对药品广告管理有什么要求?

5. 试述药品信息管理对保障药品安全的作用。

第十一章 中药管理

> **【学习目标】**
>
> 1. 掌握：野生药材资源保护管理，中药品种保护管理，中药材生产质量管理规范与认证管理。
>
> 2. 熟悉：中药的概念与分类，中药材、中药饮片、中成药、中药进出口管理的相关法律法规。
>
> 3. 了解：中药行业发展概况，中药健康服务。

【引导案例】

非法收购重点保护野生药材案件

虎林市食品药品监督管理局接到群众举报，在珍宝岛乡有人非法收购野生药材。接到举报后，执法人员及时赶到现场进行检查，经现场检查确认，该收购点在没有取得《野生药材收购许可证》的情况下，非法收购省重点保护野生药材苍术，现场共查获非法收购的苍术18袋，约700kg。该非法收购点负责人称，这些苍术是其以每公斤4元的价格从个人手中收购的，待晒干后运往外地销售。执法人员对非法收购的苍术清点后依法给予查封扣押。同时，向非法收购人员进行了野生药材资源保护相关法律、法规知识宣传，并告知其在未取得《野生药材收购许可证》的情况下，不得收购重点保护的野生药材。

【思考】

国家为什么要出台一系列法律规章对野生药材资源进行保护？

第一节 中药管理概述

中药管理核心问题是质量管理，中药管理的目的是保证中药使用的安全、有效、经济及合理。

一、中药概述

中药是指在中医药理论指导下使用的，以我国中医药理论体系中的术语表述其性能、功效和使用规律的物质，包括中药材、中药饮片和中成药。

中药材是指药用植物、动物、矿物的药用部分采收后经产地初加工形成的原料药材，大部分为植物药。最初药用动、植物主要来源于野生资源，随着医药发展和科技进步，野生药材资源不能满足人们的需求，出现了大量人工栽培植物和养殖动物品种。矿物类药材包括可供药用的天然矿物、矿物加工品以及动物化石等。

NOTE

中药饮片是以中医药理论为指导，对中药材经净选、切片或进行特殊炮制后具有一定规格的制成品。

中成药是在中医药理论指导下，经过临床运用证实其疗效确切、应用广泛的处方、验方或秘方，获得国家药品监督管理部门批准，以中医处方为依据，中药饮片为原料，按照规定的生产工艺和质量标准制成一定剂型、质量可控、安全有效的中药成方制剂。中成药应由依法取得《药品生产许可证》的企业生产，质量符合国家药品标准，包装、标签、说明书符合《药品管理法》规定。

二、中药产业发展概况

根据中国医药统计年报统计，从 2006 年到 2013 年，我国中药产业工业生产规模一直保持 20% 左右的增长，中成药销售年平均增速 22.4%，中药饮片销售年平均增速超过 34.9%，2013 年，中成药加中药饮片，即中药工业总产值 6324.4 亿元，约占整个医药工业总产值的 29.2%。特别是 2009 年医改以来，中药产业工业总产值同比增速超过了同期制药产业的平均水平。中药产业利润总额稳步增长，复合增速达 23.1%。

2011 年 3 月，《中华人民共和国国民经济和社会发展第十二个五年规划纲要》（以下简称《规划纲要》）出台，将"支持中医药事业发展"作为完善基本医疗卫生制度的六项重点任务之一。国家中医药管理局在 2012 年 6 月发布的《中医药事业发展"十二五"规划》为中医药行业发展指明了方向。"十二五"期间将大力发展中医药相关健康产业，支持疗效确切、可供临床选择的中药新产品走向市场，支持紧缺、用量大且有较好种养基础的野生药材品种人工种植养殖，以及中药生产关键技术成果的应用，发展一批聚集效应突出的现代中药产业基地，并打造一批中药龙头企业。

2015 年 10 月 26 日至 29 日在北京举行的中国共产党第十八届中央委员会第五次全体会议，审议通过了《中共中央关于制定国民经济和社会发展第十三个五年规划的建议》，全会指出，推进健康中国建设，深化医药卫生体制改革，理顺药品价格，实行医疗、医保、医药联动，建立覆盖城乡的基本医疗卫生制度和现代医院管理制度，实施食品安全战略，相信会对中药产业发展起到更大推动作用。

三、中医药发展战略

中医药作为我国独特的卫生资源、潜力巨大的经济资源、具有原创优势的科技资源、优秀的文化资源和重要的生态资源，在经济社会发展中发挥着重要作用。随着我国新型工业化、信息化、城镇化、农业现代化深入发展，人口老龄化进程加快，健康服务业蓬勃发展，人民群众对中医药服务的需求越来越旺盛，迫切需要继承、发展、利用好中医药，充分发挥中医药在深化医药卫生体制改革中的作用，造福人类健康。为明确未来十五年我国中医药发展方向和工作重点，促进中医药事业健康发展，制定《规划纲要》。

（一）发展目标

到 2020 年，实现人人基本享有中医药服务，中医医疗、保健、科研、教育、产业、文化各领域得到全面协调发展，中医药标准化、信息化、产业化、现代化水平不断提高。

①中医药健康服务能力明显增强，服务领域进一步拓宽，中医医疗服务体系进一步完善，每千人口公立中医类医院床位数达到 0.55 张，中医药服务可得性、可及性明显改善，有效减

轻群众医疗负担，进一步放大医改惠民效果。

②中医基础理论研究及重大疾病攻关取得明显进展，中医药防治水平大幅度提高。

③中医药人才教育培养体系基本建立，凝聚一批学术领先、医术精湛、医德高尚的中医药人才，每千人口卫生机构中医执业类（助理）医师数达到0.4人。

④中医药产业现代化水平显著提高，中药工业总产值占医药工业总产值30%以上，中医药产业成为国民经济重要支柱之一。

⑤中医药对外交流合作更加广泛，符合中医药发展规律的法律体系、标准体系、监督体系和政策体系基本建立，中医药管理体制更加健全。

（二）重点任务

①切实提高中医医疗服务能力。

②大力发展中医养生保健服务。

③扎实推进中医药继承。

④着力推进中医药创新。

⑤全面提升中药产业发展水平。

⑥大力弘扬中医药文化。

⑦积极推动中医药海外发展。

第二节　中药管理相关法律法规

《药品管理法》明确了国家对药品管理的基本方针，即："国家发展现代药和传统药，充分发挥其在预防、医疗和保健中的作用。国家保护野生药材资源，鼓励培育中药材。"中医药是中华民族的瑰宝，是我国医药卫生体系的特色和优势，是国家医药卫生事业的重要组成部分。2003年国务院制定的《中医药条例》对促进、规范中医药事业发展发挥了重要作用。但是，随着经济社会快速发展，中医药事业发展面临一些新的问题和挑战。《中共中央国务院关于深化医药卫生体制改革的意见》和《国务院关于扶持和促进中医药事业发展的若干意见》明确要求加快中医药立法工作。为了落实党中央、国务院有关文件精神，解决当前存在的突出问题，卫生部于2011年12月向国务院报送了《中医药法（草案）》的送审稿。国务院法制办会同国家卫生和计划生育委员会、国家中医药局等有关部门对送审稿进行了反复征求意见、调研、论证、研究、修改，形成了《中医药法（草案）》，草案已经于2015年12月9日国务院第115次常务会议讨论通过。《中医药法》的主要内容包括中医药发展的方针和基本原则、中医药服务、中药发展、人才培养、继承创新与文化传播、保障措施、法律责任等内容。立足解决中医药领域需要解决的主要问题，加强中药扶持保护，促进中医药协调发展，解决中医中药发展不协调、野生中药资源破坏严重问题。

一、中药材管理

（一）中药材生产的监督管理

《药品管理法实施条例》规定，国家鼓励培育中药材，对集中规模化栽培养殖，质量可以控制并符合国务院药品监督部门规定条件的中药材品种，实行批准文号管理。2002 年 6 月 1 日起实施的《中药材生产质量管理规范（试行）》从保证中药材质量出发，控制影响中药材质量的因素，规范了中药材生产各个环节，以达到"真实、优质、稳定、可控"的目的。野生药材生产企业应遵守《野生药材资源保护管理条例》，对野生药材资源实施保护、采猎相结合的原则，以使野生药材资源可持续利用，对国家重点保护的野生药材资源必须取得相关部门批准有计划采猎。

（二）中药材经营的监督管理

《药品管理法》规定："新发现和从国外引种的药材必须经国家药品监督管理部门审核批准后，方可销售。""地区性民间习用药材的管理办法，由国务院药品监督管理部门会同国务院中医药管理部门制定。""药品经营企业销售中药材，必须标明产地。""必须从具有药品生产、经营资格的企业购进药品，但购进没有实施批准文号管理的中药材除外。"根据国务院 1986 年 1 月 15 日国发〔86〕8 号文件"国务院批转国家医药管理局关于进一步加强中药工作的通知"的规定，以下两类中药材品种在购销中国家实行管理：

第一类：野生、名贵品种。麝香、杜仲、厚朴、甘草。

第二类：产地集中，调剂面大的品种。黄连、当归、川芎、生地黄、白术、白芍、茯苓、麦冬、黄芪、贝母、金银花、牛膝、元胡、桔梗、菊花、连翘、小茴肉、三七、人参、牛黄，共 20 种。

二、中药饮片的管理

中药饮片的管理包括中药饮片生产的监督管理、中药饮片经营的监督管理和医院中药饮片管理。

（一）中药饮片生产的监督管理

《药品管理法》规定："药品生产企业必须按照国家药品监督管理部门依据本法制定的 GMP 组织生产。""生产新药或者已有国家标准的药品，须经国务院药品监督管理部门批准，并发给批准文号，实行批准文号管理的中药材、中药饮片品种目录由国务院药品监督管理部门会同国务院中医药管理部门制定。""中药饮片的炮制，必须按照国家药品标准炮制，国家药品标准没有规定的，必须按照省、自治区、直辖市药品监督管理部门制定的炮制规范炮制。"

《药品管理法实施条例》中规定：生产中药饮片，应当选用与药品质量相适应的包装材料和容器，包装不符合规定的中药饮片不得销售。中药饮片包装必须印有或贴有标签。中药饮片的标签应注明品名、规格、产地、生产企业、批号、生产日期和批准文号（未实施批准文号管理的除外）等。

国家中医药管理部门对毒性中药饮片依据统一规划，合理布局，定点生产原则安排生产，一般来说对市场需求较大，毒性药材生产较多的地区定点要合理，布局相对集中，一省 2~3 个，且定点生产企业要符合《医疗用毒性药品管理办法》中相关要求。对于产地集中的品种如朱砂、雄黄、附子等，逐步实现以主产区为中心择优定点，供应全国。

（二）中药饮片经营的监督管理

在《药品管理法》中明确规定药品经营企业必须从具有药品生产、经营资格的企业购进药品。针对中药的特殊性，《药品经营管理规范》中做了较为详细的规定：经营中药饮片应划分零货称取专库（区），各库（区）应设有明显标志；分装中药饮片应有符合规定的专门场所，其面积和设备应与分装要求相适宜；药品零售企业经营中药饮片应配有所需的调配处方和临方炮制的设备；中药饮片装斗前应做质量复核，不得错斗、串斗，防止混药，饮片斗前应写正名正字；中药饮片应有包装且标明品名、生产企业、生产日期等，实施批准文号管理的中药饮片和中药材，在包装上还应标明批准文号。

1996年5月23号，国家中医药管理局下发了《药品零售企业中药饮片质量管理办法》，以加强对药品零售企业中药饮片的管理。该办法主要从人员、采购、检验、保管和调剂等方面规范零售企业经营中药饮片。

中药饮片调剂应严格执行审方制度，对有配伍、妊娠禁忌以及违反国家有关规定的处方，应拒绝调配。调剂后的处方必须由专人逐一进行复核并签字；发药时要认真核对患者姓名，取药凭证号码，以及药剂付数，防止差错。

药品零售企业要有必要的小炒、小炙场地，加工工具和辅料，以适应中医处方的临床需要。严禁该炮制而未炮制的生药、整药配方。

调配用的计量器应定期校验，并有合格标志。应做到计量准确，严禁以手代秤。

（三）医院中药饮片管理规范

为加强医院中药饮片管理，保障人体用药安全、有效，2007年3月20日国家中医药管理局和原卫生部发布了《医院中药饮片管理规范》，明确了对各级各类医院中药饮片的采购、验收、保管、调剂、临方炮制、煎煮等的管理。

三、中成药的监督管理

中成药的监督管理包括中成药研制的监管和中成药生产的监管。

（一）中成药研制的监督管理

伴随着科技进步，为适应现代生活节奏，推进中药现代化，中成药研究正快速发展，并取得了一些成果。国家食品药品监督管理部门为规范中成药研究，自2003年起陆续起草和修订了有关中药、天然药物研究指导原则。目前已颁布的研究指导原则涉及原料的前处理研究、提取纯化研究、制剂研究、稳定性研究、质量标准研究、中试研究、一般药理学研究、急性毒性研究、长期毒性研究、局部刺激性和溶血性研究、免疫毒性（过敏性、光变态反应）研究、药品说明书撰写原则、临床试验报告撰写原则、申请临床研究医学理论及文献资料撰写原则等，这些指导原则贯穿了中成药新药研究的整个过程，对中成药研究的管理提供了法理依据。

2000年为加强中药注射剂监督管理，国家食品药品监督管理局颁布了《中药注射剂指纹图谱研究的技术要求（暂行）》，借助先进科学技术手段保证中药注射剂的应用安全、有效。该要求的提出，对完善中药注射剂以及中药其他制剂质量标准具有里程碑意义。

2014年3月7日，CFDA为指导和规范已上市中药改变剂型研究，颁布了《中药、天然药物改变剂型研究技术指导原则》，该指导原则主要阐述改剂型的立题依据、剂型选择及改剂型研究所涉及的药学、非临床有效性与安全性、临床试验等方面的要求。

（二）中成药生产监督管理

2011年3月31日起实施的GMP适用于中成药生产的全过程。在GMP附录中针对中药制剂生产做了详细规定，指出中药制剂的质量与中药材和中药饮片的质量、中药材前处理和中药提取工艺密切相关。应当对中药材和中药饮片的质量以及中药材前处理、中药提取工艺严格控制。在中药材前处理以及中药提取、贮存和运输过程中，应当采取措施控制微生物污染，防止变质。

附录指出中药材来源应当相对稳定。注射剂生产所用中药材的产地应当与注册申报资料中的产地一致，并尽可能采用规范化生产的中药材。

该附录主要从机构人员、厂房设施、物料、文件管理、生产管理、质量管理、委托生产等方面规范中药制剂生产，具体要求可参考本书第六章相关内容。

四、中药的进出口监督管理

为加强进口药材监督管理，保证进口药材质量，2005年11月24日，国家食品药品监督管理局公布了《进口药材管理办法（试行）》。

（一）中药进口管理

1. 药材进口的申请与审批　进口药材申请与审批，是指CFDA根据申请人的申请，依照法定程序和要求，对境外生产拟在中国境内销售使用的药材进行技术审评和行政审查，并做出是否同意其进口的决定。进口药材申请人，应当是中国境内取得《药品生产许可证》或者《药品经营许可证》的药品生产企业或者药品经营企业。

药材进口申请包括首次进口药材申请和非首次进口药材申请。首次进口药材申请包括已有法定标准药材首次进口申请和无法定标准药材首次进口申请。

首次进口药材申请受理后，申请人应当及时将检验样品和相关资料报送中国食品药品检定研究院。中国食品药品检定研究院在收到检验样品和相关资料后，对已有法定标准药材的首次进口申请，进行检验；对无法定标准药材的首次进口申请，进行质量标准复核和样品检验。CFDA收到中国食品药品检定研究院检验报告和复核意见后，对符合要求的，颁发《进口药材批件》；对不符合要求的，发给《审查意见通知件》，并说明理由。

CFDA受理非首次进口药材申请后，对其进行技术审评和行政审查。对符合要求的，颁发《进口药材批件》；对不符合要求的，发给《审查意见通知件》，并说明理由。

《进口药材批件》分一次性有效批件和多次使用批件。一次性有效批件的有效期为1年，多次使用批件的有效期为2年。《进口药材批件》编号格式为：国药材进字＋4位年号＋4位顺序号。

CFDA对濒危物种药材或者首次进口药材的进口申请，颁发一次性有效批件。

2. 登记备案　申请人取得《进口药材批件》后，应当从《进口药材批件》注明的到货口岸组织药材进口。并向口岸或者边境口岸食品药品监督管理局登记备案，填写《进口药材报验单》，并报送有关资料。

口岸或者边境口岸食品药品监督管理局应当对登记备案资料的完整性、规范性和真实性进行审查，并当日做出审查决定。对符合要求的，发出《进口药品通关单》，收回一次性有效批件；同时向CFDA确定的药品检验机构发出《进口药材口岸检验通知书》，并附登记备案资料一份。对不符合要求的，发给《进口药材不予登记备案通知书》，并说明理由。

对不予办理登记备案的进口药材，申请人应当予以退运。无法退运的，由口岸或者边境口岸食品药品监督管理局按照有关规定监督处理。

3. 口岸检验　CFDA确定的药品检验机构收到《进口药材口岸检验通知书》后，进行现场抽样，此时申请人应当提供药材原产地证明原件。检验机构应当根据登记备案资料对药材原产地证明原件和药材实际到货情况进行核查。对符合要求的，予以抽样，填写《进口药材抽样记录单》。完成检验后，出具《进口药材检验报告书》，报送所在地口岸或者边境口岸（食品）药品监督管理局，并通知申请人。对检验不符合标准规定的进口药材，口岸或者边境口岸（食品）药品监督管理局应当在收到检验报告书后立即采取查封、扣押等行政强制措施，同时申请人可以申请复验。

（二）中药出口管理

1. 药用植物及制剂进出口绿色标志 为与世界接轨，推动中药国际标准的制定，国家对外贸易经济合作部于 2004 年颁布了《药用植物及制剂进出口绿色行业标准》。该标准是中华人民共和国对外经济贸易活动中，药用植物及其制剂进出口的重要质量标准之一。适用于药用植物原料及制剂的进出口品质检验，包括药用植物原料、饮片、提取物及其制剂等的质量标准及检验方法。

进出口产品需按该标准经指定检验机构检验合格后，方可申请使用药用植物及制剂进出口绿色标志。

2. 药用野生动植物及其产品的出口管理 我国对中药材的出口贯彻"先国内，后国外"的原则，当国内供应、生产严重不足时应停止或减少出口，当国内供应有剩余时，应争取多出口。出口中药材必须到对外贸易司审批办理《出口中药材许可证》后，办理出口手续。国家实行审批后方能出口的中药材有 35 种，分别为：人参、鹿茸、当归、蜂王浆（粉）、三七、麝香、甘草及其制剂、杜仲、厚朴、黄芪、党参、黄连、半夏、茯苓、菊花、枸杞、山药、川芎、生地黄、贝母、金银花、白芍、白术、麦冬、天麻、大黄、冬虫夏草、丹皮、桔梗、元胡、牛膝、连翘、罗汉果、牛黄。

对于野生药材资源的出口管理可参考本章第三节相关内容。

第三节 野生药材资源保护管理

中药材、中药饮片和中成药是中药的三大组成部分，也是中药质量管理的主要内容，而中药材作为中药饮片和中成药的原料，其质量和可持续利用将会影响到整个中药行业的健康发展。野生药材资源作为中药资源的重要来源，一些野生药材资源遭到了掠夺式的采挖和捕猎，已造成野生药材资源的锐减，个别野生药材物种濒临灭绝。

据中药资源普查统计数据显示，我国中药资源共有 12807 种，其中药用植物约占 87%，药用动物约占 12%，矿物类药材不足 1%，常用中药资源栽培品占 20%～30%，大部分的中药材为野生资源，因此，保护及合理利用野生药材资源尤为重要。1987 年 10 月国务院颁布了《野生药材资源保护管理条例》，各省、市、自治区也结合本地野生药材资源实际制定了相关地方性法规，如《湖南省野生植物资源保护条例》《吉林省野生植物保护管理暂行条例》等，这在一定程度上推动了中药资源保护工作。

一、野生药材资源保护的原则

国家对野生药材资源施行保护、采猎相结合的原则，并创造条件开展人工种养。

二、野生药材物种的分级管理

（一）国家重点保护的野生药材物种分级

国家重点保护的野生药材物种分为三级。

一级：濒临灭绝状态的稀有珍贵野生药材物种（以下简称一级保护野生药材物种）。

二级：分布区域缩小、资源处于衰竭状态的重要野生药材物种（以下简称二级保护野生药材物种）。

三级：资源严重减少的主要常用野生药材物种（以下简称三级保护野生药材物种）。

（二）国家重点保护野生药材物种名录

国务院颁布《野生药材资源保护管理条例》的同时，由国家医药管理部门会同国务院野生动物、植物管理部门制定并发布了《国家重点保护野生药材物种名录》。其中共收载野生药材保护物种 76 种，一级保护野生药材物种 4 种，二级保护野生药材物种 27 种（中药材 17 种），三级保护野生药材物种 45 种（中药材 22 种）。

在国家重点保护的野生药材物种名录之外，需要增加的野生药材保护物种，由省、自治区、直辖市人民政府制定并抄送国家药品监督管理部门备案。

一级保护野生药材：虎骨（已禁用）、豹骨、羚羊角、鹿茸（梅花鹿）。

二级保护野生药材：鹿茸（马鹿）、麝香（3 个品种）、熊胆（2 个品种）、穿山甲、蟾酥（2 个品种）、哈蟆油、金钱白花蛇、乌梢蛇、蕲蛇、蛤蚧、甘草（3 个品种）、黄连（3 个品种）、人参、杜仲、厚朴（2 个品种）、黄柏（2 个品种）、血竭。

三级保护野生药材：川贝母（4 个品种）、伊贝母（2 个品种）、刺五加、黄芩、天冬、猪苓、龙胆（4 个品种）、防风、远志（2 个品种）、胡黄连、肉苁蓉、秦艽（4 个品种）、细辛（3 个品种）、紫草（2 个品种）、五味子（2 个品种）、蔓荆子（2 个品种）、诃子（2 个品种）、山茱萸、石斛（5 个品种）、阿魏（2 个品种）、连翘、羌活（2 个品种）。

三、野生药材资源保护管理的具体措施

（一）对采猎保护野生药材物种的管理

1. 禁止　禁止采猎一级保护野生药材物种。

2. 采猎二、三级保护野生药材物种　必须持有采药证，并不得在禁止采猎区、禁止采猎期进行采猎，不得使用禁用工具进行采猎。取得采药证后，需要进行采伐或狩猎的，必须分别向有关部门申请采伐证或狩猎证。

采药证的格式由国家医药管理部门确定；采药证由县以上医药管理部门会同同级野生动物、植物管理部门核发。采伐证或狩猎证的核发，按照国家有关规定办理。

3. 收购二、三级保护野生药材物种　必须按照批准的计划执行。该计划由县以上（含县，下同）医药管理部门（含当地人民政府授权管理该项工作的有关部门，下同）会同同级野生动物、植物管理部门制定，报上一级医药管理部门批准。

（二）对野生药材资源保护区的管理

1. 野生药材资源保护区的建立　建立国家或地方野生药材资源保护区，需经国务院或县以上地方人民政府批准。在国家或地方自然保护区内建立野生药材资源保护区，必须征得国家

或地方自然保护区主管部门的同意。

2. 野生药材资源保护区内的活动 进入野生药材资源保护区从事科研、教学、旅游等活动的，必须经该保护区管理部门批准。进入设在国家或地方自然保护区范围内野生药材资源保护区的，还须征得该自然保护区主管部门的同意。

（三）对野生药材保护物种经营的管理

1. 一级保护野生药材物种 一级保护野生药材物种属于自然淘汰的，其药用部分由各级药材公司负责经营管理，但不得出口。

2. 二、三级保护野生药材物种 二、三级保护野生药材物种属于国家计划管理的品种，由中国药材公司统一经营管理，其余品种由产地县药材公司或其委托单位按照计划收购。二、三级保护野生药材物种的药用部分，除国家另有规定外，实行限量出口。实行限量出口和出口许可证制度的品种，由国家医药管理部门会同国务院有关部门确定。

（四）违反野生药材资源保护管理条例的法律责任

对保护野生药材资源做出显著成绩的单位或个人，由各级医药管理部门会同同级有关部门给予精神鼓励或一次性物质奖励。

采猎一级保护野生药材物种或违反规定采猎、收购二、三级保护野生药材物种的，由当地县以上医药管理部门会同同级有关部门没收其非法采猎的野生药材及使用工具，并处以罚款。

未经批准进入野生药材资源保护区的，当地县以上医药管理部门和自然保护区主管部门有权制止；造成损失的，必须承担赔偿责任。

违反规定经营野生药材保护物种的，由工商行政管理部门或有关部门没收其野生药材和全部违法所得，并处以罚款。

保护野生药材资源管理部门工作人员徇私舞弊的，由所在单位或上级管理部门给予行政处分；造成野生药材资源损失的，必须承担赔偿责任。

当事人对行政处罚决定不服的，可以在接到处罚决定书之日起十五日内向人民法院起诉；期满不起诉又不执行的，作出行政处罚决定的部门可以申请人民法院强制执行。

破坏野生药材资源情节严重，构成犯罪的，由司法机关依法追究刑事责任。

第四节 中药品种保护管理

为鼓励中药企业创新、控制低水平重复，提高中药品种质量，保护中药生产企业的合法权益，促进中药事业的发展，1992年10月14日国务院颁布《中药品种保护条例》，1993年1月1日起施行。为更好地实施《中药品种保护条例》和加强中药品种保护监督管理，国家药品监督管理局先后制定并颁布了《关于中药品种保护有关事宜的通知》和《中药品种保护指导原则》。《中药品种保护条例》的实施以及相关法规的完善，对保护中药研制生产企业知识产权，提高中药质量和信誉，推动中药制药企业的科技创新，积极开发安全有效的中药新药和促进中药走向国际市场具有重要意义。

一、中药品种保护条例

（一）适用范围

《中药品种保护条例》适用于在中国境内生产制造的中药品种，包括中成药、天然药物的提取物及其制剂和中药人工制成品。申请专利的中药品种，依照专利法的规定办理，不适用本条例。

（二）监督管理部门

CFDA负责全国中药品种保护的监督管理工作，并负责组织国家中药品种保护审评委员会。审评委员会负责对申请保护的中药品种进行审评，委员会成员由CFDA聘请中医药方面的医疗、科研、检验及经营、管理专家担任。

二、中药保护品种的范围等级

（一）中药保护品种的范围

受保护的中药品种，必须是列入国家药品标准的品种。经CFDA认定，列为省、自治区、直辖市药品标准的品种，也可以申请保护。

CFDA批准的新药，按照CFDA规定的保护期给予保护；其中，符合《中药品种保护条例》规定的，在CFDA批准的保护期限届满前6个月，可以重新依照本条例的规定申请保护。

凡存在专利等知识产权纠纷的品种，应解决纠纷以后再办理保护事宜。

（二）中药保护品种的等级划分

受保护的中药品种分为一、二级。

1. 符合下列条件之一的中药品种，可以申请一级保护

（1）对特定疾病有特殊疗效的　是指对某一疾病在治疗效果上能取得重大突破性进展。例如，对常见病、多发病等疾病有特殊疗效；对既往无有效治疗方法的疾病能取得明显疗效；或者对改善重大疑难疾病、危急重症或罕见疾病的终点结局（病死率、致残率等）取得重大进展。

（2）相当于国家一级保护野生药材物种的人工制成品　是指列为国家一级保护物种药材的人工制成品；或目前虽属于二级保护物种，但其野生资源已处于濒危状态物种药材的人工制成品。

（3）用于预防和治疗特殊疾病的特殊疾病　是指严重危害人民群众身体健康和正常社会生活经济秩序的重大疑难疾病、危急重症、烈性传染病和罕见病。如恶性肿瘤、终末期肾病、脑卒中、急性心肌梗死、艾滋病、传染性非典型肺炎、人禽流感、苯酮尿症、地中海贫血等疾病。用于预防和治疗重大疑难疾病、危急重症、烈性传染病的中药品种，其疗效应明显优于现有治疗方法。

2. 符合下列条件之一的中药品种，可以申请二级保护

（1）符合上述一级保护的品种或者已经解除一级保护的品种。

（2）对特定疾病有显著疗效的品种，是指能突出中医辨证用药理法特色，具有显著临床应用优势，或对主治的疾病、证候或症状的疗效优于同类品种。

（3）从天然药物中提取的有效物质及特殊制剂，是指从中药、天然药物中提取的有效成分、有效部位制成的制剂，且具有临床应用优势。

三、中药保护品种的保护程序

（一）申请和受理

依据《中药品种保护条例》和《关于印发中药品种保护指导原则的通知》，申请中药品种保护的企业，应将《中药品种保护指导原则》中规定的申报资料向 CFDA 行政受理服务中心（以下简称局受理中心）报送 1 份完整资料，并将 2 份相同的完整资料报送申请企业所在地省（区、市）食品药品监督管理局。局受理中心在收到企业的申报资料后，应在 5 日内完成形式审查，对同意受理的品种出具中药品种保护申请受理通知书，同时抄送申请企业所在地省（区、市）食品药品监督管理局，并将申报资料转送国家中药品种保护审评委员会。

对已受理的中药品种保护申请，将在 CFDA 政府网站予以公示。自公示之日起至做出行政决定期间，各地一律暂停受理该品种的仿制申请。

（二）核查和初审

各省（区、市）食品药品监督管理局在收到企业的申报资料及省局受理中心受理通知书后，应在 20 日内完成申报资料的真实性核查和初审工作，并将核查报告、初审意见和企业申报资料（1 份）一并寄至国家中药品种保护审评委员会。

（三）审评

国家中药品种保护审评委员会在收到上述资料后，开始进行审评工作。国家中药品种保护审评委员会应当自接到申请报告书之日起六个月内做出审评结论。

（四）决定

根据国家中药品种保护审评委员会的审评结论，CFDA 决定是否给予保护。批准保护的中药品种，由 CFDA 发给《中药保护品种证书》，同时 CFDA 将在政府网站和《中国医药报》上予以公告。生产该品种的其他生产企业应自公告发布之日起 6 个月内向省食品药品监督管理局受理中心提出同品种保护申请并提交完整资料；对逾期提出申请的，省食品药品监督管理局受理中心将不予受理。申请延长保护期的生产企业，应当在该品种保护期届满 6 个月前向省食品药品监督管理局受理中心提出申请并提交完整资料。

（五）终止中药品种保护审评审批的情形

有下列情形之一的，CFDA 将终止中药品种保护审评审批，予以退审：①在审评过程中发现申报资料不真实的，或在资料真实性核查中不能证明其申报资料真实性的；②未在规定时限内按要求提交资料的；③申报企业主动提出撤回申请的；④其他不符合国家法律、法规及有关规定的。

申请企业对审批结论有异议的，可以在收到审批意见之日起 60 日内向 CFDA 提出复审申请并说明复审理由。复审仅限于原申报资料，CFDA 应当在 50 日内做出结论，如需进行技术审查的，由国家中药品种保护审评委员会按照原申请时限组织审评。

中药保护品种生产企业变更保护审批件及证书中有关事项的，应向 CFDA 受理中心提出中药保护品种补充申请。上述过程见图 11-1。

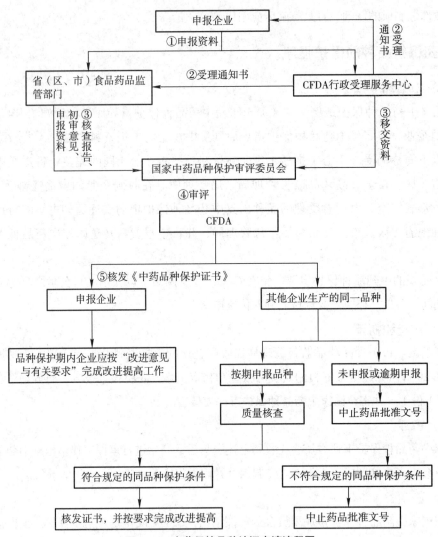

图 11-1   中药保护品种认证申请流程图

四、中药保护品种的保护期限和措施

（一）中药保护品种的保护期限

中药一级保护品种的保护期限分别为三十年、二十年、十年。

中药一级保护品种因特殊情况需要延长保护期限的，由生产企业在该品种保护期满前六个月，申请延长保护期。延长的保护期限由 CFDA 根据国家中药品种保护审评委员会的审评结果确定；但是，每次延长的保护期限不得超过第一次批准的保护期限。

中药二级保护品种为七年。

中药二级保护品种在保护期满后可以延长七年。申请延长保护期的中药二级保护品种，应当在保护期满前六个月，由生产企业依照《关于印发中药品种保护指导原则的通知》的程序申报。

（二）中药保护品种的保护措施

1. 中药一级保护品种的处方组成、工艺制法   在保护期限内由获得《中药保护品种证书》的生产企业和 CFDA 及有关单位和个人负责保密，不得公开。

2. 向国外转让中药一级保护品种的处方组成、工艺制法的规定   应当按照国家有关保密的规定办理。

3. 被批准保护的中药品种 在保护期内限于由获得《中药保护品种证书》的企业生产；但是，对临床用药紧缺的中药保护品种，经 CFDA 批准，由仿制企业所在地的省、自治区、直辖市药品监督管理部门对生产同一中药保护品种的企业发放批准文号。该企业应当付给持有《中药保护品种证书》并转让该中药品种的处方组成、工艺制法的企业合理的使用费，其数额由双方商定；双方不能达成协议的，由 CFDA 裁决。

4. 多家企业生产的中药品种保护 CFDA 批准保护的中药品种如果在批准前是由多家企业生产的，其中未申请《中药保护品种证书》的企业应当自公告发布之日起六个月内向 CFDA 申报，并依照《中药品种保护指导原则》规定提供有关资料，由 CFDA 指定药品检验机构对该申报品种进行同品种的质量检验。CFDA 根据检验结果，可以采取以下措施：对达到国家药品标准的，经征求国家中药生产经营主管部门意见后，补发《中药保护品种证书》；对未达到国家药品标准的，依照药品管理的法律、行政法规的规定撤销该中药品种的批准文号。

5. 生产中药保护品种的企业 应当根据省、自治区、直辖市药品监督管理部门提出的要求，改进生产条件，提高品种质量。

6. 中药保护品种在保护期内向国外申请注册 中药保护品种在保护期内向国外申请注册的，须经 CFDA 批准。

（三）违反《中药品种保护条例》应承担的法律责任

1. 中药一级保护品种处方组成、工艺制法泄密者 造成中药一级保护品种的处方组成、工艺制法泄密的责任人员，由其所在单位或者上级机关给予行政处分；构成犯罪的，依法追究刑事责任。

2. 擅自仿制中药保护品种的 擅自仿制中药保护品种的由县级以上药品监督管理部门以生产假药依法论处。伪造《中药品种保护证书》及有关证明文件进行生产、销售的，由县级以上药品监督管理部门没收其全部有关药品及违法所得，并可处以有关药品正品价格三倍以下罚款。

上述行为构成犯罪的，由司法机关依法追究刑事责任。

3. 当事人对处罚决定不服 该当事人可以依照有关法律、行政法规的规定，申请行政复议或者提起行政诉讼。

4. CFDA 提前终止保护的情况 在保护期内的品种，有下列情形之一的，CFDA 将提前终止保护，收回其保护审批件及证书：①保护品种生产企业的《药品生产许可证》被撤销、吊销或注销的；②保护品种的药品批准文号被撤销或注销的；③申请企业提供虚假的证明文件、资料、样品或者采取其他欺骗手段取得保护审批件及证书的；④保护品种生产企业主动提出终止保护的；⑤累计 2 年不缴纳保护品种年费的；⑥未按照规定完成改进提高工作的；⑦其他不符合法律、法规规定的。

已被终止保护的品种的生产企业，不得再次申请该品种的中药品种保护。

第五节　中药材生产质量管理规范

中药饮片和中成药的基础原料中药材的质量将直接影响中医临床和中成药疗效。新中国成立后，我国中药材生产主要由各级药材公司负责，各级药材公司设有药材生产机构和科研机构，形成了许多药材种植基地。但随着改革开放，各级药材公司的行政管理职能被剥离，成为纯经营性公司，中药材生产基本处于疏于监管的无序发展状态，甚至出现了多地区同时引种同种药材，造成人力、财力、物力的极大浪费。为规范中药材生产，保证其质量，实现中药材标准化，国家药品监督管理局于 2002 年 4 月 17 日颁布了《中药材生产质量管理规范（试行）》（Good Agricultural Practice，以下简称 GAP），并于 2002 年 6 月 1 日正式实施。

一、GAP 概述

（一）GAP 概况

1. 适用范围　GAP 是中药材生产和质量管理的基本准则，适用于中药材生产企业生产中药材（含植物、动物药）的全过程。

2. 原则　生产企业应运用规范化管理和质量监控手段，保护野生药材资源和生态环境，坚持"最大持续产量"原则，即不危害生态环境，可持续生产（采收）最大产量，实现资源的可持续利用。

3. GAP 基本框架　现行的 GAP 共 10 章 57 条，可分为硬件设施和软件管理两部分，基本内容涵盖了中药材生产的全过程，是中药材管理的基本准则。

（二）实施 GAP 的意义

实施 GAP，对中药材生产全过程进行有效的质量控制，是保证中药材质量稳定、可控，保障中医临床用药安全有效的重要措施；有利于中药资源保护和持续利用，促进中药材种植（养殖）的规模化、规范化和产业化发展；为药品监督管理部门进一步加强中药监督管理提供法律保证，同时对促进中药现代化，具有重要意义。

实施 GAP 也是企业的需要。中药材生产、经营企业为了获得来源稳定、质量高、农药残留量少的中药材，强烈要求在产地建立中药材基地，使中药材生产企业有章可循。

二、GAP 的主要内容

（一）产地生态环境

GAP 要求生产企业应按中药材产地适宜性优化原则，因地制宜，合理布局。中药材产地的环境应符合国家相应标准，如空气应符合大气环境质量二级标准；土壤应符合土壤质量二级标准；灌溉水应符合农田灌溉水质量标准；药用动物饮用水应符合生活饮用水质量标准。药用动物养殖企业应满足动物种群对生态因子的需求及与生活、繁殖等相适应的条件。

（二）种质和繁殖材料

GAP 要求企业对养殖、栽培或野生采集的药用动植物，应准确鉴定其物种，包括亚种、变种或品种，记录其中文名及学名。种子、菌种和繁殖材料在生产、储运过程中应实行检验和检疫制度以保证质量和防止病虫害及杂草的传播；防止伪劣种子、菌种和繁殖材料的交易与传播。

对于动物药，应按动物习性进行药用动物的引种及驯化。捕捉和运输时应避免动物机体和精神损伤。引种动物必须严格检疫，并进行一定时间的隔离、观察。

企业应加强中药材良种选育、配种工作，建立良种繁育基地，保护药用动植物种质资源。

（三）栽培与养殖

1. 药用植物栽培管理　GAP要求生产企业应根据药用植物生长发育要求，确定栽培适宜区域，并制定相应的种植规程。根据药用植物的营养特点及土壤的供肥能力，确定施肥种类、时间和数量，施用肥料的种类以有机肥为主，根据不同药用植物物种生长发育的需要有限度地使用化学肥料。允许施用经充分腐熟达到无害化卫生标准的农家肥。禁止施用城市生活垃圾、工业垃圾及医院垃圾和粪便。GAP规定，根据药用植物不同生长发育时期的需水规律及气候条件、土壤水分状况，适时、合理灌溉和排水，保持土壤的良好通气条件。根据药用植物生长发育特性和不同的药用部位，加强田间管理，及时采取打顶、摘蕾、整枝修剪、覆盖遮荫等栽培措施，调控植株生长发育，提高药材产量，保持质量稳定。GAP强调药用植物病虫害的防治应采取综合防治策略。如必须施用农药时，应按照《中华人民共和国农药管理条例》的规定，采用最小有效剂量并选用高效、低毒、低残留农药，以降低农药残留和重金属污染，保护生态环境。

2. 药用动物养殖管理　生产企业应根据药用动物生存环境、食性、行为特点及对环境的适应能力等，确定相应的养殖方式和方法，制定相应的养殖规程和管理制度。GAP根据药用动物的季节活动、昼夜活动规律及不同生长周期和生理特点，科学配制饲料，定时定量投喂。适时适量地补充精料、维生素、矿物质及其他必要的添加剂，不得添加激素、类激素等添加剂。饲料及添加剂应无污染。药用动物养殖应视季节、气温、通气等情况，确定给水的时间及次数。草食动物应尽可能通过多食青绿多汁的饲料补充水分。根据药用动物栖息、行为等特性，建造具有一定空间的固定场所及必要的安全设施。养殖环境应保持清洁卫生，建立消毒制度，并选用适当消毒剂对动物的生活场所、设备等进行定期消毒。加强对进入养殖场所人员的管理。GAP中规定，药用动物的疫病防治，应以预防为主，定期接种疫苗。合理划分养殖区，对群饲药用动物要有适当密度。发现患病动物，应及时隔离。传染病患动物应处死，火化或深埋。根据养殖计划和育种需要，确定动物群的组成与结构，适时周转。GAP中特别强调，禁止将中毒、感染疫病的药用动物加工成中药材。

（四）采收与初加工

GAP指出，野生或半野生药用动植物的采集应坚持"最大持续产量"原则，应有计划地进行野生抚育、轮采与封育，以利生物的繁衍与资源的更新。

根据产品质量及植物单位面积产量或动物养殖数量，并参考传统采收经验等因素确定适宜的采收时间（包括采收期、采收年限）和方法。对于道地药材应按传统方法进行加工。如有改动，应提供充分试验数据，不得影响药材质量。采收机械、器具应保持清洁、无污染，存放在无虫鼠害和禽畜的干燥场所。采收及初加工过程中应尽可能排除非药用部分及异物，特别是杂草及有毒物质，剔除破损、腐烂变质的部分。药用部分采收后，经过拣选、清洗、切制或修整等适宜的加工，需干燥的应采用适宜的方法和技术迅速干燥，并控制温度和湿度，使中药材不受污染，有效成分不被破坏。鲜用药材可采用冷藏、砂藏、罐贮、生物保鲜等适宜的保鲜方法，尽可能不使用保鲜剂和防腐剂。如必须使用时，应符合国家对食品添加剂的有关规定。

与中药材采收与加工有关场地应清洁、通风，具有遮阳、防雨和防鼠、虫及禽畜的设施。

（五）包装、运输与贮藏

1. 包装　包装前应检查并清除劣质品及异物。所使用的包装材料应清洁、干燥、无污染、无破损，并符合药材质量要求。包装应按标准操作规程操作，并有批包装记录并将有关信息记录在每件药材包装上，其内容应包括品名、规格、产地、批号、重量、包装工号、包装日期等，并附有质量合格的标志。

易破碎的药材应使用坚固的箱盒包装；毒性、麻醉性、贵细药材应使用特殊包装，并应贴上相应的标记。

2. 运输 药材批量运输时，不应与其他有毒、有害、易串味物质混装。运载容器应具有较好的通气性，以保持干燥，并应有防潮措施。

3. 存储 药材仓库应通风、干燥、避光，必要时安装空调及除湿设备，并具有防鼠、虫、禽畜的措施。地面应整洁、无缝隙、易清洁。药材应存放在货架上，与墙壁保持足够距离，防止虫蛀、霉变、腐烂、泛油等现象发生，并定期检查。

在应用传统贮藏方法的同时，应注意选用现代贮藏保管新技术、新设备。

（六）质量管理

GAP 要求生产企业应设质量管理部门并明确其主要职责，负责中药材生产全过程的监督管理和质量监控，并应配备与药材生产规模、品种检验要求相适应的人员、场所、仪器和设备。

药材包装前，质量检验部门应对每批药材，按中药材国家标准或经审核批准的中药材标准进行检验。检验项目应至少包括药材性状与鉴别、杂质、水分、灰分与酸不溶性灰分、浸出物、指标性成分或有效成分含量、农药残留量、重金属及微生物限度，以上项目均应符合国家标准和有关规定。不合格的中药材不得出厂和销售。

检验报告应由检验人员、质量检验部门负责人签章。检验报告应存档。

（七）人员和设备

GAP 要求生产企业的技术负责人、质量管理部门负责人应有相关专业大专以上学历及相关实践经验。同时也对中药材生产有关的人员提出具体要求，生产企业应对从事中药材生产的有关人员定期培训与考核。

从事加工、包装、检验人员应定期进行健康检查，患有传染病、皮肤病或外伤性疾病等不得从事直接接触药材的工作。中药材产地应设厕所或盥洗室，排出物不应对环境及产品造成污染。

生产企业生产和检验用的仪器、仪表、量具、衡器等其适用范围和精密度应符合生产和检验的要求，有明显的状态标志，并定期校验。

（八）文件

GAP 要求生产企业应有生产管理、质量管理等标准操作规程。并对每种中药材的生产全过程详细记录，必要时可附照片或图像。记录应包括：种子、菌种和繁殖材料的来源以及生产技术与过程。所有原始记录、生产计划及执行情况、合同及协议书等均应存档，至少保存 5年。档案资料应有专人保管。

三、中药材生产质量管理规范认证

为加强中药材生产的监督管理，规范 GAP 认证工作，根据《药品管理法》及《药品管理实施条例》，国家食品药品监督管理局于 2003 年 9 月 19 日发布了《中药材生产质量管理规范认证管理办法（试行）》和《中药材 GAP 认证检查评定标准》，同年 11 月 1 日，国家食品药品监督管理局正式受理中药材生产企业的 GAP 认证。截至 2014 年 5 月 23 日，我国共认证 GAP 基地 152 个。

2016 年 2 月 3 日，国务院印发《关于取消 13 项国务院部门行政许可事项的决定》（国发〔2016〕10 号），规定取消中药材生产质量管理规范（GAP）认证，此次国务院取消中药材生产质量管理规范（GAP）认证，并非取消 GAP 本身，GAP 从保证中药材质量出发，规范中药材各生产环节以至全过程，以控制药材质量的各种因子，达到药材真实、优质、稳定、可控的目的，是中药材生产和质量管理的基本准则。

取消 GAP 认证，既是简政放权，也是优化监管资源、提高监管效率的重要举措。GAP 认证实施多年，在一定程度上促进了部分中药材的规范化种植，保证了相关中药材的质量，对于实现中药材资源的可持续利用具有积极意义。但与此同时，GAP 认证的非强制性实施性质以及通过 GAP 认证所涉及的中药材总体数量仍旧严重偏少，使得 GAP 认证这一政策未能全面改善中药行业原材料供给的整体质量状况。此次取消中药材 GAP 认证，可认为是中药生产质量管理理念向此靠拢的标志之一，取消 GAP 认证，并不会弱化中药生产企业对于药品质量的责任与义务，反而有利于药品监管部门将有限的资源集中到重要和必不可少的监管环节以提高监管效率和效力。

【课后案例】

"中药品种保护"同品种的保护申请

山西某药业有限公司（甲公司）就其生产的"银杏酮酯滴丸"申请了中药品种保护，后经 CFDA 批准为国家中药品种保护二级保护，取得中药保护品种证书，保护期为 2013 年 5 月 8 日～2020 年 5 月 8 日，CFDA 对该信息进行了公告。江苏某药业公司（乙公司）也拥有"银杏酮酯滴丸"的批准文号，且一直在生产。根据《中药品种保护条例》等有关法律法规的规定，中药保护品种在保护期内只限于由取得保护的企业生产，其他非持有保护证书的企业一律不得仿制和生产。

【思考】

1. 乙公司如想继续生产该品种应该如何操作？

2. 如果乙公司不采取任何措施，继续生产该品种，可能会受到何种处罚？

【思考题】

1. 解释中药材、中药饮片、中成药的含义。

2. 野生药材资源保护的原则是什么？国家重点保护的野生药材物种分哪几级？各举两例。

3. 中药品种保护的适用范围如何？

4. 中药保护品种的等级是如何划分的？

5. 什么是 GAP？为什么要制定 GAP？

NOTE

第十二章　特殊管理药品的监管

【引导案例】

警惕盐酸曲马多成瘾

2006 年 9 月 10 日中央电视台《焦点访谈》栏目播出一期节目，揭露近年来因过量服用盐酸曲马多成瘾而到长春市公安局戒毒所戒除药瘾的青少年越来越多。当初这些青少年服用盐酸曲马多的目的有的是为了提神，有的是为了熬夜的时候不困，还有的竟然是为了减肥。为遏制曲马多滥用，国家食品药品监督管理局于 2007 年将曲马多列入第二类精神药品目录实行特殊管理。

【思考】

你如何看待"吃药吃出了毒瘾"？

第一节　特殊管理药品的滥用与监管

一、特殊管理的药品及其特殊性

麻醉药品、精神药品、医疗用毒性药品和放射性药品在医疗中应用广泛，其中有的药品疗效独特，目前尚无其他药品可以替代。这些药品使用得当，则可以在防治疾病、维护人们健康方面起到积极作用，具有非常大的医疗和科学价值。但是这几类药品的毒副作用也不容忽视，若管理不当，滥用或流入非法渠道，极易危害人体健康，甚至危害社会安全。因此，《药品管理法》第三十五条规定，国家对麻醉药品、精神药品、医疗用毒性药品、放射性药品实行特殊管理。除此之外，国家对易制毒化学品也采取了比较严格的管理措施，在监管方面具有一定的特殊性。

二、特殊管理药品滥用的危害

（一）药物滥用

药物滥用已经在全世界范围内严重危害着人类的健康、社会安定和经济发展，成为当今全球共同面临的重大社会问题之一。药物滥用是指人们反复、大量的使用与医疗目的无关的具有依赖性潜力的药物，是一种有悖于社会常规的非医疗用药。这类药物的欣快作用能使人产生一种松弛和愉快感，一旦产生依赖性，便会不可自制地不断追求药物，以感受药物产生的精神效应，甚至导致精神错乱，并产生一些异常行为，后果极其严重。

（二）特殊管理药品滥用的危害

根据国际公约有关规定，不以医疗为目的、非法使用或滥用的麻醉药品和精神药品属于毒品。我国《刑法》第三百五十七条规定："本法所称毒品，是指鸦片、海洛因、甲基苯丙胺（冰毒）、吗啡、大麻、可卡因以及国家规定管制的其他能够使人形成瘾癖的麻醉药品和精神药品。"毒品有着身体和精神上的双重依赖，促使吸毒者毒瘾加剧，不能自拔，一旦毒瘾发作，就会不择手段去获取毒品，由此带来了严重的危害：①危害个人：现在使用毒品除海洛因、大麻、可卡因外，还有一些精神类药品如三唑仑、安钠咖等，短期大量吸毒，对人体的中枢神经系统有极大的损害，严重者可因呼吸衰竭而死亡；长期大量吸毒会引起慢性中毒，影响到人体的各个系统，出现食欲减退、身体消瘦、意识沉沦、精神恍惚，毒瘾发作，更感到痛不欲生。②危害家庭：毒品对身体的摧残必然导致吸毒者道德沦落，对自己的家庭实现"三光"政策（骗光、偷光、抢光）。即使家有万贯财产，也会在很短时间内化为乌有，最终必将家破人亡。③危害社会：毒品问题是诱发其他刑事犯罪和社会治安问题的温床，吸毒人员以贩养吸、以盗养吸、以抢养吸、以骗养吸、以娼养吸现象严重。贩毒集团常常与恐怖主义集团合作，滥用暴力，且采用腐蚀拉拢手段，威胁政治机构的活力，破坏国民经济的发展。

三、麻醉药品、精神药品的国内外管制概况

（一）麻醉药品、精神药品的国际管制概况

1909 年在上海召开国际禁毒会议并通过了禁毒决议；1912 年在海牙由中、美、日、英、法、德等国共同缔结了《海牙禁止鸦片公约》，该公约共 6 章 25 条，主要内容包括制定法律管制生鸦片，禁止生产、贩卖、吸食熟鸦片，管制吗啡等麻醉药品，规定各国在中国租界禁毒办法；1931 年在日内瓦 54 个国家缔结《限制麻醉药品制造、运销公约》；1961 年 175 个国家在纽约缔结《1961 年麻醉药品单一公约》；1971 年 169 个国家在纽约缔结《1971 年精神药物公约》；1988 年 162 个国家在维也纳缔结《联合国禁止非法贩运麻醉药品和精神药品公约》。

（二）麻醉药品、精神药品的国内管制概况

新中国成立以来，我国先后制定和发布了一系列有关麻醉药品、精神药品管制和禁毒的法令法规，有效地加强了对这几类药品的管理，具体法令法规见表 12-1。

表 12-1 麻醉药品、精神药品管制和禁毒的法令法规

发布时间	规范性文件名称	发布机构
1950.2	关于严禁鸦片烟毒的通令	政务院
1950.11	麻醉药品临时登记处理办法	政务院
1950.11	管理麻醉药品暂行条例及实施细则	卫生部
1952.11	关于抗疲劳类药品管理的通知	卫生部

NOTE

续表

发布时间	规范性文件名称	发布机构
1964.4	管理毒药、限制性剧药暂行规定	卫生部、商业和化工部
1978.9	麻醉药品管理条例	国务院
1979.2	麻醉药品管理条例实施细则	卫生部
1979.6	医疗用毒性药品、限制性剧药管理规定	卫生部、国家医药管理总局
1982.7	关于禁绝鸦片烟毒问题的紧急指示	国务院
1984.9	中华人民共和国药品管理法	全国人大常委会
1987.11	麻醉药品管理办法	国务院
1988.12	精神药品管理办法	国务院
1990.12	关于禁毒的决定	全国人大常委会
2005.8	麻醉药品和精神药品管理条例	国务院
2005.8	易制毒化学品管理条例	国务院
2010.3	药品类易制毒化学品管理办法	卫生部
2012.9	关于加强含麻黄碱类复方制剂管理有关事宜的通知	国家食品药品监督管理局、公安部、卫生部
2013.7	关于进一步加强含可待因复方口服溶液、复方甘草片和复方地芬诺酯片购销管理的通知	国家食品药品监督管理总局
2014.6	关于进一步加强含麻醉药品和曲马多口服复方制剂购销管理的通知	国家食品药品监督管理总局
2015.4	关于加强含可待因复方口服液体制剂管理的通知	国家食品药品监督管理总局、国家卫生计生委
2015.9	非药用类麻醉药品和精神药品列管办法	国家食品药品监督管理总局、公安部、国家卫生计生委、国家禁毒办

第二节　麻醉药品和精神药品的管理

一、麻醉药品和精神药品概述

1. 麻醉药品和精神药品的含义　麻醉药品是指能使整个机体或机体局部暂时、可逆性失去知觉和痛觉的药品，如阿片、吗啡等；精神药品是指直接作用于中枢神经系统，使之兴奋或抑制，连续使用产生依赖性的药品，如哌醋甲酯、巴比妥等。

2. 麻醉药品和精神药品的品种范围　我国法律进行监管的麻醉药品和精神药品是指列入麻醉药品和精神药品目录的药品和其他物质。麻醉药品目录和精神药品目录由国务院药品监督管理部门会同国务院公安部门、国务院卫生主管部门制定、调整并公布。2013 年发布的最新目录中，麻醉药品共 121 种，精神药品共 149 种，其中第一类精神药品 68 种，第二类精神药品 81 种。我国生产并使用的麻醉药品和精神药品品种见表 12-2。

表 12-2 中国生产并使用的麻醉药品和精神药品

品种		品名
麻醉药品品种		可卡因、罂粟浓缩物（包括罂粟果提取物，罂粟果提取物粉）、二氢埃托啡、地芬诺酯、芬太尼、氢可酮、氢吗啡酮、美沙酮、吗啡（包括吗啡阿托品注射液）、阿片（包括复方樟脑酊、阿桔片）、羟考酮、哌替啶、瑞芬太尼、舒芬太尼、蒂巴因、可待因、右丙氧芬、双氢可待因、乙基吗啡、福尔可定、布桂嗪、罂粟壳
精神药品品种	第一类精神药品品种	哌醋甲酯、司可巴比妥、丁丙诺啡、γ-羟丁酸、氯胺酮、马吲哚、三唑仑
	第二类精神药品品种	异戊巴比妥、格鲁米特、喷他佐辛、戊巴比妥、阿普唑仑、巴比妥、氯硝西泮、地西泮、艾司唑仑、氟西泮、劳拉西泮、甲丙氨酯、咪达唑仑、硝西泮、奥沙西泮、匹莫林、苯巴比妥、唑吡坦、丁丙诺啡透皮贴剂、布托啡诺及其注射剂、咖啡因、安钠咖、地佐辛及其注射剂、麦角胺咖啡因片、氨酚氢可酮片、曲马多、扎来普隆

二、麻醉药品和精神药品的管理体制

国务院药品监督管理部门负责全国麻醉药品和精神药品的监督管理工作，并会同国务院农业主管部门对麻醉药品药用原植物实施监督管理。国务院公安部门负责对造成麻醉药品药用原植物、麻醉药品和精神药品流入非法渠道的行为进行查处。

省、自治区、直辖市人民政府药品监督管理部门负责本行政区域内麻醉药品和精神药品的监督管理工作。县级以上地方公安机关负责对本行政区域内造成麻醉药品和精神药品流入非法渠道的行为进行查处。

三、麻醉药品和精神药品的种植、实验研究和生产

国家根据麻醉药品和精神药品的医疗、国家储备和企业生产所需原料的需要确定需求总量，对麻醉药品药用原植物的种植、麻醉药品和精神药品的生产实行总量控制。

（一）麻醉药品药用原植物的种植

国务院药品监督管理部门根据麻醉药品和精神药品的需求总量制定年度生产计划。同时，与国务院农业主管部门根据麻醉药品年度生产计划，制定麻醉药品药用原植物年度种植计划。麻醉药品药用原植物种植企业应当根据年度种植计划种植，并定期向国务院药品监督管理部门和国务院农业主管部门报告种植情况。麻醉药品药用原植物种植企业由国务院药品监督管理部门和国务院农业主管部门共同确定，其他单位和个人不得种植麻醉药品药用原植物。

（二）麻醉药品和精神药品的实验研究

开展麻醉药品和精神药品实验研究活动应当具备下列条件，并经国务院药品监督管理部门批准：①以医疗、科学研究或者教学为目的；②有保证实验所需麻醉药品和精神药品安全的措施和管理制度；③单位及其工作人员2年内没有违反有关禁毒的法律、行政法规规定的行为。

麻醉药品和精神药品的实验研究单位申请相关药品批准证明文件，应当依照药品管理法的规定办理；需要转让研究成果的，应当经国务院药品监督管理部门批准。药品研究单位在普通药品的实验研究过程中，产生法律规定的管制品种的，应当立即停止实验研究活动，并向国务院药品监督管理部门报告。麻醉药品和第一类精神药品的临床试验，不得以健康人为受试对象。

NOTE

（三）麻醉药品和精神药品的生产

1. 定点生产制度　国务院药品监督管理部门应当根据麻醉药品和精神药品的需求总量，确定麻醉药品和精神药品定点生产企业的数量和布局，并根据年度需求总量对数量和布局进行调整、公布。

2. 定点生产企业的审批　麻醉药品和精神药品的定点生产企业应当具备下列条件：①有药品生产许可证；②有麻醉药品和精神药品实验研究批准文件；③有符合规定的麻醉药品和精神药品生产设施、储存条件和相应的安全管理设施；④有通过网络实施企业安全生产管理和向药品监督管理部门报告生产信息的能力；⑤有保证麻醉药品和精神药品安全生产的管理制度；⑥有与麻醉药品和精神药品安全生产要求相适应的管理水平和经营规模；⑦麻醉药品和精神药品生产管理、质量管理部门的人员应当熟悉麻醉药品和精神药品管理以及有关禁毒的法律、行政法规；⑧没有生产、销售假药、劣药或者违反有关禁毒的法律、行政法规规定的行为；⑨符合国务院药品监督管理部门公布的麻醉药品和精神药品定点生产企业数量和布局的要求。

从事麻醉药品、第一类精神药品生产以及第二类精神药品原料药生产的企业，应当经所在地省、自治区、直辖市人民政府药品监督管理部门初步审查，由国务院药品监督管理部门批准；从事第二类精神药品制剂生产的企业，应当经所在地省级药品监督管理部门批准。

3. 生产管理　定点生产企业生产麻醉药品和精神药品，应当依照药品管理法的规定取得药品批准文号。国务院药品监督管理部门应当组织医学、药学、社会学、伦理学和禁毒等方面的专家成立专家组，由专家组对申请首次上市的麻醉药品和精神药品的社会危害性和被滥用的可能性进行评价，并提出是否批准的建议。未取得药品批准文号的，不得生产麻醉药品和精神药品。经批准定点生产的麻醉药品、第一类精神药品和第二类精神药品原料药不得委托加工。第二类精神药品制剂可以委托加工。

定点生产企业应当依照规定将麻醉药品和精神药品销售给具有麻醉药品和精神药品经营资格的企业或者依照条例规定批准的其他单位。定点生产企业的销售管理参见《麻醉药品和精神药品生产管理办法（试行）》的相关规定。麻醉药品和精神药品的标签应当印有国务院药品监督管理部门规定的标志。

四、麻醉药品和精神药品的经营

（一）定点经营制度

国家对麻醉药品和精神药品实行定点经营制度。国务院药品监督管理部门应当根据麻醉药品和第一类精神药品的需求总量，确定麻醉药品和第一类精神药品的定点批发企业布局，并应当根据年度需求总量对布局进行调整、公布。药品经营企业不得经营麻醉药品原料药和第一类精神药品原料药。但是，供医疗、科学研究、教学使用的小包装的上述药品可以由国务院药品监督管理部门规定的药品批发企业经营。

（二）定点经营企业的审批

麻醉药品和精神药品定点批发企业除应当具备药品管理法第十五条规定的药品经营企业的开办条件外，还应当具备下列条件：①有符合规定的麻醉药品和精神药品储存条件；②有通过网络实施企业安全管理和向药品监督管理部门报告经营信息的能力；③单位及其工作人员 2 年内没有违反有关禁毒的法律、行政法规规定的行为；④符合国务院药品监督管理部门公布的定点批发企业布局。

麻醉药品和第一类精神药品的定点批发企业，还应当具有保证供应责任区域内医疗机构所需麻醉药品和第一类精神药品的能力，并具有保证麻醉药品和第一类精神药品安全经营的管理制度。

（三）全国性、区域性批发企业的审批和供药责任区域

1. 全国性、区域性批发企业的审批　跨省、自治区、直辖市从事麻醉药品和第一类精神药品批发业务的企业（全国性批发企业），应当经国务院药品监督管理部门批准；在本省、自治区、直辖市行政区域内从事麻醉药品和第一类精神药品批发业务的企业（区域性批发企业），应当经所在地省、自治区、直辖市人民政府药品监督管理部门批准。专门从事第二类精神药品批发业务的企业，应当经所在地省、自治区、直辖市人民政府药品监督管理部门批准。全国性批发企业和区域性批发企业可以从事第二类精神药品批发业务。

2. 全国性、区域性批发企业供药责任区域　全国性批发企业可以向区域性批发企业，或者经批准可以向取得麻醉药品和第一类精神药品使用资格的医疗机构以及依照规定批准的其他单位销售麻醉药品和第一类精神药品。全国性批发企业向取得麻醉药品和第一类精神药品使用资格的医疗机构销售麻醉药品和第一类精神药品，应当经医疗机构所在地省、自治区、直辖市人民政府药品监督管理部门批准。国务院药品监督管理部门在批准全国性批发企业时，应当明确其所承担供药责任的区域。

区域性批发企业可以向本省、自治区、直辖市行政区域内取得麻醉药品和第一类精神药品使用资格的医疗机构销售麻醉药品和第一类精神药品。由于特殊地理位置的原因，需要就近向其他省、自治区、直辖市行政区域内取得麻醉药品和第一类精神药品使用资格的医疗机构销售的，应当经企业所在地省、自治区、直辖市人民政府药品监督管理部门批准。区域性批发企业之间因医疗急需、运输困难等特殊情况需要调剂麻醉药品和第一类精神药品的，应当在调剂后 2 日内将调剂情况分别报所在地省、自治区、直辖市人民政府药品监督管理部门备案。

第二类精神药品定点批发企业可以向医疗机构、定点批发企业和符合规定的药品零售企业以及依照规定批准的其他单位销售第二类精神药品。

（四）购药渠道及供药方式

1. 购药渠道　药品生产企业需要以麻醉药品和第一类精神药品为原料生产普通药品的，应当向所在地省、自治区、直辖市人民政府药品监督管理部门报送年度需求计划，由省、自治区、直辖市人民政府药品监督管理部门汇总报国务院药品监督管理部门批准后，向定点生产企业购买。药品生产企业需要以第二类精神药品为原料生产普通药品的，应当将年度需求计划报所在地省、自治区、直辖市人民政府药品监督管理部门，并向定点批发企业或者定点生产企业购买。

全国性批发企业应当从定点生产企业购进麻醉药品和第一类精神药品。区域性批发企业可以从全国性批发企业购进麻醉药品和第一类精神药品；经所在地省、自治区、直辖市人民政府药品监督管理部门批准，也可以从定点生产企业购进麻醉药品和第一类精神药品。

2. 供药方式　全国性批发企业和区域性批发企业向医疗机构销售麻醉药品和第一类精神药品，应当将药品送至医疗机构。医疗机构不得自行提货。

（五）零售规定

麻醉药品和第一类精神药品不得零售。禁止使用现金进行麻醉药品和精神药品交易，但是个人合法购买麻醉药品和精神药品的除外。经所在地设区的市级药品监督管理部门批准，实行统一进货、统一配送、统一管理的药品零售连锁企业可以从事第二类精神药品零售业务。第二类精神药品零售企业应当凭执业医师出具的处方，按规定剂量销售第二类精神药品，并将处方保存2年备查；禁止超剂量或者无处方销售第二类精神药品；不得向未成年人销售第二类精神药品。

五、麻醉药品和精神药品的使用

（一）《麻醉药品、第一类精神药品购用印鉴卡》管理

医疗机构需要使用麻醉药品和第一类精神药品的，应当经所在地设区的市级人民政府卫生主管部门批准，取得麻醉药品、第一类精神药品购用印鉴卡（以下称印鉴卡）。医疗机构应当凭印鉴卡向本省、自治区、直辖市行政区域内的定点批发企业购买麻醉药品和第一类精神药品。设区的市级人民政府卫生主管部门发给医疗机构印鉴卡时，应当将取得印鉴卡的医疗机构情况抄送所在地设区的市级药品监督管理部门，并报省、自治区、直辖市人民政府卫生主管部门备案。省、自治区、直辖市人民政府卫生主管部门应当将取得印鉴卡的医疗机构名单向本行政区域内的定点批发企业通报。医疗机构取得印鉴卡应当具备下列条件：①有专职的麻醉药品和第一类精神药品管理人员；②有获得麻醉药品和第一类精神药品处方资格的执业医师；③有保证麻醉药品和第一类精神药品安全储存的设施和管理制度。《印鉴卡》有效期为三年。《印鉴卡》有效期满前三个月，医疗机构应当向市级卫生行政部门重新提出申请。

（二）处方医师资格和处方注意事项

医疗机构应当按照国务院卫生主管部门的规定，对本单位执业医师进行有关麻醉药品和精神药品使用知识的培训、考核，经考核合格的，授予麻醉药品和第一类精神药品处方资格。执业医师取得麻醉药品和第一类精神药品的处方资格后，方可在本医疗机构开具麻醉药品和第一类精神药品处方，但不得为自己开具该种处方。

医疗机构应当将具有麻醉药品和第一类精神药品处方资格的执业医师名单及其变更情况，定期报送所在地设区的市级人民政府卫生主管部门，并抄送同级药品监督管理部门。执业医师应当使用专用处方开具麻醉药品和精神药品，单张处方的最大用量应当符合国务院卫生主管部门的规定。对麻醉药品和第一类精神药品处方，处方的调配人、核对人应当仔细核对，签署姓名，并予以登记；对不符合本条例规定的，处方的调配人、核对人应当拒绝发药。麻醉药品和精神药品专用处方的格式由国务院卫生主管部门规定。医疗机构应当对麻醉药品和精神药品处方进行专册登记，加强管理。麻醉药品处方至少保存3年，精神药品处方至少保存2年。

（三）医疗机构借用及配制麻醉药品、精神药品制剂的规定

医疗机构抢救病人急需麻醉药品和第一类精神药品而本医疗机构无法提供时，可以从其他医疗机构或者定点批发企业紧急借用；抢救工作结束后，应当及时将借用情况报所在地设区的市级药品监督管理部门和卫生主管部门备案。

对临床需要而市场无供应的麻醉药品和精神药品，持有医疗机构制剂许可证和印鉴卡的医疗机构需要配制制剂的，应当经所在地省、自治区、直辖市人民政府药品监督管理部门批准。医疗机构配制的麻醉药品和精神药品制剂只能在本医疗机构使用，不得对外销售。

（四）个人携带麻醉药品、精神药品的规定

因治疗疾病需要，个人凭医疗机构出具的医疗诊断书、本人身份证明，可以携带单张处方最大用量以内的麻醉药品和第一类精神药品；携带麻醉药品和第一类精神药品出入境的，由海关根据自用、合理的原则放行。

医务人员为了医疗需要携带少量麻醉药品和精神药品出入境的，应当持有省级以上人民政府药品监督管理部门发放的携带麻醉药品和精神药品证明。海关凭携带麻醉药品和精神药品证明放行。

六、麻醉药品和精神药品的储存和运输

（一）麻醉药品和精神药品的储存

1. 专库的要求　麻醉药品药用原植物种植企业、定点生产企业、全国性批发企业和区域性批发企业以及国家设立的麻醉药品储存单位，应当设置储存麻醉药品和第一类精神药品的专库。该专库应当符合下列要求：①安装专用防盗门，实行双人双锁管理；②具有相应的防火设施；③具有监控设施和报警装置，报警装置应当与公安机关报警系统联网。

2. 储存管理制度　麻醉药品和第一类精神药品的使用单位应当设立专库或者专柜储存麻醉药品和第一类精神药品。专库应当设有防盗设施并安装报警装置；专柜应当使用保险柜。专库和专柜应当实行双人双锁管理。

麻醉药品药用原植物种植企业、定点生产企业、全国性批发企业和区域性批发企业、国家设立的麻醉药品储存单位以及麻醉药品和第一类精神药品的使用单位，应当配备专人负责管理工作，并建立储存麻醉药品和第一类精神药品的专用账册。药品入库双人验收，出库双人复核，做到账物相符。专用账册的保存期限应当自药品有效期期满之日起不少于 5 年。

第二类精神药品经营企业应当在药品库房中设立独立的专库或者专柜储存第二类精神药品，并建立专用账册，实行专人管理。专用账册的保存期限应当自药品有效期期满之日起不少于 5 年。

（二）麻醉药品和精神药品的运输

1. 运输管理　托运、承运和自行运输麻醉药品和精神药品的，应当采取安全保障措施，防止麻醉药品和精神药品在运输过程中被盗、被抢、丢失。通过铁路运输麻醉药品和第一类精神药品的，应当使用集装箱或者铁路行李车运输。没有铁路需要通过公路或者水路运输麻醉药品和第一类精神药品的，应当由专人负责押运。托运或者自行运输麻醉药品和第一类精神药品的单位，应当向所在地省、自治区、直辖市人民政府药品监督管理部门申请领取运输证明。运输证明有效期为 1 年。运输证明应当由专人保管，不得涂改、转让、转借。托运人办理麻醉药品和第一类精神药品运输手续，应当将运输证明副本交付承运人。承运人应当查验、收存运输证明副本，并检查货物包装。没有运输证明或者货物包装不符合规定的，承运人不得承运。承运人在运输过程中应当携带运输证明副本，以备查验。

2. 邮寄的要求　邮寄麻醉药品和精神药品，寄件人应当提交所在地省、自治区、直辖市

人民政府药品监督管理部门出具的准予邮寄证明。邮政营业机构应当查验、收存准予邮寄证明；没有准予邮寄证明的，邮政营业机构不得收寄。省、自治区、直辖市邮政主管部门指定符合安全保障条件的邮政营业机构负责收寄麻醉药品和精神药品。邮政营业机构收寄麻醉药品和精神药品，应当依法对收寄的麻醉药品和精神药品予以查验。

3. 企业间药品运输的信息管理　定点生产企业、全国性批发企业和区域性批发企业之间运输麻醉药品、第一类精神药品，发货人在发货前应当向所在地省、自治区、直辖市人民政府药品监督管理部门报送本次运输的相关信息。属于跨省、自治区、直辖市运输的，收到信息的药品监督管理部门应当向收货人所在地的同级药品监督管理部门通报；属于在本省、自治区、直辖市行政区域内运输的，收到信息的药品监督管理部门应当向收货人所在地设区的市级药品监督管理部门通报。

七、麻醉药品和精神药品审批程序和监督管理

（一）麻醉药品和精神药品的审批程序

申请人提出规定的审批事项申请，应当提交能够证明其符合规定条件的相关资料。审批部门应当自收到申请之日起 40 日内做出是否批准的决定；做出批准决定的，发给许可证明文件或者在相关许可证明文件上加注许可事项；做出不予批准决定的，应当书面说明理由。确定定点生产企业和定点批发企业，审批部门应当在经审查符合条件的企业中，根据布局的要求，通过公平竞争的方式初步确定定点生产企业和定点批发企业，并予公布。其他符合条件的企业可以自公布之日起 10 日内向审批部门提出异议。审批部门应当自收到异议之日起 20 日内对异议进行审查，并做出是否调整的决定。

（二）麻醉药品和精神药品的监督管理

省级以上人民政府药品监督管理部门根据实际情况建立监控信息网络，对定点生产企业、定点批发企业和使用单位的麻醉药品和精神药品生产、进货、销售、库存、使用的数量以及流向实行实时监控，并与同级公安机关做到信息共享。尚未连接监控信息网络的麻醉药品和精神药品定点生产企业、定点批发企业和使用单位，应当每月通过电子信息、传真、书面等方式，将本单位麻醉药品和精神药品生产、进货、销售、库存、使用的数量以及流向，报所在地设区的市级药品监督管理部门和公安机关；医疗机构还应当报所在地设区的市级人民政府卫生主管部门。对已经发生滥用，造成严重社会危害的麻醉药品和精神药品品种，国务院药品监督管理部门应当采取在一定期限内中止生产、经营、使用或者限定其使用范围和用途等措施。对不再作为药品使用的麻醉药品和精神药品，国务院药品监督管理部门应当撤销其药品批准文号和药品标准，并予以公布。药品监督管理部门、卫生主管部门发现生产、经营企业和使用单位的麻醉药品和精神药品管理存在安全隐患时，应当责令其立即排除或者限期排除；对有证据证明可能流入非法渠道的，应当及时采取查封、扣押的行政强制措施，在 7 日内做出行政处理决定，并通报同级公安机关。药品监督管理部门发现取得印鉴卡的医疗机构未依照规定购买麻醉药品和第一类精神药品时，应当及时通报同级卫生主管部门。

麻醉药品和精神药品的生产、经营企业和使用单位对过期、损坏的麻醉药品和精神药品应当登记造册，并向所在地县级药品监督管理部门申请销毁。药品监督管理部门应当自接到申请之日起 5 日内到场监督销毁。医疗机构对存放在本单位的过期、损坏麻醉药品和精神药品，应

当按照规定的程序向卫生主管部门提出申请，由卫生主管部门负责监督销毁。对依法收缴的麻醉药品和精神药品，除经国务院药品监督管理部门或者国务院公安部门批准用于科学研究外，应当依照国家有关规定予以销毁。县级以上人民政府卫生主管部门应当对执业医师开具麻醉药品和精神药品处方的情况进行监督检查。

药品监督管理部门、卫生主管部门和公安机关应当互相通报麻醉药品和精神药品生产、经营企业和使用单位的名单以及其他管理信息。各级药品监督管理部门应当将在麻醉药品药用原植物的种植以及麻醉药品和精神药品的实验研究、生产、经营、使用、储存、运输等各环节的管理中的审批、撤销等事项通报同级公安机关。麻醉药品和精神药品的经营企业、使用单位报送各级药品监督管理部门的备案事项，应当同时报送同级公安机关。

发生麻醉药品和精神药品被盗、被抢、丢失或者其他流入非法渠道的情形的，案发单位应当立即采取必要的控制措施，同时报告所在地县级公安机关和药品监督管理部门。医疗机构发生上述情形的，还应当报告其主管部门。

八、违反麻醉药品和精神药品管理规定的法律责任

（一）药品监督管理部门、卫生主管部门违反条例应当承担的法律责任

药品监督管理部门、卫生主管部门违反规定，有下列情形之一的，由其上级行政机关或者监察机关责令改正；情节严重的，对直接负责的主管人员和其他直接责任人员依法给予行政处分；构成犯罪的，依法追究刑事责任：①对不符合条件的申请人准予行政许可或者超越法定职权做出准予行政许可决定的；②未到场监督销毁过期、损坏的麻醉药品和精神药品的；③未依法履行监督检查职责，应当发现而未发现违法行为、发现违法行为不及时查处，或者未依照本条例规定的程序实施监督检查的；④违反条例规定的其他失职、渎职行为。

（二）麻醉药品药用原植物种植企业违反规定应当承担的法律责任

麻醉药品药用原植物种植企业违反规定，有下列情形之一的，由药品监督管理部门责令限期改正，给予警告；逾期不改正的，处 5 万元以上 10 万元以下的罚款；情节严重的，取消其种植资格：①未依照麻醉药品药用原植物年度种植计划进行种植的；②未依照规定报告种植情况的；③未依照规定储存麻醉药品的。

（三）定点生产企业违反规定应当承担的法律责任

定点生产企业违反规定，有下列情形之一的，由药品监督管理部门责令限期改正，给予警告，并没收违法所得和违法销售的药品；逾期不改正的，责令停产，并处 5 万元以上 10 万元以下的罚款；情节严重的，取消其定点生产资格：①未按照麻醉药品和精神药品年度生产计划安排生产的；②未依照规定向药品监督管理部门报告生产情况的；③未依照规定储存麻醉药品和精神药品，或者未依照规定建立、保存专用账册的；④未依照规定销售麻醉药品和精神药品的；⑤未依照规定销毁麻醉药品和精神药品的。

（四）定点批发企业违反规定应当承担的法律责任

定点批发企业违反规定销售麻醉药品和精神药品，或者违反规定经营麻醉药品原料药和第一类精神药品原料药的，由药品监督管理部门责令限期改正，给予警告，并没收违法所得和违法销售的药品；逾期不改正的，责令停业，并处违法销售药品货值金额 2 倍以上 5 倍以下的罚

款；情节严重的，取消其定点批发资格。

定点批发企业违反规定，有下列情形之一的，由药品监督管理部门责令限期改正，给予警告；逾期不改正的，责令停业，并处 2 万元以上 5 万元以下的罚款；情节严重的，取消其定点批发资格：①未依照规定购进麻醉药品和第一类精神药品的；②未保证供药责任区域内的麻醉药品和第一类精神药品的供应的；③未对医疗机构履行送货义务的；④未依照规定报告麻醉药品和精神药品的进货、销售、库存数量以及流向的；⑤未依照规定储存麻醉药品和精神药品，或者未依照规定建立、保存专用账册的；⑥未依照规定销毁麻醉药品和精神药品的；⑦区域性批发企业之间违反本条例的规定调剂麻醉药品和第一类精神药品，或者因特殊情况调剂麻醉药品和第一类精神药品后未依照规定备案的。

（五）第二类精神药品零售企业违反规定应当承担的法律责任

第二类精神药品零售企业违反规定储存、销售或者销毁第二类精神药品的，由药品监督管理部门责令限期改正，给予警告，并没收违法所得和违法销售的药品；逾期不改正的，责令停业，并处 5000 元以上 2 万元以下的罚款；情节严重的，取消其第二类精神药品零售资格。

（六）取得印鉴卡的医疗机构违反规定应当承担的法律责任

取得印鉴卡的医疗机构违反条例的规定，有下列情形之一的，由设区的市级人民政府卫生主管部门责令限期改正，给予警告；逾期不改正的，处 5000 元以上 1 万元以下的罚款；情节严重的，吊销其印鉴卡；对直接负责的主管人员和其他直接责任人员，依法给予降级、撤职、开除的处分：①未依照规定购买、储存麻醉药品和第一类精神药品的；②未依照规定保存麻醉药品和精神药品专用处方，或者未依照规定进行处方专册登记的；③未依照规定报告麻醉药品和精神药品的进货、库存、使用数量的；④紧急借用麻醉药品和第一类精神药品后未备案的；⑤未依照规定销毁麻醉药品和精神药品的。

（七）处方开具人、调配人、核对人违反规定应当承担的法律责任

具有麻醉药品和第一类精神药品处方资格的执业医师，违反条例的规定开具麻醉药品和第一类精神药品处方，或者未按照临床应用指导原则的要求使用麻醉药品和第一类精神药品的，由其所在医疗机构取消其麻醉药品和第一类精神药品处方资格；造成严重后果的，由原发证部门吊销其执业证书。执业医师未按照临床应用指导原则的要求使用第二类精神药品或者未使用专用处方开具第二类精神药品，造成严重后果的，由原发证部门吊销其执业证书。

未取得麻醉药品和第一类精神药品处方资格的执业医师擅自开具麻醉药品和第一类精神药品处方，由县级以上人民政府卫生主管部门给予警告，暂停其执业活动；造成严重后果的，吊销其执业证书；构成犯罪的，依法追究刑事责任。

处方的调配人、核对人违反条例的规定未对麻醉药品和第一类精神药品处方进行核对，造成严重后果的，由原发证部门吊销其执业证书。

（八）违反规定运输、邮寄麻醉药品和精神药品应当承担的法律责任

违反规定运输麻醉药品和精神药品的，由药品监督管理部门和运输管理部门依照各自职责，责令改正，给予警告，处 2 万元以上 5 万元以下的罚款。收寄麻醉药品、精神药品的邮政营业机构未依照本条例的规定办理邮寄手续的，由邮政主管部门责令改正，给予警告；造成麻

醉药品、精神药品邮件丢失的，依照邮政法律、行政法规的规定处理。

（九）采用不正当手段取得实验研究、生产、经营、使用资格应当承担的法律责任

提供虚假材料、隐瞒有关情况，或者采取其他欺骗手段取得麻醉药品和精神药品的实验研究、生产、经营、使用资格的，由原审批部门撤销其已取得的资格，5年内不得提出有关麻醉药品和精神药品的申请；情节严重的，处1万元以上3万元以下的罚款，有药品生产许可证、药品经营许可证、医疗机构执业许可证的，依法吊销其许可证明文件。

（十）药品研究单位实验研究过程违反规定应当承担的法律责任

药品研究单位在普通药品的实验研究和研制过程中，产生条例规定管制的麻醉药品和精神药品，未依照本条例的规定报告的，由药品监督管理部门责令改正，给予警告，没收违法药品；拒不改正的，责令停止实验研究和研制活动。

（十一）以健康人为受试对象应当承担的法律责任

药物临床试验机构以健康人为麻醉药品和第一类精神药品临床试验的受试对象的，由药品监督管理部门责令停止违法行为，给予警告；情节严重的，取消其药物临床试验机构的资格；构成犯罪的，依法追究刑事责任。对受试对象造成损害的，药物临床试验机构依法承担治疗和赔偿责任。

（十二）生产、销售假劣麻醉药品和精神药品应当承担的法律责任

定点生产企业、定点批发企业和第二类精神药品零售企业生产、销售假劣麻醉药品和精神药品的，由药品监督管理部门取消其定点生产资格、定点批发资格或者第二类精神药品零售资格，并依照药品管理法的有关规定予以处罚。

（十三）使用现金交易应当承担的法律责任

定点生产企业、定点批发企业和其他单位使用现金进行麻醉药品和精神药品交易的，由药品监督管理部门责令改正，给予警告，没收违法交易的药品，并处5万元以上10万元以下的罚款。

（十四）被盗、被抢、丢失案件的单位应当承担的法律责任

发生麻醉药品和精神药品被盗、被抢、丢失案件的单位，违反本条例的规定未采取必要的控制措施或者未依照本条例的规定报告的，由药品监督管理部门和卫生主管部门依照各自职责，责令改正，给予警告；情节严重的，处5000元以上1万元以下的罚款；有上级主管部门的，由其上级主管部门对直接负责的主管人员和其他直接责任人员，依法给予降级、撤职的处分。

（十五）倒卖、转让、出租、出借、涂改许可证明文件应当承担的法律责任

依法取得麻醉药品药用原植物种植或者麻醉药品和精神药品实验研究、生产、经营、使用、运输等资格的单位，倒卖、转让、出租、出借、涂改其麻醉药品和精神药品许可证明文件的，由原审批部门吊销相应许可证明文件，没收违法所得；情节严重的，处违法所得2倍以上5倍以下的罚款；没有违法所得的，处2万元以上5万元以下的罚款；构成犯罪的，依法追究刑事责任。

（十六）致使麻醉药品和精神药品流入非法渠道应当承担的法律责任

违反规定致使麻醉药品和精神药品流入非法渠道造成危害，构成犯罪的，依法追究刑事责任；尚不构成犯罪的，由县级以上公安机关处5万元以上10万元以下的罚款；有违法所得的，

没收违法所得；情节严重的，处违法所得 2 倍以上 5 倍以下的罚款；由原发证部门吊销其药品生产、经营和使用许可证明文件。

第三节 医疗用毒性药品和放射性药品的管理

一、医疗用毒性药品的管理

（一）医疗用毒性药品的概述

为加强医疗用毒性药品的管理，防止中毒或死亡事故的发生，国务院于 1988 年 12 月 27 日发布《医疗用毒性药品管理办法》，该管理办法共 14 条。为加强对 A 型肉毒毒素的监督管理，2008 年 7 月卫生部、国家食品药品监督管理局发布了《关于将 A 型肉毒毒素列入毒性药品管理的通知》，决定将 A 型肉毒毒素及其制剂列入毒性药品管理。

医疗用毒性药品（以下简称"毒性药品"），系指毒性剧烈、治疗剂量与中毒剂量相近、使用不当会致人中毒或死亡的药品。我国毒性药品有中药和西药两大类，其中毒性中药品种 27 种，毒性西药品种 11 种，具体见表 12-3。

表 12-3 我国医疗用毒性药品

品种	品名
毒性中药品种	砒石（红砒、白砒）、砒霜、水银、生马前子、生川乌、生草乌、生白附子、生附子、生半夏、生南星、生巴豆、斑蝥、青娘虫、红娘虫、生甘遂、生狼毒、生藤黄、生千金子、生天仙子、闹羊花、雪上一枝蒿、白降丹、蟾酥、洋金花、红粉（红升丹）、轻粉、雄黄
毒性西药品种（仅指原料，不包括制剂）	去乙酰毛花苷 C、阿托品、洋地黄毒苷、氢溴酸后马托品、三氧化二砷、毛果芸香碱、升汞、水杨酸毒扁豆碱、亚砷酸钾、氢溴酸东莨菪碱、士的宁

（二）医疗用毒性药品的生产、收购、经营与使用管理

1. 医疗用毒性药品生产 医疗用毒性药品年度生产、收购、供应和配制计划，由省、自治区、直辖市医药管理部门根据医疗需要制定，经省、自治区、直辖市卫生行政部门审核后，由医药管理部门下达给指定的毒性药品生产、收购、供应单位，并抄报国家卫计委、CFDA 和国家中医药管理局。生产单位不得擅自改变生产计划自行销售。

药厂必须由医药专业人员负责生产、配制和质量检验，并建立严格的管理制度，严防与其他药品混杂。每次配料，必须经 2 人以上复核无误，并详细记录每次生产所用原料和成品数，经手人要签字备查。所有工具、容器要处理干净，以防污染其他药品。标示量要准确无误，包装容器要有毒药标志。

凡加工炮制毒性中药，必须按照《中国药典》，或者省、自治区、直辖市药品监督管理部门制定的《炮制规范》的规定进行。生产毒性药品及其制剂，必须严格执行生产工艺操作规程，在本单位药品检验人员的监督下准确投料，并建立完整的生产记录，保存五年备查。在生产毒性药品过程中产生的废弃物必须妥善处理，不得污染环境。

2. 医疗用毒性药品的收购与经营 药品经营企业（含医疗机构药房）要严格按照 GSP 或

相关规定的要求，毒性药品应专柜加锁并由专人保管，做到双人、双锁、专账记录。必须建立健全保管、验收、领发、核对等制度，严防收假、发错，严禁与其他药品混杂。

药品零售企业供应毒性药品，须凭盖有医生所在医疗机构公章的处方。医疗机构供应和调配毒性药品，须凭医生签名的处方。每次处方剂量不得超过 2 日极量。

科研和教学单位所需的毒性药品，必须持本单位的证明信，经所在地县级以上药品监督管理部门批准后，供应单位方能发售。

3. 医疗用毒性药品的使用 医疗单位供应和调配毒性药品，凭医生签名的正式处方。药店供应和调配毒性药品，凭盖有医生所在的医疗单位公章的正式处方。每次处方剂量不得超过 2 日极量。调配中药处方时，必须认真负责、计量准确。按医嘱注明要求，并由配方人员及中药师以上技术职称的复核人员签名盖章后方可发出。对处方未注明"生用"的毒性中药，应当付炮制品。如发现处方有疑问时，须经原处方医生重新审定后再进行调配，处方一次有效，发药后处方保存 2 年备查。

科研和教学单位所需的毒性药品，必须持单位的证明信，经所在地的县以上药品监督管理部门批准后，供应部门方能发售。群众自配民间单、秘、验方需用毒性中药，购买时要持有本单位或者城市街道办事处、乡（镇）人民政府的证明信，供应部门方可发售，每次购用量不得超过 2 日极量。

二、放射性药品的管理

（一）放射性药品概述

1. 放射性药品的定义 为了加强放射性药品的管理，根据《药品管理法》的有关规定，国务院于 1989 年 1 月发布了《放射性药品管理办法》，共 7 章 31 条。该办法对放射性药品的研制、生产、经营、使用及运输等做了具体规定。

放射性药品是指用于临床诊断或者治疗的放射性核素制剂或者其标记药物。包括裂变制品、堆照制品、加速器制品、放射性同位素发生器及其配套药盒、放射免疫分析药盒等。

2. 放射性药品的分类 按核素分类：一类是放射性核素本身即是药物的主要组成部分，如 ^{131}I、^{125}I 等，是利用其本身的生理、生化或理化特性以达到诊断或治疗的目的；另一类是利用放射性核素标记的药物如 ^{131}I– 邻碘马尿酸钠，其示踪作用是通过被标记物本身的代谢过程来体现的。

按医疗用途分类：放射药品主要用于诊断治疗，即利用放射性药品对人体各脏器进行功能、代谢的检查以及动态或静态的体外显像，如甲状腺吸 ^{131}I 试验、^{131}I– 邻碘马尿酸钠肾图及甲状腺、脑、肝、肾显像等；少量用于治疗，如 ^{131}I 治疗甲亢，^{32}P、^{90}Sr 敷贴治疗皮肤病等。

《中国药典》2015 年版收载的放射性药品共计 30 种。

（二）放射性药品的生产、经营和进出口、使用管理

1. 放射性药品的生产、经营 放射性药品生产、经营企业，必须向国防科学技术工业委员会报送年度生产、经营计划，并抄报国家卫计委。国家根据需要，对放射性药品实行合理布局，定点生产。申请开办放射性药品生产、经营的企业，应征得国防科学技术工业委员会的同意后，方可按有关规定办理筹建手续。

开办放射性药品生产、经营企业，必须具备《药品管理法》第五条规定的条件，符合国家

NOTE

的放射卫生防护基本标准，并履行环境影响报告的审批手续，经国防科学技术工业委员会审查同意，CFDA 审核批准后，由所在省、自治区、直辖市食品药品监督管理局发给《放射性药品生产许可证》《放射性药品经营许可证》。无许可证的生产、经营企业，一律不准生产、销售放射性药品。

放射性药品生产企业生产已有国家标准的放射性药品，必须经 CFDA 征求国防科学技术工业委员会意见后审核批准，并发给批准文号。凡是改变 CFDA 已批准的生产工艺路线和药品标准的，生产单位必须按原报批程序经 CFDA 批准后方能生产。

放射性药品生产、经营企业，必须配备与生产、经营放射性药品相适应的专业技术人员，具有安全、防护和废气、废物、废水处理等设施，并建立严格的质量管理制度。

放射性药品生产、经营企业，必须建立质量检验机构，严格实行生产全过程的质量控制和检验。经 CFDA 审核批准的含有短半衰期放射性核素的药品，可以边检验边出厂，但发现质量不符合国家药品标准时，该药品的生产企业应当立即停止生产、销售，并立即通知使用单位停止使用，同时报告 CFDA 和国防科学技术工业委员会。

放射性药品的生产、供销业务由国防科学技术工业委员会统一管理。放射性药品的生产、经营单位和医疗单位凭省、自治区、直辖市食品药品监督管理局发给的《放射性药品生产许可证》《放射性药品经营许可证》，医疗单位凭省、自治区、直辖市公安、环保和卫生行政部门联合发给的《放射性药品使用许可证》，申请办理订货。

2. 放射性药品的进出口　放射性药品的进口业务，由对外经济贸易部指定的单位，按照国家有关对外贸易的规定办理。进出口放射性药品，应当报 CFDA 审批同意后，方得办理进出口手续。进口的放射性药品品种，必须符合我国的药品标准或者其他药用要求。进口放射性药品，必须经中国食品药品检定研究院或者 CFDA 授权的药品检验所抽样检验；检验合格的，方准进口。

对于经 CFDA 审核批准的短半衰期放射性核素的药品，在保证安全使用的情况下，可以采取边进口检验，边投入使用的办法。进口检验单位发现药品质量不符合要求时，应当立即通知使用单位停止使用，并报告国家食品药品监督管理总局和国防科学技术工业委员会。

3. 放射性药品的使用　医疗单位设置核医学科、室（同位素室），必须配备与其医疗任务相适应的并经核医学技术培训的技术人员。

医疗单位所在地省、自治区、直辖市的公安、环保和卫生行政部门，应当根据医疗单位核医疗技术人员的水平、设备条件，核发相应等级的《放射性药品使用许可证》，无许可证的医疗单位不得临床使用放射性药品。持有《放射性药品使用许可证》的医疗单位，在研究配制放射性制剂并进行临床验证前，应当根据放射性药品的特点，提出该制剂的药理、毒性等资料，由省、自治区、直辖市卫生行政部门批准，并报国家卫计委备案。该制剂只限本单位内使用。

持有《放射性药品使用许可证》的医疗单位，必须负责对使用的放射性药品进行临床质量检验，收集药品不良反应等项工作，并定期向所在地卫生行政部门报告。由省、自治区、直辖市卫生行政部门汇总后报国家卫生行政部门。放射性药品使用后的废物（包括患者排出物），必须按国家有关规定妥善处置。

（三）放射性药品的包装和运输

放射性药品的包装必须安全实用，符合放射性药品质量要求，具有与放射性剂量相适应的防护装置，包装必须分内包装和外包装两部分，外包装必须贴有商标、标签、说明书和放射性药品标志，内包装必须贴有标签。标签必须注明药品品名、放射性比活度、装量。说明书除注明前款内容外，还须注明生产单位、批准文号、批号、主要成分、出厂日期、放射性核素半衰期、适应证、用法、用量、禁忌证、有效期和注意事项等。严禁任何单位和个人随身携带放射性药品乘坐公共交通运输工具。

三、违反医疗用毒性药品和放射性药品管理规定的法律责任

对违反规定，擅自生产、收购、经营毒性药品的单位或者个人，由县以上卫生行政部门没收其全部毒性药品，并处以警告或按非法所得的 5 至 10 倍罚款。情节严重、致人伤残或死亡，构成犯罪的，由司法机关依法追究其刑事责任。

对违反《放射性药品管理办法》规定的单位或者个人，由县以上卫生行政部门，按照《药品管理法》和有关法规的规定处罚。

第四节　药品类易制毒化学品管理

2010 年 5 月 1 日卫生部制定《药品类易制毒化学品管理办法》，该办法共 8 章 50 条。

一、易制毒化学品的概念和药品类易制毒化学品的品种

（一）易制毒化学品的概念

易制毒化学品是指国家规定管制的可用于非法制造毒品的原料、配剂等化学物品，包括用以制造毒品的原料前体、试剂、溶剂及稀释剂、添加剂等。易制毒化学品本身并不是毒品。但其具有双重性，易制毒化学品既是一般医药、化工业原料，又是生产、制造或合成毒品必不可少的化学品。国家对这些化学品的生产、运输、销售等制定了相应的管理办法，实行较为严格的管制。

（二）药品类易制毒化学品的品种

根据《易制毒化学品条例》的规定，易制毒化学品分为三类，第一类是可以用于制毒的主要原料，第二类、第三类是可以用于制毒的化学配剂。《药品类易制毒化学品管理办法》明确规定，药品类易制毒化学品包括麦角酸、麦角胺、麦角新碱、麻黄素、伪麻黄素、消旋麻黄素、去甲麻黄素、甲基麻黄素、麻黄浸膏、麻黄浸膏粉等麻黄素类物质。

二、药品类易制毒化学品的管理主体

CFDA 主管全国药品类易制毒化学品生产、经营、购买等方面的监督管理工作。县级以上地方食品药品监督管理部门负责本行政区域内的药品类易制毒化学品生产、经营、购买等方面的监督管理工作。

三、药品类易制毒化学品的生产、经营许可

生产、经营药品类易制毒化学品，应当依照规定取得药品类易制毒化学品生产、经营许

NOTE

可。生产药品类易制毒化学品中属于药品的品种，还应当依照《药品管理法》和相关规定取得药品批准文号。

（一）药品类易制毒化学品的生产许可

药品生产企业申请生产药品类易制毒化学品，应当符合规定的条件，向所在地省、自治区、直辖市食品药品监督管理部门申请许可。

省、自治区、直辖市食品药品监督管理部门应当在收到申请之日起 5 日内，对申报资料进行形式审查，决定是否受理。受理的，在 30 日内完成现场检查，将检查结果连同企业申报资料报送 CFDA。CFDA 应当在 30 日内完成实质性审查，对符合规定的，发给《药品类易制毒化学品生产许可批件》（以下简称《生产许可批件》），注明许可生产的药品类易制毒化学品名称；不予许可的，应当书面说明理由。

药品生产企业收到《生产许可批件》后，应当向所在地省、自治区、直辖市食品药品监督管理部门提出变更《药品生产许可证》生产范围的申请。省、自治区、直辖市食品药品监督管理部门应当根据《生产许可批件》，在《药品生产许可证》正本的生产范围中标注"药品类易制毒化学品"；在副本的生产范围中标注"药品类易制毒化学品"后，括弧内标注药品类易制毒化学品名称。

药品类易制毒化学品生产企业申请换发《药品生产许可证》的，省、自治区、直辖市食品药品监督管理部门除按照《药品生产监督管理办法》审查外，还应当对企业的药品类易制毒化学品生产条件和安全管理情况进行审查。对符合规定的，在换发的《药品生产许可证》中继续标注药品类易制毒化学品生产范围和品种名称；对不符合规定的，报国家食品药品监督管理局。国家食品药品监督管理局收到省、自治区、直辖市食品药品监督管理部门报告后，对不符合规定的企业注销其《生产许可批件》，并通知企业所在地省、自治区、直辖市食品药品监督管理部门注销该企业《药品生产许可证》中的药品类易制毒化学品生产范围。

药品类易制毒化学品生产企业不再生产药品类易制毒化学品的，应当在停止生产经营后 3 个月内办理注销相关许可手续。药品类易制毒化学品生产企业连续 1 年未生产的，应当书面报告所在地省、自治区、直辖市食品药品监督管理部门；需要恢复生产的，应当经所在地省、自治区、直辖市食品药品监督管理部门对企业的生产条件和安全管理情况进行现场检查。

药品类易制毒化学品生产企业变更生产地址、品种范围的，应当重新申办《生产许可批件》。药品类易制毒化学品生产企业变更企业名称、法定代表人的，由所在地省、自治区、直辖市食品药品监督管理部门办理《药品生产许可证》变更手续，报国家食品药品监督管理局备案。

药品类易制毒化学品以及含有药品类易制毒化学品的制剂不得委托生产。药品生产企业不得接受境外厂商委托加工药品类易制毒化学品以及含有药品类易制毒化学品的产品；特殊情况需要委托加工的，须经国家食品药品监督管理局批准。

（二）药品类易制毒化学品的经营许可

药品类易制毒化学品的经营许可，CFDA 委托省、自治区、直辖市食品药品监督管理部门办理。药品类易制毒化学品单方制剂和小包装麻黄素，纳入麻醉药品销售渠道经营，仅能由麻醉药品全国性批发企业和区域性批发企业经销，不得零售。未实行药品批准文号管理的品种，纳入药品类易制毒化学品原料药渠道经营。

药品经营企业申请经营药品类易制毒化学品原料药，应当符合规定的条件，向所在地省、自治区、直辖市食品药品监督管理部门申请许可。

省、自治区、直辖市食品药品监督管理部门应当在收到申请之日起 5 日内，对申报资料进行形式审查，决定是否受理。受理的，在 30 日内完成现场检查和实质性审查，对符合规定的，在《药品经营许可证》经营范围中标注"药品类易制毒化学品"，并报国家食品药品监督管理局备案；不予许可的，应当书面说明理由。

四、药品类易制毒化学品的购买许可

国家对药品类易制毒化学品实行购买许可制度。购买药品类易制毒化学品的，应当办理《药品类易制毒化学品购用证明》（以下简称《购用证明》），但符合以下情形之一的，豁免办理《购用证明》：①医疗机构凭麻醉药品、第一类精神药品购用印鉴卡购买药品类易制毒化学品单方制剂和小包装麻黄素的；②麻醉药品全国性批发企业、区域性批发企业持麻醉药品调拨单购买小包装麻黄素以及单次购买麻黄素片剂 6 万片以下、注射剂 1.5 万支以下的；③按规定购买药品类易制毒化学品标准品、对照品的；④药品类易制毒化学品生产企业凭药品类易制毒化学品出口许可自营出口药品类易制毒化学品的。

《购用证明》由 CFDA 统一印制，有效期为 3 个月。

五、药品类易制毒化学品的购销管理

药品类易制毒化学品生产企业应当将药品类易制毒化学品原料药销售给取得《购用证明》的药品生产企业、药品经营企业和外贸出口企业。药品类易制毒化学品经营企业应当将药品类易制毒化学品原料药销售给本省、自治区、直辖市行政区域内取得《购用证明》的单位。药品类易制毒化学品经营企业之间不得购销药品类易制毒化学品原料药。教学科研单位只能凭《购用证明》从麻醉药品全国性批发企业、区域性批发企业和药品类易制毒化学品经营企业购买药品类易制毒化学品。

药品类易制毒化学品生产企业应当将药品类易制毒化学品单方制剂和小包装麻黄素销售给麻醉药品全国性批发企业。麻醉药品全国性批发企业、区域性批发企业应当按照规定的渠道销售药品类易制毒化学品单方制剂和小包装麻黄素。麻醉药品区域性批发企业之间不得购销药品类易制毒化学品单方制剂和小包装麻黄素。麻醉药品区域性批发企业之间因医疗急需等特殊情况需要调剂药品类易制毒化学品单方制剂的，应当在调剂后 2 日内将调剂情况分别报所在地省、自治区、直辖市食品药品监督管理部门备案。药品类易制毒化学品禁止使用现金或者实物进行交易。

药品类易制毒化学品生产企业、经营企业销售药品类易制毒化学品，应当逐一建立购买方档案。购买方为非医疗机构的，档案内容至少包括：①购买方《药品生产许可证》、《药品经营许可证》、企业营业执照等资质证明文件复印件；②购买方企业法定代表人、主管药品类易制毒化学品负责人、采购人员姓名及其联系方式；③法定代表人授权委托书原件及采购人员身份证明文件复印件；④《购用证明》或者麻醉药品调拨单原件；⑤销售记录及核查情况记录。

购买方为医疗机构的，档案应当包括医疗机构麻醉药品、第一类精神药品购用印鉴卡复印

件和销售记录。

药品类易制毒化学品生产企业、经营企业销售药品类易制毒化学品时，应当核查采购人员身份证明和相关购买许可证明，无误后方可销售，并保存核查记录。发货应当严格执行出库复核制度，认真核对实物与药品销售出库单是否相符，并确保将药品类易制毒化学品送达购买方《药品生产许可证》或者《药品经营许可证》所载明的地址，或者医疗机构的药库。在核查、发货、送货过程中发现可疑情况的，应当立即停止销售，并向所在地食品药品监督管理部门和公安机关报告。

除药品类易制毒化学品经营企业外，购用单位应当按照《购用证明》载明的用途使用药品类易制毒化学品，不得转售；外贸出口企业购买的药品类易制毒化学品不得内销。购用单位需要将药品类易制毒化学品退回原供货单位的，应当分别报其所在地和原供货单位所在地省、自治区、直辖市食品药品监督管理部门备案。原供货单位收到退货后，应当分别向其所在地和原购用单位所在地省、自治区、直辖市食品药品监督管理部门报告。

六、药品类易制毒化学品的安全管理

药品类易制毒化学品生产企业、经营企业、使用药品类易制毒化学品的药品生产企业和教学科研单位，应当配备保障药品类易制毒化学品安全管理的设施，建立层层落实责任制的药品类易制毒化学品管理制度。

药品类易制毒化学品生产企业、经营企业和使用药品类易制毒化学品的药品生产企业，应当设置专库或者在药品仓库中设立独立的专库（柜）储存药品类易制毒化学品。麻醉药品全国性批发企业、区域性批发企业可在其麻醉药品和第一类精神药品专库中设专区存放药品类易制毒化学品。教学科研单位应当设立专柜储存药品类易制毒化学品。专库应当设有防盗设施，专柜应当使用保险柜；专库和专柜应当实行双人双锁管理。药品类易制毒化学品生产企业、经营企业和使用药品类易制毒化学品的药品生产企业，其关键生产岗位、储存场所应当设置电视监控设施，安装报警装置并与公安机关联网。

药品类易制毒化学品生产企业、经营企业和使用药品类易制毒化学品的药品生产企业，应当建立药品类易制毒化学品专用账册。专用账册保存期限应当自药品类易制毒化学品有效期期满之日起不少于 2 年。药品类易制毒化学品生产企业自营出口药品类易制毒化学品的，必须在专用账册中载明，并留存出口许可及相应证明材料备查。药品类易制毒化学品入库应当双人验收，出库应当双人复核，做到账物相符。

发生药品类易制毒化学品被盗、被抢、丢失或者其他流入非法渠道情形的，案发单位应当立即报告当地公安机关和县级以上地方食品药品监督管理部门。接到报案的食品药品监督管理部门应当逐级上报，并配合公安机关查处。

七、药品类易制毒化学品的监督管理

县级以上地方食品药品监督管理部门负责本行政区域内药品类易制毒化学品生产企业、经营企业、使用药品类易制毒化学品的药品生产企业和教学科研单位的监督检查。食品药品监督管理部门应当建立对本行政区域内相关企业的监督检查制度和监督检查档案。监督检查至少应当包括药品类易制毒化学品的安全管理状况、销售流向、使用情况等内容；对企业的监督检查档案应当全面关翔实，应当有现场检查等情况的记录。每次检查后应当将检查结果以书面形式告知被检查单位；需要整改的应当提出整改内容及整改期限，并实施跟踪检查。食品药品监督管理部门对药品类易制毒化学品的生产、经营、购买活动进行监督检查时，可以依法查看现场、查阅和复制有关资料、记录有关情况、扣押相关的证据材料和违法物品；必要时，可以临时查封有关场所。被检查单位及其工作人员应当配合食品药品监督管理部门的监督检查，如实提供有关情况和材料、物品，不得拒绝或者隐匿。食品药品监督管理部门应当将药品类易制毒化学品许可、依法吊销或者注销许可的情况及时通报有关公安机关和工商行政管理部门。食品药品监督管理部门收到工商行政管理部门关于药品类易制毒化学品生产企业、经营企业吊销营业执照或者注销登记的情况通报后，应当及时注销相应的药品类易制毒化学品许可。

药品类易制毒化学品生产企业、经营企业应当于每月 10 日前，向所在地县级食品药品监督管理部门、公安机关及中国麻醉药品协会报送上月药品类易制毒化学品生产、经营和库存情况；每年 3 月 31 日前向所在地县级食品药品监督管理部门、公安机关及中国麻醉药品协会报送上年度药品类易制毒化学品生产、经营和库存情况。食品药品监督管理部门应当将汇总情况及时报告上一级食品药品监督管理部门。药品类易制毒化学品生产企业、经营企业应当按照食品药品监督管理部门制定的药品电子监管实施要求，及时联入药品电子监管网，并通过网络报送药品类易制毒化学品生产、经营和库存情况。药品类易制毒化学品生产企业、经营企业、使用药品类易制毒化学品的药品生产企业和教学科研单位，对过期、损坏的药品类易制毒化学品应当登记造册，并向所在地县级以上地方食品药品监督管理部门申请销毁。食品药品监督管理部门应当自接到申请之日起 5 日内到现场监督销毁。

第五节　兴奋剂和疫苗管理

一、兴奋剂的管理

（一）兴奋剂的概念

兴奋剂在英语中称"dope"，原意为"供赛马使用的一种鸦片麻醉混合剂"。当时由于运动员为提高体育竞赛成绩服用的药品大多属于兴奋剂一类的药品，所以尽管以后被禁用的其他类型药品并不都具有兴奋性（如利尿剂），甚至有的还具有抑制性（如 β - 受体拮抗剂），但国际上仍习惯沿用"兴奋剂"的称谓，泛指所有在体育竞赛中禁用的药品。

为防止在体育运动中使用兴奋剂，保护体育运动参加者的身心健康，维护体育竞赛的公平竞争，我国 2004 年 1 月 13 日发布了《反兴奋剂条例》，2014 年 7 月 29 日《国务院关于修订部分行政法规的决定》对其中个别条款做了修订。本条例所称兴奋剂，是指兴奋剂目录所列的禁用物质等。兴奋剂目录由国务院体育主管部门会同国务院食品药品监督管理部门、国务院卫生主管部门、国务院商务主管部门和海关总署制定、调整并公布。

（二）兴奋剂的类别和品种

1. 兴奋剂的类别　1968 年，国际奥委会规定的违禁药品有四大类，随后逐渐增加，目前已经达到七大类，主要有：

NOTE

（1）刺激剂　刺激剂是最早使用，也是最早禁用的一批兴奋剂，只有这一类兴奋剂对神经肌肉的药理作用才是真正的"兴奋作用"。这类药物按药理学特点和化学结构可分为以下几种：①精神刺激药：包括苯丙胺和它的相关衍生物及其盐类；②拟交感神经胺类药物：是一类仿内源性儿茶酚胺的肾腺素和去甲肾上腺素作用的物质，以麻黄碱和它们的衍生物及其盐类为代表；③咖啡因类：又称为黄嘌呤类，因带有黄嘌呤基团；④杂类中枢神经刺激物质：如尼可刹米、胺苯唑和士的宁。

（2）麻醉止痛剂　这类药物按药理学特点和化学结构可分为两大类。一类是哌替定类如度冷丁、安诺丁等；另一类是阿片生物碱类如吗啡、可待因、海洛因等。

（3）蛋白同化制剂（合成类固醇）　蛋白同化制剂又称同化激素，俗称合成类固醇，是合成代谢类药物，具有促进蛋白质合成和减少氨基酸分解的特征，可促进肌肉增生，提高动作力度和增强男性的性特征。滥用这类药物会导致人生理、心理的不良后果，还会形成强烈的心理依赖。该类衍生物及商品剂型品种繁多，多数为雄性激素的衍生物，是目前使用范围最广、使用频度最高的一类兴奋剂，也是药检的重要对象。

（4）利尿剂　该类使用目的主要是运动员通过快速排除体内水分，减轻体重；增加尿量，尽快减少体液和排泄物中其他兴奋剂代谢产物，以此来造成药检的假阴性结果。

（5）β-受体拮抗剂　以抑制性为主，在体育运动中较少运用，临床常用于治疗高血压与心律失常。但是，这类药物可降低心率，使肌肉放松，减轻比赛前的紧张和焦虑，有时还用于帮助休息和睡眠。是1988年国际奥委会决定新增加的禁用兴奋剂。

（6）内源性肽类激素　这类物质大多以激素的形式存在于人体。肽类激素的作用是通过刺激肾上腺皮质生长、红细胞生成等实现促进人体的生长、发育，大量摄入会降低自身内分泌水平，损害身体健康，还可能引起心血管疾病、糖尿病等。包括人生长激素、胰岛素、红细胞生成素、促性腺激素等。

（7）血液兴奋剂　又称为血液红细胞回收技术，是采用输血的手段诱发红细胞增多以提高运动能力的一种手段。1988年汉城奥运会上，该类药物正式被国际奥委会列入禁用范围。

2. 我国兴奋剂目录

按照联合国教科文组织《反对在体育运动中使用兴奋剂国际公约》和国务院《反兴奋剂条例》的有关规定，国家体育总局、商务部、国家卫生和计划生育委员会、海关总署、国家食品药品监督管理总局于2016年1月联合公布了2016年兴奋剂目录。

2016年版的兴奋剂目录共收载药品267个，其中蛋白同化制剂品种78个，肽类激素品种41个，麻醉药品品种13个，刺激剂71个，药品类易制毒化学品种3个，医疗用毒性药品品种1个，其他品种59个。目录所列物质包括其可能存在的盐及光学异构体，所列物质中属于药品的，还包括其原料药及单方制剂，所列蛋白同化制剂品种包括其可能存在的盐、酯、醚及光学异构体。

（三）兴奋剂的管理

国家对兴奋剂目录所列禁用物质实行严格管理，任何单位和个人不得非法生产、销售、进出口。

1. 兴奋剂的生产管理　生产兴奋剂目录所列蛋白同化制剂、肽类激素，应当依照《药品管理法》的规定取得《药品生产许可证》、药品批准文号。生产企业应当记录蛋白同化制剂、肽类激素的生产、销售和库存情况，并保存记录至超过蛋白同化制剂、肽类激素有效期 2 年。

2. 兴奋剂的经营管理　依照《药品管理法》的规定取得《药品经营许可证》的药品批发企业，具备下列条件，并经省、自治区、直辖市人民政府食品药品监督管理部门批准，方可经营蛋白同化制剂、肽类激素：①有专门的管理人员；②有专储仓库或者专储药柜；③有专门的验收、检查、保管、销售和出入库登记制度；④法律、行政法规规定的其他条件。

蛋白同化制剂、肽类激素的验收、检查、保管、销售和出入库登记记录应当保存至超过蛋白同化制剂、肽类激素有效期 2 年。

蛋白同化制剂、肽类激素的生产企业只能向医疗机构、符合规定的药品批发企业和其他同类生产企业供应蛋白同化制剂、肽类激素。蛋白同化制剂、肽类激素的批发企业只能向医疗机构及蛋白同化制剂、肽类激素的生产企业和其他同类批发企业供应蛋白同化制剂、肽类激素。蛋白同化制剂、肽类激素的进口单位只能向蛋白同化制剂、肽类激素的生产企业、医疗机构和符合规定的药品批发企业供应蛋白同化制剂、肽类激素。

除胰岛素外，药品零售企业不得经营蛋白同化制剂或者其他肽类激素。

3. 兴奋剂的进出口管理　进口蛋白同化制剂、肽类激素，除依照药品管理法及其实施条例的规定取得国务院食品药品监督管理部门发给的进口药品注册证书外，还应当取得进口准许证。申请进口蛋白同化制剂、肽类激素，应当说明其用途。国务院食品药品监督管理部门应当自收到申请之日起 15 个工作日内做出决定；对用途合法的，应当予以批准，发给进口准许证。海关凭进口准许证放行。

申请出口蛋白同化制剂、肽类激素，应当说明供应对象并提交进口国政府主管部门的相关证明文件等资料。省、自治区、直辖市人民政府食品药品监督管理部门应当自收到申请之日起 15 个工作日内做出决定；提交进口国政府主管部门的相关证明文件等资料的，应当予以批准，发给出口准许证。海关凭出口准许证放行。

4. 兴奋剂的使用管理　医疗机构只能凭依法享有处方权的执业医师开具的处方向患者提供蛋白同化制剂、肽类激素，处方应当保存 2 年。

5. 兴奋剂的包装管理　药品、食品中含有兴奋剂目录所列禁用物质的，生产企业应当在包装标识或者产品说明书上用中文注明"运动员慎用"字样。

二、疫苗的管理

（一）疫苗的概念和品种

为规范疫苗的流通、预防接种及其监督管理，预防、控制传染病的发生、流行，保障社会公众身体健康和公共卫生，国务院于 2005 年 3 月 24 日颁布了《疫苗流通和预防接种管理条例》，该条例自 2015 年 6 月 1 日起施行。

疫苗是指为了预防、控制传染病的发生、流行，用于人体预防接种的疫苗类预防性生物制品。

疫苗分为两类。第一类疫苗，是指政府免费向公民提供、公民应当依照政府的规定受种的疫苗，包括国家免疫规划确定的疫苗，省、自治区、直辖市人民政府在执行国家免疫规划时增加的疫苗，以及县级以上人民政府或者其卫生主管部门组织的应急接种或者群体性预防接种所使用的疫苗；第二类疫苗，是指由公民自费并且自愿受种的其他疫苗。

（二）疫苗的管理

1. 疫苗的监管主体　国务院卫生主管部门负责全国预防接种的监督管理工作，县级以上地方人民政府卫生主管部门负责本行政区域内预防接种的监督管理工作。

国务院药品监督管理部门负责全国疫苗的质量和流通的监督管理工作，省、自治区、直辖市人民政府药品监督管理部门负责本行政区域内疫苗的质量和流通的监督管理工作。

2. 疫苗的流通管理　药品批发企业依照《疫苗流通和预防接种管理条例》的规定经批准后可以经营疫苗，药品零售企业不得从事疫苗经营活动。

药品批发企业申请从事疫苗经营活动的，应当具备下列条件：①具有从事疫苗管理的专业技术人员；②具有保证疫苗质量的冷藏设施、设备和冷藏运输工具；③具有符合疫苗储存、运输管理规范的管理制度。省、自治区、直辖市人民政府药品监督管理部门对药品批发企业是否符合上述条件进行审查；对符合条件的，在其药品经营许可证上加注经营疫苗的业务。

省级疾病预防控制机构应当根据国家免疫规划和本地区预防、控制传染病的发生、流行的需要，制定本地区第一类疫苗的使用计划，并向依照国家有关规定负责采购第一类疫苗的部门报告，同时报同级人民政府卫生主管部门备案。使用计划应当包括疫苗的品种、数量、供应渠道与供应方式等内容。

依照国家有关规定负责采购第一类疫苗的部门应当依法与疫苗生产企业或者疫苗批发企业签订政府采购合同，约定疫苗的品种、数量、价格等内容。

疫苗生产企业或者疫苗批发企业应当按照政府采购合同的约定，向省级疾病预防控制机构或者其指定的其他疾病预防控制机构供应第一类疫苗，不得向其他单位或者个人供应。

疫苗生产企业、疫苗批发企业应当在其供应的纳入国家免疫规划疫苗的最小外包装的显著位置，标明"免费"字样以及国务院卫生主管部门规定的"免疫规划"专用标识。

省级疾病预防控制机构应当做好分发第一类疫苗的组织工作，并按照使用计划将第一类疫苗组织分发到设区的市级疾病预防控制机构或者县级疾病预防控制机构。县级疾病预防控制机构应当按照使用计划将第一类疫苗分发到接种单位和乡级医疗卫生机构。乡级医疗卫生机构应当将第一类疫苗分发到承担预防接种工作的村医疗卫生机构。医疗卫生机构不得向其他单位或者个人分发第一类疫苗；分发第一类疫苗，不得收取任何费用。

疫苗生产企业可以向疾病预防控制机构、接种单位、疫苗批发企业销售本企业生产的第二类疫苗。疫苗批发企业可以向疾病预防控制机构、接种单位、其他疫苗批发企业销售第二类疫苗。

县级疾病预防控制机构可以向接种单位供应第二类疫苗；设区的市级以上疾病预防控制机构不得直接向接种单位供应第二类疫苗。

疫苗生产企业、疫苗批发企业在销售疫苗时，应当提供由药品检验机构依法签发的生物制品每批检验合格或者审核批准证明复印件，并加盖企业印章；疫苗批发企业经营进口疫苗的，还应当提供进口药品通关单复印件，并加盖企业印章。

疾病预防控制机构、接种单位在接收或者购进疫苗时，应当向疫苗生产企业、疫苗批发企业索取上述规定的证明文件，并保存至超过疫苗有效期2年备查。

疫苗生产企业、疫苗批发企业应当依照药品管理法和国务院药品监督管理部门的规定，建立真实、完整的购销记录，并保存至超过疫苗有效期2年备查。

疾病预防控制机构应当依照国务院卫生主管部门的规定，建立真实、完整的购进、分发、供应记录，并保存至超过疫苗有效期2年备查。

3. 疫苗的监督管理　药品监督管理部门依照药品管理法及其实施条例的有关规定，对疫苗在储存、运输、供应、销售、分发和使用等环节中的质量进行监督检查，并将检查结果及时向同级卫生主管部门通报。

药品监督管理部门在监督检查中，对有证据证明可能危害人体健康的疫苗及其有关材料可以采取查封、扣押的措施，并在7日内做出处理决定；疫苗需要检验的，应当自检验报告书发出之日起15日内做出处理决定。

疾病预防控制机构、接种单位、疫苗生产企业、疫苗批发企业发现假劣或者质量可疑的疫苗，应当立即停止接种、分发、供应、销售，并立即向所在地的县级人民政府卫生主管部门和药品监督管理部门报告，不得自行处理。接到报告的卫生主管部门应当立即组织疾病预防控制机构和接种单位采取必要的应急处置措施，同时向上级卫生主管部门报告；接到报告的药品监督管理部门应当对假劣或者质量可疑的疫苗依法采取查封、扣押等措施。

【课后案例】

易制毒化学品非法买卖

2011年7月至12月间，被告人王某在未取得《药品经营许可证》的情况下，借用南京某公司的药品经营许可资质，先后从长春某公司购进1988250瓶、价值人民币共计755.535万元的"消咳宁片"（麻黄碱类复方制剂）。随后，王某采取虚构合法交易的形式，将上述药品非法销售给林某等人。2013年南京某法院对这起江苏省首例非法经营麻黄碱复方制剂案做出一审宣判，被告人王某因非法经营药品近200万瓶共计755.535万元，被认定为情节特别严重，构成非法经营罪，被判处有期徒刑9年，并处没收个人财产700万元。虽然我国于2005年和2010年先后颁布实施《易制毒化学品管理条例》和《药品类易制毒化学品管理办法》加强药品类易制毒化学品管理，防止流入非法渠道，但该案中的"消咳宁片"仍然通过看似合法的形式流入非法渠道。该事件值得深思。

【思考】

结合本案，分析如何规范特殊管理药品的经营以防止其流入非法渠道？

【思考题】

1. 特殊管理药品滥用的危害有哪些？

2. 简述麻醉药品和精神药品零售制度。

3. 什么是医疗用毒性药品？我国法律规定的毒性中药品种有哪些？

4. 简述医疗用毒性药品使用规定。

5. 简述药品类易制毒化学品的购买许可。

6. 什么是兴奋剂？简述兴奋剂管理的内容。

7. 简述疫苗的概念及品种。

第十三章　药品知识产权保护

【学习目标】

　　1. 掌握：药品知识产权的概念及种类，药品专利保护的相关规定，药品商标保护的相关规定。

　　2. 熟悉：我国药品知识产权保护的法律渊源，医药著作权、商业秘密与未披露数据保护的相关规定。

　　3. 了解：知识产权的概念、种类与基本特征。

【引导案例】

专利——瑞士罗氏公司腾飞的核动力

　　2003年，一场突如其来的"非典"，让人们认识了"达菲"，也让罗氏（ACCU-CHEK）进入了公众的视野。100多年前，罗氏公司以化学合成药起家，不断拓展研究领域，最终发展成为以化学药、生物药和个性化诊疗服务为"三驾马车"的综合性大型药企。

　　罗氏公司始创于1896年10月，罗氏自成立以来便以自主创新为核心竞争力，重视技术研究和人才培养（罗氏的科学家三次获得诺贝尔生理学奖）。同时，罗氏非常重视专利战略布局和战术应用。在2000年前后，全球抗体药物领域陡然涌现了大量的专利申请，仅2000年一年，罗氏就提交了574项专利申请，为今后抗体药物的继续研发留下了充足的战略空间。

【思考】

1. 从小镇走出来的罗氏公司获得成功的根本原因是什么？

2. 知识产权保护对于医药企业来说，有什么重大意义？

第一节　药品知识产权概述

一、药品知识产权

（一）知识产权

1. 知识产权的概念　　知识产权（intellectual property）是指公民、法人或其他组织对其在科学技术和文学艺术等领域内，主要基于智力劳动创造完成的成果所依法享有的专有权利。

　　准确掌握其含义，应注意以下几点：①知识产权的对象是智力劳动的成果；②作为知识产权对象的智力劳动成果不是一般的智力劳动成果，而是创造性的智力劳动成果；③知识产权是主体基于智力劳动成果享有的各项权利的总称；④知识产权是基于创造性智力成果的完成和法律的规定产生的。

2. 知识产权的基本特征　知识产权虽然属于民事权利的范畴，但与其他民事权利相比，具有以下一些基本特征。

（1）专有性　知识产权是一种专有性的民事权利。知识产权的专有性主要表现在两个方面：①知识产权为权利人所独占，权利人垄断这种专有专利并受到严格保护，没有法律规定或未经权利人许可，任何人不得使用权利人的智力劳动成果；②对同一项智力劳动成果，不允许有两个或两个以上同一属性的知识产权并存，如两个相同的发明物，根据法律程序只能将专利权授予其中一个，而以后的发明与已有的技术相比，如无突出的实质性特点和显著进步，也不能取得相应权利。

（2）地域性　作为一种专有权，知识产权在空间上的效力并不是无限的，它受到地域的限制，具有严格的领土性，其效力只限于本国境内。按照一国法律获得承认和保护的相关权利，只能在该国范围内发生法律效力，除签有国际公约或双边互惠协定的以外，知识产权没有域外效力，其他国家没有对这种权利进行保护的义务。

（3）时间性　知识产权所有权人对其智力成果仅在一个法定期限内受到保护，一旦超过法律规定的有效期限，专有权即终止，相关智力成果即成为整个社会的共同财富，为全人类所共享。

3. 知识产权的种类　国际上最早对知识产权范围加以界定的是 1883 年签订的《保护工业产权巴黎公约》和 1886 年签订的《保护文学艺术作品伯尔尼公约》。根据这两个公约，知识产权主要包括工业产权（Industrial Property）和著作权（Copyright）两大部分。其中工业产权包括专利权、商标权、禁止不正当竞争权等；著作权，又称版权，包括作者的人身权（精神权利）、财产权（经济权利）和传播者权（邻接权）。

1967 年签订的《世界知识产权组织公约》，其对知识产权采取了较为广义的划分方法，认为知识产权应包括下列八项权利：①与文学、艺术及科学技术作品有关的权利，即著作权；②与表演艺术家的演出、录音和广播有关的权利，即邻接权；③专利发明及非专利发明享有的权利；④关于科学发现的权利；⑤关于工业品式样的权利；⑥关于商品商标、服务商标、厂商名称和标记的权利；⑦关于制止不正当竞争的权利；⑧在工业、科学及文学艺术领域的智力创造活动所产生的权利。

1991 年，世界贸易组织（World Trade Organization，WTO）在其签署的《与贸易有关的知识产权协议》（Agreement on Trade-Related Aspects of Intellectual Property Rights，以下简称 TRIPS 协议）中，明确其所管辖的知识产权种类包括：版权及邻接权、商标权、地理标志权、工业品外观设计权、专利、集成电路布图设计权、未披露信息（主要指商业秘密）的保护权。由于世界贸易组织在当今国际经济贸易中的重要地位，其对知识产权的划分已被国际社会广泛接受。

（二）药品知识产权

1. 药品知识产权的概念　药品知识产权是指一切与药品有关的发明创造和智力劳动成果的财产权。

2. 药品知识产权的种类　概括起来，药品知识产权主要包括以下几大类：

（1）发明创造类　发明创造类知识产权主要有：①药品专利，包括依法取得专利权的新医药产品、生产工艺、配方、生产方法以及新剂型、制药装备、医疗器械和新颖的药品包装、药品造型等；②未申请专利的新药及其他产品，主要指依据新药保护有关规定和中药品种保护有

NOTE

关规定取得行政保护的新药和中药品种等。

（2）著作权类　作者或其他著作权人依法对其创作的医药作品所享有的各项人身权利和财产权利。

（3）商标类　主要是已注册或已依法取得认定的医药品商标、服务商标、原产地名称、计算机网络域名等。

（4）医药商业秘密　主要包括医药经营秘密和医药技术秘密。

二、中国药品知识产权保护的法律

现阶段，对我国药品知识产权进行保护的依据主要有我国加入的与药品知识产权相关的国际公约（见表 13-1）和根据我国国情制定的法律、行政法规和部门规章（见表 13-2）。

表 13-1　中国加入的与药品知识产权相关的国际公约

名称	公约生效时间	中国加入的时间
世界知识产权组织公约	1970	1980.6.3
保护工业产权巴黎公约	1884	1985.3.19
商标国际注册马德里协定	1892	1989.10.4
保护文学艺术作品伯尔尼公约	1887	1992.10.15
世界版权公约	1955	1992.10.30
专利合作条约	1978	1994.1.1
商标注册用商品与服务国际分类尼斯协定	1961	1994.8.9
国际承认用于专利程序的微生物保存布达佩斯条约	1980	1995.7.1
商标国际注册马德里协定的议定书	1996	1995.12.1
建立工业品外观设计国际分类洛迦诺协定	1971	1996.9.19
国际专利分类斯特拉斯堡协定	1975	1997.6.19
国际植物新品种保护公约	1968	1999.4.23
与贸易有关的知识产权协议（TRIPS）	1995	2001.12.11
世界知识产权组织版权公约	2002	2007.6.9

表 13-2　中国与药品知识产权保护相关的法律法规

类别	名称	生效时间
	中华人民共和国宪法	1982.12.4
	中华人民共和国民法通则	1987.1.1
	中华人民共和国反不正当竞争法	1993.12.1
	中华人民共和国合同法	1999.10.1
	中华人民共和国商标法	1983.3.1
法律	中华人民共和国著作权法	1991.6.1
	中华人民共和国专利法	1985.4.1
	中华人民共和国药品管理法	1985.7.1
	中华人民共和国刑法	1980.1.1
	中华人民共和国公司法	1994.7.1
	中华人民共和国科学进步法	1993.10.1

续表

类别	名称	生效时间
行政法规	野生药材资源保护管理条例	1987.12.1
	专利代理条例	1991.4.1
	中药品种保护条例	1993.1.1
	药品行政保护条例	1992.12.19
	中华人民共和国植物新品种保护条例	1997.10.1
	计算机软件保护条例	2002.1.1
	中华人民共和国著作权法实施条例	2002.9.15
	中华人民共和国商标法实施条例	2002.9.15
	中华人民共和国专利法实施细则	2010.2.1
	著作权集体管理条例	2005.3.1
	中华人民共和国药品管理法实施条例	2002.9.15
	中华人民共和国中医药条例	2003.10.1
部门规章	医药行业关于反不正当竞争的若干规定	1993.12.1
	关于中国实施《专利合作条约》的规定	1994.1.1
	关于禁止侵犯商业秘密行为的若干规定	1995.11.23
	植物新品种保护条例实施细则（林业部分）	1999.8.6
	中医药专利管理办法（试行）	1995.9.5
	专利行政执法办法	2011.2.1
	国家知识产权局行政复议规程	2012.9.1
	专利实施强制许可办法	2012.5.1
	专利代理管理办法	2003.7.15
	药物临床试验质量管理规范	2003.9.1
	药品进口管理办法	2004.1.1
	中国人民解放军实施《药品管理法》办法	2005.1.1
	生物制品批签发管理办法	2004.7.13
	互联网药品信息服务管理办法	2004.7.8
	药品注册管理办法	2007.10.1
	植物新品种保护条例实施细则（农业部分）	2008.1.1

第二节　药品专利保护

一、药品专利概述

（一）药品专利概念

我国在《专利法》修改以后，对药品本身授予专利权，同时保护依同一专利方法生产的药品，即方法延及产品的间接物质专利保护。授予专利权的药品发明指药用化合物单体、药物组合物（包括西药制剂和中药制剂）、生物制品以及生物工程药品等的发明。

新化合物的产品专利被认为是最佳的专利保护，新化合物专利不仅保护面大（排除了用其

NOTE

他方法制备该药物的可能），而且一个新化合物一旦成功地开发成药品，还可以有十几个到几十个从属衍生物的专利，其实际占有和潜在占有的领域非常可观。

（二）药品专利的分类

根据《专利法》的规定，药品专利可以分为发明专利、实用新型专利和外观设计专利三种类型。

1. 发明专利　发明是指对产品、方法或者改进所提出的新的技术方案。药品发明专利包括新产品专利、新制备方法专利和新用途专利。

（1）新产品专利　主要包括：①新物质，主要包括有一定医疗用途的新化合物、新基因工程产品、新生物制品；用于制药的新原料、新辅料、新中间体、新代谢物和新药物前体、新异构体、新的有效晶型、新分离或提取得到的天然物质等；②药物组合物，指两种或两种以上元素或化合物按一定比例组成具有一定性质和用途的混合物，包括中药新复方制剂、中药的有效部位、药物的新剂型等；③经过分离成为纯培养物并且具有特定工业用途的微生物及其代谢产物。

（2）新制备方法专利　主要包括化合物新的制备方法，组合物新的制备方法、新工艺、新的加工处理法，中药新的提取分离方法、纯化方法、炮制方法及新动物、新矿物、新微生物的生产方法等。

（3）新用途专利　主要包括已知化合物新的医药用途、药物新的适应证等。

2. 实用新型专利　实用新型专利是指对产品的形状、构造或者其结合所提出的适于实用的新的技术方案，其主要包括：①某些与功能相关的药物剂型、形状、结构的改变，如新型缓释制剂通过改变药品的外层结构达到延长药品疗效的技术方案；②诊断用药的试剂盒与功能有关的形状、结构的改进；③生产药品的专用设备、结构及其结合所进行的改进；④某些单剂量给药器与药品功能有关的包装容器的形状、结构和开关技巧等。

3. 外观设计专利　外观设计专利是指对产品的形状、图案、色彩或其结合所做出的富有美感并适于工业应用的新设计。主要涉及：①药品外观和包装容器外观等，如药品的新造型或其与图案、色彩的搭配与组合；②新的盛放容器，如药瓶、药袋等；③富有美感和特色的说明书、容器和包装盒等。

（三）药品专利权

1. 药品专利权的概念　是指药品专利权人在法定期限内对其发明创造成果依法享有的专有权。它是基于某种医药发明创造，并由申请人向国家知识产权局提出该医药发明的专利申请，经国家知识产权局依法审查核准后，授予申请人在规定期限内对该项发明创造享有的专有权。

2. 药品专利权人的权利　药品专利权人的权利大体可以分为以下几项：

（1）实施权　即专利权人享有自己实施其专利技术的权利，专利技术的价值是通过实施得以实现的，即实施专利技术可以给实施人带来相应的财产利益。专利权人申请专利的直接目的就是为了垄断该项技术的实施权。

（2）禁止权　即专利权人有禁止他人实施其专利技术的权利，专利权人有禁止他人未经许可擅自实施其发明创造的权利，以确保自己独占实施权的实现。这一权能与前项垄断性的实施权互为补充。

（3）处分权　即专利权人有处分其专利的权利，专利权人有转让其专利权、放弃其专利权、许可他人实施其专利技术并收取专利使用费的权利。

（4）标注权 即在产品或包装上注明专利标记或专利号的权利，专利权人享有在其专利产品或使用专利方法获得的产品或产品的包装上标注专利标记和专利号的权利。

二、药品专利权的获得

（一）授予药品专利权的条件

1. 药品发明专利和实用新型专利 我国《专利法》规定，对授予发明专利和实用新型专利应具备新颖性、创造性和实用性。①新颖性，指该发明或者实用新型不属于现有技术，也没有任何单位或者个人就同样的发明或者实用新型在申请日以前向国务院专利行政部门提出过申请，并记载在申请日公布的专利申请文件或者公告的专利文件中。②实用性，指该发明或者实用新型能够制造或者使用，并且能够产生积极效果。③创造性，指与现有技术相比，该发明具有突出的实质性特点和显著的进步。

2. 药品外观设计专利 授予专利权的外观设计应具备以下条件：①应当不属于现有设计；也没有任何单位或者个人就同样的外观设计在申请日以前向国务院专利行政部门提出过申请，并记载在申请日以后公告的专利文件中。②与现有设计或者现有设计特征的组合相比，应当具有明显区别。③不得与他人在申请日以前已经取得的合法权利相冲突。

（二）药品专利权的申请

1. 申请文件 撰写完整的申请文件在专利申请的整个程序中占据非常重要的地位，直接影响到专利是否能成功申请和获得完整的保护。一份完整的专利申请文件应包含的文件见表 13-3。

表 13-3 专利申请文件的组成

名称	应包含内容
说明书	发明名称、技术领域、背景技术、发明内容、附图说明、具体实施例
权利要求书	对发明创造要求法律保护范围的说明性文件
说明书摘要	对发明创造内容进行简要说明的文件
说明书附图	说明书中涉及的图片或照片的集合
摘要附图	说明书附图中最具说明性的一幅图片
请求书	向专利局进行专利申请的法律程序性文件
根据申请要求需提供的其他资料	生物材料保藏和存活证明、核酸序列表机读文本、代理委托书等

2. 申请程序 药品发明专利申请主要分申请受理、初步审查、公告、实质审查、授权五个阶段，而实用新型和外观设计专利主要进行其中的申请受理、初步审查、授权三个阶段。

（1）申请受理 专利申请人根据专利申请类型向国务院专利行政部门提交相关规范性申请文件之后，对符合受理条件的专利申请，国务院专利行政部门将确定申请日，给予申请号并发出受理通知书。专利申请人在收到受理通知书以后缴纳申请费，缴纳申请费的日期自申请日起最迟不得超过 2 个月。

（2）初步审查 在受理专利申请之后，国务院专利行政部门将首先对专利申请进行初步审查，主要是形式审查，并将审查意见通知专利申请人，要求其在指定期限内陈述意见或补正。

NOTE

专利申请人逾期未予答复的，其专利申请即被视为撤回。而对实用新型和外观设计专利，其申请人也可以自申请日起 2 个月内，对其申请主动提出修改。

（3）早期公告　发明专利经初步审查认为符合专利法要求的，自申请日起满 18 个月即先行公布专利申请，并在一定期限内根据专利申请人的请求或由国务院专利行政部门自行决定对专利申请进行实质审查。

（4）实质审查　发明专利申请自申请日起 3 年内，根据专利申请人的请求或行政部门自行决定对专利申请进行实质审查。实质审查主要是对发明专利申请的新颖性、创造性、实用性进行审查。

（5）授权　发明专利申请经实质审查没有发现驳回理由，国务院专利行政部门即做出授予发明专利权的决定，向专利申请人颁发发明专利证书，同时予以登记和公告，发明专利权自申请之日起起效。见图 13-1。

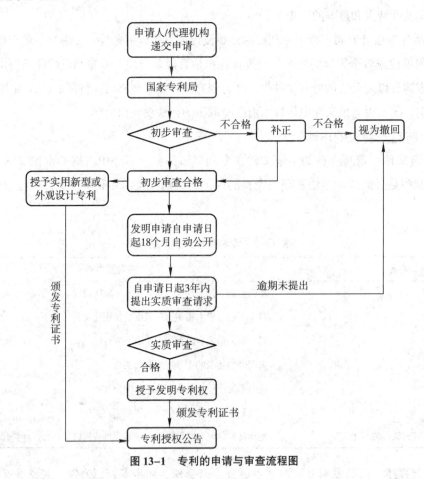

图 13-1　专利的申请与审查流程图

三、药品专利权的保护

（一）药品专利权的保护期限

药品实用新型专利权和外观设计专利权的保护期限为 10 年，药品发明专利权的保护期限为 20 年，均自申请日起计算。

（二）药品专利权的保护范围

1. 发明专利和实用新型专利　发明和实用新型专利权被授予后，任何单位或者个人未经专利权人许可，都不得实施其专利，即不得为生产经营目的制造、使用、许诺销售、销售、进口其专利产品，或者使用其专利方法以及使用、许诺销售、销售、进口依照该专利方法直接获得的产品。发明或者实用新型专利权的保护范围以其权利要求的内容为准，说明书及附图可以用于解释权利要求。

2. 外观设计专利　外观设计专利权被授予后，任何单位或者个人未经专利权人许可，都不得实施其专利，即不得为生产经营目的制造、销售、进口其外观设计专利产品。外观设计专利权的保护范围以表示在图片或者照片中的该外观设计专利产品为准。

（三）药品专利侵权行为人的法律责任

药品专利侵权行为发生时，专利权人可以采用行政程序、司法程序两种主要途径来保护自己的权益，侵权行为人应承担相应的民事责任、行政责任与刑事责任。

1. 行政责任　对专利侵权行为，管理专利工作的部门有权责令侵权行为人停止侵权行为、责令改正、罚款等，管理专利工作的部门应当事人的请求，还可以就侵犯专利权的赔偿数额进行调解。

2. 民事责任　主要包括：①停止侵权，专利侵权行为人应该根据管理专利工作的部门的处理决定或者人民法院的裁判，立即停止正在实施的专利侵权行为。②赔偿损失，侵犯专利权的赔偿数额，按照专利权人因被侵权而受到的损失或者侵权人获得的利益确定；被侵权人所受到的损失或侵权人获得的利益难以确定的，可以参照该专利许可使用费的倍数合理确定。③消除影响，在侵权者实施侵权行为给专利产品在市场上的商誉造成损害时，侵权者就应当采用适当的方式承担消除影响的法律责任，承认自己的侵权行为，以消除对专利产品造成的不良影响。

3. 刑事责任　依照《专利法》和《刑法》的规定，假冒他人专利，情节严重的，应对直接责任人员追究刑事责任。

第三节　药品商标保护

一、药品商标

（一）商标的含义和特征

1. 商标的含义　商标（trademark）是指能够将不同的生产经营者所提供的商品或者服务区别开来，并可为人所感知的显著标记。任何能够将自然人、法人或者其他组织的商品与他人的商品区别开的标志，包括文字、图形、字母、数字、三维标志、颜色组合和声音等，以及上述要素的组合，均可以作为商标申请注册。

2. 商标的特征　商标作为一种识别性标记，具有以下基本特征：①显著性，即不与他人的商标相混同；②独占性，注册商标所有人对其商标具有专有权、独占权，未经注册商标所有人许可，他人不得擅自使用，否则即构成侵权；③价值性，商标能吸引消费者认牌购物，给经营者带来丰厚的利润；④竞争性，商标是参与市场竞争的工具，商标的知名度越高，其商品或服务的竞争力越强。

NOTE

（二）药品商标的定义及特性

1. 药品商标的定义　药品商标是指文字、图形、字母、数字、三维标志、颜色组合和声音等，以及上述要素的组合，能够将医药生产者、经营者用来区别于他人生产、经营的药品或药学服务的可视性标记。

2. 药品商标的特性　医药商标除具有一般商标的特征外，还有以下一些特性：①设计必须符合医药行业的属性，即健康性、安全性、生命性。②药品商标不得使用药品的通用名称。③相对其他类别的商标，药品商标叙述性词汇多。

（三）药品商标的分类

商标的分类方法很多，根据不同的分类标准，药品商标也可分为多种。

1. 根据商标的结构形态　药品商标可分为：①平面商标，包括单一的文字商标、图形商标、数字商标以及文字与图形的组合商标；②立体商标，商品或其包装的外形或者表示服务特征的外形组成的商标，如三精葡萄糖酸钙的"蓝瓶"包装。

2. 根据商标的使用对象　按商标使用对象，药品商标可分为：①商品商标，如"汇仁"牌乌鸡白凤丸、"仲景"牌六味地黄丸；②服务商标，如"开心人"大药房中的"开心人"即为服务商标。

3. 根据商标的知名度　药品商标可分为：①知名商标，指由市级工商行政管理部门认可，在该行政区域范围内具有较高声誉和市场知名度的商标；②著名商标，指由省级工商行政管理部门认可的，在该行政区划范围内具有较高声誉和市场知名度的商标；③驰名商标，指由国务院工商行政部门认定的在市场上享有较高声誉并为相关公众所熟知的商标。

4. 根据商标的作用功能　药品商标可分为：①集体商标，是指以团体、协会或者其他组织名义注册，供该组织成员在商事活动中使用，以表明使用者在该组织中的成员资格的标志，如"林都北药"即表明商品的经营者或提供者属于伊春市北药开发协会的成员；②证明商标，是指由对某种商品或者服务具有监督能力的组织所控制，而由该组织以外的单位或者个人使用于其商品或者服务，用以证明该商品或者服务的原产地、原料、制造方法、质量或者其他特定品质的标志，如"陇西黄芪""陇西白条党参"。

二、药品商标权的获得

（一）药品商标的形式与内容

1. 商标和注册商标中禁用以下文字、图形

（1）同中华人民共和国的国家名称、国旗、国徽、国歌、军旗、军徽、军歌、勋章等相同或者近似的，以及同中央国家机关的名称、标志、所在地特定地点的名称或者标志性建筑物的名称、图形相同的。

（2）未同外国的国家名称、国旗、国徽、军旗等相同或者近似的，但经该国政府同意的除外。

（3）同政府间国际组织的名称、旗帜、徽记等相同或者近似的，但经该组织同意或者不易误导公众的除外。

（4）与表明实施控制、予以保证的官方标志、检验印记相同或者近似的，但经授权的除外。

（5）同"红十字""红新月"的名称、标志相同或者近似的。

（6）带有民族歧视性的。

（7）带有欺骗性，容易使公众对商品的质量等特点或者产地产生误认的。

（8）有害于社会主义道德风尚或者有其他不良影响的。

县级以上行政区划的地名或者公众知晓的外国地名，不得作为商标。但是，地名具有其他含义或者作为集体商标、证明商标组成部分的除外；已经注册的使用地名的商标继续有效。

2. 下列标志不得作为商标注册

（1）仅有本商品的通用名称、图形、型号的。

（2）仅直接表示商品的质量、主要原料、功能、用途、重量、数量及其他特点的。

（3）缺乏显著特征的。

（二）药品商标的注册审批

1. 主管部门 根据我国《商标法》规定，国家工商行政管理总局商标局统一办理全国商标注册工作。商标局对每一件商标注册申请，依照《商标法》的规定程序进行审查，对符合注册商标条件的，方予注册。国务院工商行政管理部门设立商标评审委员会，负责处理商标争议事宜。

2. 药品商标的审批程序

（1）提交申请 商标注册申请人应当按规定的商品分类表填报使用商标的商品类别和商品名称，提出注册申请，提交商标图样，附送有关证明文件，缴纳申请费用。

（2）形式审查 申请手续齐备并按照规定填写申请文件的，商标局发给"受理通知书"；申请手续基本齐备或者申请文件填写基本合格，但需补正的，商标局发给"商标注册申请补正通知书"；申请手续不齐或申请文件填写不合格，发"不予受理通知书"，予以退回。

（3）实质审查 商标局查核申请商标是否有显著性，是否符合商标法律法规的注册规定，如果审核通过，进入初审公告阶段。

（4）初审公告 对经审查后初步审定的商标，由商标局进行为期3个月的初审公告，若无人提出异议，该商标即可以成功注册。

（5）核准注册 初审公告期若无异议或经裁定异议不成立的，由国家商标局核准注册，发给商标注册证，并在《商标公告》上予以公告。

（三）药品商标权的主要内容

商标持有人在取得注册商标后，对该商标享有以下一些权利：

1. 专有使用权 是指药品商标专有权人对自己注册的商标在法律规定范围内的专有使用、不受他人侵犯的权利。

2. 禁止权 是指商标权人有禁止他人未经许可使用其注册商标，或以其他方式侵犯其商标专有权的权利。

3. 转让权 是指药品商标权人在法律允许的范围内，将其注册商标有偿或无偿转让的权力，转让注册商标的，转让人与受让人应当签订转让协议，并共同向商标局提出申请。

4. 许可权 是指商标权人以收取使用费为代价，通过合同的方式许可他人使用其注册商标的权力。

三、药品商标权的保护

（一）商标权的保护范围与期限

1. 商标权的保护范围　注册商标专用权的保护，以核准注册的商标和核定使用的商品为限。

2. 商标权的保护期限　注册商标的有效期为 10 年，自核准注册之日起计算。注册商标有效期满，需要继续使用的，商标注册人应当在期满前 12 个月内按照规定办理续展手续；在此期间未能办理的，可以给予 6 个月的宽展期。每次续展注册的有效期为 10 年，自该商标上一届有效期满次日起计算。期满未办理续展手续的，注销其注册商标。

（二）药品商标侵权的认定

有下列行为之一的，均属侵犯注册商标权的行为：

①未经商标注册人的许可，在同一种商品上使用与其注册商标相同的商标的。

②未经商标注册人的许可，在同一种商品上使用与其注册商标近似的商标，或者在类似商品上使用与其注册商标相同或者近似的商标，容易导致混淆的。

③销售侵犯注册商标专用权的商品的。

④伪造、擅自制造他人注册商标标识或者销售伪造、擅自制造的注册商标标识的。

⑤未经商标注册人同意，更换其注册商标并将该更换商标的商品又投入市场的。

⑥故意为侵犯他人商标专用权行为提供便利条件，帮助他人实施侵犯商标专用权行为的。

⑦给他人的注册商标专用权造成其他损害的。

（三）药品商标侵权行为人的法律责任

药品商标侵权发生时，侵权行为人应承担的法律责任主要有三种责任，即行政责任、民事责任、刑事责任。

1. 行政责任　对医药商标侵权行为，工商行政管理部门有权责令侵权行为人停止侵权行为，没收、销毁侵权商品和主要用于制造侵权商品、伪造注册商标标识的工具，罚款等。

2. 民事责任

①停止侵权：医药商标侵权行为人应该根据工商行政管理部门的处理决定或者人民法院的裁判，立即停止正在实施的侵权行为并销毁侵权商品。

②赔偿损失：侵犯商标专用权的赔偿数额，按照权利人因被侵权所受到的实际损失确定；实际损失难以确定的，可以按照侵权人因侵权所获得的利益确定；权利人的损失或者侵权人获得的利益难以确定的，参照该商标许可使用费的倍数合理确定。

③消除影响：在侵权者实施侵权行为给注册商标持有人在市场上的商誉造成损害时，侵权者就应当采用适当的方式承担消除影响的法律责任。

3. 刑事责任　有下列情形之一构成犯罪，除赔偿被侵权的人损失外，依法追究刑事责任：

①未经商标注册人许可，在同一种商品上使用与其注册商标相同的商标。

②伪造、擅自制造他人注册商标标识或者销售伪造、擅自制造的注册商标标识。

③销售明知是假冒注册商标的商品。

第四节　医药著作权、商业秘密与未披露数据的保护

一、医药著作权

（一）著作权的概念与特征

1. 著作权的概念　著作权，亦称版权，是指作者或其他著作权人依法对文学、艺术或科学作品所享有的各项专有权利的总称。这些专有权利主要包括各项人身权利和财产权利。

著作权人的人身权主要有发表权、署名权、修改权和保护作品完整权；著作权人的财产权主要有复制权、表演权、广播权、展览权、发行权、改编权、翻译权、汇编权、摄制权、出租权、信息网络传播权、放映权等。

2. 著作权的特征　著作权作为知识产权中的一种，除了具有知识产权的一般特征外，还具有以下特征：

（1）主体范围的广泛性　与专利权、商标权相比较，著作权主体的范围更加广泛，根据我国《著作权法》的规定，自然人、法人、非法人单位以及国家都可以成为著作权的主体。同时，由于法律对著作权主体的限制并不严格，因此，未成年人和外国人都可以成为著作权的主体。

（2）客体的多样性和广泛性　作为著作权客体的作品的表现形式多种多样，范围十分广泛，包括文字作品、口头作品、音乐作品、戏曲作品、曲艺作品、舞蹈作品、美术作品、计算机软件、民间文学艺术作品等，比专利权、商标权的客体种类多，范围广。

（3）内容的丰富性和复杂性　著作权中所包含的人身权和财产权方面的具体内容比较多，从人身权上看，主要有署名权、发表权、修改权、保护作品完整权等；从财产权上看，主要有复制权、发行权、获得报酬权、演绎权等。同时，由著作权客体的多样性和广泛性所决定，不同的著作权的内容又不尽相同，具有复杂性。

（4）产生和保护的自动性　现代各国著作权法大多对著作权采取"创作保护主义"的原则，即作品一经创作产生，不论是否发表，著作权即自动产生，开始受著作权法保护，与须经国家主管机关审查批准方能得到法律保护的专利权、商标权不同。

（二）医药著作权的主要表现形式

跟医药相关的著作权类知识产权主要有：①由医药企业或人员创作或提供资金、资料等创作条件或承担责任的医药类百科全书、年鉴、辞书、教材、文献、期刊、摄影、录像等作品的著作权和邻接权，如《药事管理学》教学课件、医药百科全书等；②涉及医药计算机软件或多媒体软件，如药物信息咨询系统、药厂GMP管理系统等；③药品临床前研究产生的实验数据和药品临床研究产生的试验数据。

（三）医药著作权的保护

1. 医药著作权的取得　我国在著作权取得问题上采取了自动取得制度。《著作权法》第二

条规定："中国公民、法人或者其他组织的作品，不论是否发表，依照本法享有著作权。"也就是说，著作权自作品完成创作之日起产生，并受著作权法的保护。对于外国人的作品，如果首先在中国境内发表，依照《著作权法》享有著作权，外国人在中国境外发表的作品，根据其所属国同中国签订的协议或者共同参加的国际条约享有的著作权，受我国《著作权法》的保护。

2. 医药著作权的保护期

（1）著作人身权的保护期限 作者的署名权、修改权、保护作品完整权的保护期不受限制。

（2）公民作品的著作财产权保护期 公民的作品，其发表权及著作财产权的保护期为作者终生及其死亡后 50 年，截止于作者死亡后第 50 年的 12 月 31 日；如果是合作作品，截止于最后死亡的作者死亡后第 50 年的 12 月 31 日。

（3）法人作品和职务作品的著作财产权保护期 法人或者其他组织的作品、著作权（署名权除外）由法人或者其他组织享有的职务作品，其发表权及著作财产权的保护期为 50 年，截止于作品首次发表后第 50 年的 12 月 31 日，但作品自创作完成后 50 年内未发表的，不再保护。

（4）电影作品和以类似摄制电影的方法创作的作品、摄影作品的保护期 电影作品和以类似摄制电影的方法创作的作品、摄影作品的发表权及著作财产权的保护期为 50 年，截止于作品首次发表后第 50 年的 12 月 31 日，但作品自创作完成后 50 年内未发表的，不再保护。

3. 医药著作权侵权行为的认定 根据《著作权法》第四十六条、第四十七条的规定，医药著作权的侵权行为可以归纳为以下几种。

（1）擅自发表他人作品 未经作者同意，即公开作者没有公开过的作品的行为。

（2）歪曲、篡改他人作品 即未经作者同意，以删节、修改等行为破坏作品的真实含义的行为。

（3）侵占他人作品 即未经合作作者的许可，将与他人合作创作的作品当作自己单独创作的作品发表的行为。

（4）强行在他人作品上署名 指自己未参加作品的创作，却以种种不正当的手段在他人创作发表的作品上署名。

（5）擅自使用他人的作品 是指未经著作权人的许可，又无法律上的规定而使用他人作品。

（6）拒付报酬 是指使用他人的作品，而未按规定支付报酬的行为。

（7）剽窃他人的作品 是指将他人的作品当作自己创作的作品发表的行为。

（8）侵犯专有出版权和版式设计权 专有出版权是指出版单位通过与作者订立合同，而在约定的期限或地域内获得出版作者作品的一种专有权利。专有出版权受法律保护，任何人不得出版同一作品。

（9）制作、出售假冒他人署名的作品 无论是何种方式假冒他人的署名，只要未经他人同意，以营利为目的，即构成侵权。

（10）侵犯邻接权 指侵犯表演者、录音、录像制作者权和广播电视组织权。

（11）其他除上述 10 种侵权行为之外，下列行为也应属于侵权行为 未经著作权人或者著作权有关权利人的许可，故意避开或者破坏权利人为其作品、录音录像制品等采取的保护著作权或者著作权有关的权利的技术措施的；未经著作权人或者与著作权有关的权利人许可，故意删除或者改变作品、录音录像制品等的权利管理电子信息的。

NOTE

4. 著作权侵权行为人的法律责任 著作权侵权行为发生时，著作权侵权行为人应承担以下法律责任。

（1）民事责任 ①停止侵害，即责令正在实施侵害他人著作权的行为人立即停止其侵权行为。无论侵权行为人主观上有无过错，只要在客观上构成了侵权行为，都应立即停止。②消除影响，即责令侵权行为人在一定范围内澄清事实，以消除人们对权利受害人或其作品的不良印象。一般侵权行为人在多大范围内给著作权人造成不利影响和损害，就应在多大范围内消除影响。③公开赔礼道歉，即责令侵权行为人在一定的范围内，向受害人公开承认错误，表示歉意。具体方式有登报道歉、在公开场所声明、借助其他媒体表示歉意等。侵权行为人拒绝道歉的，人民法院可以强制执行。④赔偿损失，即责令侵权行为人以自己的财产弥补受害人因其侵权行为而造成的损失。《著作权法》第四十八条规定：侵犯著作权或者与著作权有关的权利的，侵权人应当按照权利人的实际损失给予赔偿；实际损失难以计算的，可以按照侵权人的违法所得给予赔偿。赔偿数额还应当包括权利人为制止侵权行为所支付的合理开支。权利人的实际损失或者侵权人的违法所得不能确定的，由人民法院根据侵权行为的情节，判决给予 50 万元以下的赔偿。

（2）行政责任 对于我国《著作权法》第四十七条规定的侵权行为，著作权行政管理机关可视其情节，分别给予没收违法所得，没收、销毁侵权复制品，处以罚款及没收主要用于制作侵权复制品的材料、工具、设备等。著作权行政管理部门可以处非法经营额 3 倍以下的罚款；非法经营额难以计算的，可以处 10 万元以下的罚款。

（3）刑事责任 侵权行为人因其侵犯著作权的行为触犯《刑法》，构成侵犯著作权罪的，依照《刑法》应承担相应的刑事责任。

二、医药商业秘密

（一）商业秘密

1. 商业秘密的定义 《中华人民共和国反不正当竞争法》第十条规定："本法所称商业秘密，是指不为公众所知悉，能为权利人带来经济利益，具有实用性并经权利人采取保密措施的技术信息和经营信息。"

2. 药品商业秘密的定义 药品商业秘密是指药品生产、经营企业不为公众知悉的，能为本企业带来经济利益，具有实用性，而且经本企业采取保密措施的技术信息和经营信息。

（二）医药商业秘密特征

从医药商业秘密的定义可以概括出医药商业秘密的主要特征，具体如下。

1. 秘密性 医药商业秘密首先必须是处于秘密状态、不可能从公开的渠道所获悉的信息。即不为所有者或所有者允许知悉范围以外的其他人所知悉，不为同行业或者该信息应用领域的人所普遍知悉。

2. 经济性 即医药商业秘密具有独立的实际或潜在的经济价值和市场竞争价值，能给权利人带来经济效益或竞争优势。医药商业秘密的权力人因掌握商业秘密而拥有竞争优势，并能带来一定的经济利益。

3. 实用性 医药商业秘密必须是一种现在或者将来能够用于生产经营或者对生产经营有用的具体的技术方案和经营策略。不能直接或间接使用于生产经营活动的信息不具有实用性，不属于商业秘密。实用性与经济性具有密切的关系，缺乏实用性的信息则无经济性可言。

4. 保密性 即权利人采取保密措施，包括订立保密协议，建立保密制度及采取其他合理的保密手段。只有权利人采取了能够明示其保密意图的措施，才能成为法律意义上的商业秘密。

上述 4 个特征，是医药商业秘密缺一不可的构成要件。只有同时具备 4 个特征的技术信息和经营信息，才属于商业秘密。

（三）医药商业秘密的类型与内容

根据我国《反不正当竞争法》的相关规定，医药商业秘密可分为两大类，即医药技术秘密和医药经营秘密。

1. 医药技术秘密 即医药技术信息，它是指与医药产品的生产制造过程相关的技术诀窍或秘密技术，只要这种信息、技术知识等是未公开的，能给权利人带来经济利益，且已经权利人采取了保密措施，均属于技术秘密的范畴。其主要内容有：

（1）产品信息 企业自行研究开发的新药，在既没有申请专利，也还没有正式投入市场之前，尚处于秘密状态，它就是一项商业秘密。即使药品本身不是秘密，它的组成部分或组成方式也可成为商业秘密。

（2）配方 医药产品的工业配方、化学配方、药品配方等是医药商业秘密的一种常见形式，其中各种含量的比例也可成为商业秘密，这种情况在中药配方中更为多见。

（3）工艺程序 有时几个不同的设备，尽管其本身属于公知范畴，但经特定组合，产生新工艺和先进的操作方法，也可能成为商业秘密。如药品的化学合成工艺、制剂工艺、消毒工艺、包装工艺等。

（4）机器设备的改进 在公开的市场上购买的机器、制药设备不是商业秘密，但是经公司的技术人员对其进行技术改进，使其更具多用途或更高效率，那么这个改进也可以是商业秘密。

（5）研究开发的有关文件 记录了研究和开发活动内容的文件，这类文件就是商业秘密。如蓝图、图样、实验结果、设计文件、技术改进后的通知、标准件最佳规格、检测原则、质量控制参数等，都可以成为商业秘密。

2. 医药经营秘密 经营秘密即未公开的经营信息，它是指与药品的生产、经营销售有关的保密信息，主要包括未公开的与公司各种经营活动有关联的内部文件、产品的推销计划、进货渠道、销售网络、管理方法、市场调查资料、标底、标书内容、客户情报等。概括起来，医药经营秘密主要包括以下三方面。

（1）与公司各种经营活动有关联的内部文件 主要是指医药公司在生产经营活动中产生的许多有关联的文件，如市场调研报告，产品的采购计划、产品的推销计划，供应商清单，拟采用的销售方式、方法，会计财务报表，利益分配方案，对外业务合同以及经营主体的远景目标和近期发展计划、投资意向等资料。

（2）客户情报 主要包括客户名单、销售渠道、协作关系、货源情报、产销策略，招投标中的标底、标书内容等信息。这些资料是医药企业通过经营、人力、财力、物力建立起来的宝贵的无形资产，是公司极为重要的经营秘密。

（3）管理技术 主要是指独特有效的、为医药企业所独具的管理企业的经验，如企业组织形式、库存管理办法、劳动组织结构、征聘技巧等，特别是医药企业为实施企业的方针战略所制定的一系列的标准操作规程、人员培训方法、技术业务档案管理办法等。

（四）医药商业秘密的保护方式

我国对医药商业秘密的保护主要采取法律保护和权利人自我保护两种方式。

1. 法律保护　法律通过对非法侵害他人商业秘密的行为依法追究法律责任的方式来保护商业秘密权。目前我国还没有专门的商业秘密保护立法，有关商业秘密保护的规定分散在《合同法》《民法通则》《劳动法》等法律法规中。

我国相关法律规定的侵犯商业秘密行为的法律责任，包括民事违约责任、民事侵权责任、行政责任和刑事责任四种。一般说来，侵犯商业秘密行为应当主要承担民事违约责任和民事侵权责任。当侵犯商业秘密行为构成不正当竞争行为时，依法还应当承担行政责任。情节严重、构成犯罪时，则应当承担刑事责任。

2. 自我保护　医药企业应当把保护商业秘密纳入企业的管理体系中，通过采取以下措施进行保护：①企业内部设立专门的商业秘密管理机构；②与涉及商业秘密的人员签订保密合同以及竞业限制协议；③在具体的管理上实行分级管理；④定期对涉及商业秘密的人员进行培训，灌输保护商业秘密的意识，提高他们保护商业秘密的能力等。

三、医药未披露数据的保护

为了证明药物安全、有效和质量可控，新药在进行临床前研究和临床试验的过程中通常会产生一些实验数据，这些数据是药品监督管理部门授权新药上市销售的主要依据，对新药的审批非常关键。在新药研发风险大、投资高的背景下，一旦新药研发者的数据被仿制药公司所利用，将对新药研发者造成不可预估的损失。目前，我国新药研究开发正处于从仿制向创新转变的阶段，故对研发过程中产生的数据的保护就显得尤其重要。

（一）医药未披露数据的定义和内容

1. 医药未披露数据的定义　医药未披露数据是指在含有新型化学成分药品注册过程中，申请者为获得药品生产批准证明文件向药品注册管理部门提交的关于药品安全性、有效性、质量可控性的未披露的试验数据。

2. 医药未披露数据的内容　医药未披露数据来源于药品研发过程中的临床前研究和临床试验，主要涉及三部分内容：

（1）针对试验系统试验数据　包括动物、细胞、组织、器官、微生物等试验系统的药理、毒理、动物药代动力学等试验数据。

（2）针对生产工艺流程、生活设备与设施、生产质量控制等研究数据　包括药物的合成工艺、提取方法、理化性质及纯度、剂型选择、处方筛选、制备工艺、检验方法、质量指标、稳定性；中药制剂还包括原药材的来源、加工及炮制等；生物制品还包括菌毒种、细胞株、生物组织等起始材料的质量标准、保存条件、遗传稳定性及免疫学等研究数据。

（3）针对人体的临床试验数据　包括通过临床药理学、人体安全性和有效性评价等获得人体对于新药的耐受程度和药代动力学参数、给药剂量等试验数据。

（二）医药未披露数据的特征

1. 医药未披露数据不具有独占性　医药未披露的试验数据保护不禁止其他申请人自行独立获取的该数据，如果其他申请人能够独立地获取该数据，那其也可以合法地使用该数据，故医药未披露数据不具有独占性。

2. 医药未披露数据获得的途径不具备创新性　《药品管理法实施条例》中规定，"生产或销售含有新型化学成分药品"中的"新"并不是应用创新方法而获得的信息，而是一个注册性概念，只要生产者或销售者提交的化学活性成分是未经注册的即是新的。

（三）医药未披露数据保护的含义及法律依据

1. 医药未披露数据保护的含义　医药未披露数据保护是指对未在我国注册过的含有新型化学成分药品的申报数据进行保护，在一定的时间内，负责药品注册的管理部门和药品仿制者既不能披露也不能依赖该新药研发者提供的证明药品安全性、有效性、质量可控性的试验数据。

2. 医药未披露数据保护的法律依据

（1）与保护有关的国际公约　关于医药未披露数据保护，《TRIPS 协议》第三十九条第三款规定："当成员国要求以提交未披露过的试验数据或其他数据作为批准使用了新化学成分的药品或者农业化学产品上市的条件，如果该数据的原创活动包含了相当的努力，则该成员国应对该数据提供保护，以防止不正当的商业使用。同时，除非出于保护公众的需要，或已采取措施确保该数据不会被不正当地投入商业使用，各成员国均应保护这些数据，以防止其被泄露。"

（2）与保护有关的行政法规　根据《TRIPS 协议》，我国政府制定了与药品未披露的试验数据保护相关的行政法规。《药品管理法实施条例》第三十五条做了详细规定："国家对获得生产或者销售含有新型化学成分药品许可的生产者或者销售者提交的自行取得且未披露的试验数据和其他数据实施保护，任何人不得对该未披露的试验数据和其他数据进行不正当的商业利用，除公共利益需求或已采取措施确保该类数据不会被不正当地进行商业利用。自药品生产者或者销售者获得生产、销售新型化学成分药品的许可证明文件之日起 6 年内，对其他申请人未经已获得许可的申请人同意，使用前款数据申请生产、销售新型化学成分药品许可的，药品监督管理部门不予许可；但是，其他申请人提交自行取得数据的除外。"这与美国对医药未披露数据实施的分类、分期保护方法有所不同。

（3）与保护有关的部门规章　2007 年 10 月 1 日起实施的《药品注册管理办法》对未披露试验数据的保护制度进一步予以明确。规定，即对获得生产或者销售含有新型化学成分药品许可的生产者或者销售者提交的自行取得且未披露的试验数据和其他数据，国家食品药品监督管理局自批准该许可之日起 6 年内，对未经已获得许可的申请人同意，使用其未披露数据的申请不予批准；但是申请人提交自行取得数据的除外。

【课后案例】

桂林中辉成功逆袭美国强生

作为世界规模最大的医疗器材及医药卫生产品公司之一，强生公司自 2006 年起就一直紧盯着我国桂林中辉生物技术有限公司（下称桂林中辉）不放，一口咬定主打生产医用生化检测系列试剂的桂林中辉侵犯了其所持有的"ONETOUCH"商标专用权。

涉案"ONETOUCH"商标是强生公司于 2002 年 11 月向商标局提出注册申请，核定使用商品为第 5 类血糖监测仪检测试纸条。除此之外，强生公司还在第 10 类血糖监测仪商品、第 5 类血糖监测仪用检测试纸条商品上分别注册了"ONETOUCH"商标及图。

2002 年，桂林中辉经过刻苦攻关终于研发了拥有自主知识产权的血糖试纸，并获得广西壮族自治区药品监督管理局颁发的《中华人民共和国医疗器械注册证》，合法生产配用于包括美国强生 ONETOUCH 系列血糖仪在内的血糖试纸。

2007 年 8 月，假冒强生公司注册商标一案在上海开审。上海市普陀区人民法院刑事判决书认定桂林中辉不存在任何不当行为。

2007 年 10 月，强生公司又向桂林市公安局报案，称桂林中辉在血糖试纸上印制 ONE TOUCH 说明文字，假冒其注册商标。桂林公安机关在近 2 年的侦查过程中，对包括桂林中辉总经理及生产经营骨干在内的 7 名公司员工实施刑事拘留，并同时查封公司经营账户，扣押大量财物。

在此情况下，2011 年 12 月，桂林中辉法律顾问黄云中以个人名义向商评委提出商标争议，请求撤销强生公司的"ONETOUCH"商标。黄云中认为，英文短语"ONE TOUCH"意为"简单操作的（一触即成的）"，正是对光电血糖试纸"一触即可"简单检测方法显著特点的贴切描述。而争议商标"ONETOUCH"与英文短语"ONE TOUCH"仅相差一个空格，指定使用在血糖检测仪用试纸条商品上，属于对仅仅直接表示商品使用方法、操作功能等特点字词的不正当注册行为。另外，黄云中表示，桂林中辉早在 2002 年初就成功研发了具有自主知识产权的光电法血糖试纸，这一时间早于争议商标申请日，并早于强生公司声称的最早商业使用时间。

商评委经审理认为，争议商标"ONETOUCH"指定使用的商品为血糖监测仪用检测试纸条，而强生公司主张的"ONETOUCH"商标与黄云中主张的"ONE TOUCH"标识的唯一区别在于两单词之间的空格，一般消费者以普通注意力很难将二者区分，上述两词组应属于近似标识。

根据双方提交的证据，商评委认为，桂林中辉使用"ONE TOUCH"标识的时间早于强生公司的商标申请时间，而且，强生公司提供的证据不能证明"ONETOUCH"标识与强生公司产生唯一对应的紧密联系，该标识仅直接表示了商品的特点。

综上，商评委撤销了强生公司持有的"ONETOUCH"商标，桂林中辉成功逆袭强生公司。

【思考】

医药企业应该如何做好知识产权保护？

【思考题】

1. 联系实际，试阐述对药品进行知识产权保护的重大意义。
2. 简述药品专利的类型及授予条件。
3. 简述药品商标的特征及其主要分类。
4. 简述医药著作权的主要表现及主要保护措施。
5. 医药商业秘密的构成要件是什么？应如何对医药商业秘密进行保护？
6. 简述医药未披露数据的内容及特征。

NOTE

第十四章 药师与药学服务管理

【学习目标】

1. 掌握：执业药师的职责；药学服务内容；药学服务方法。

2. 熟悉：药师职业道德；药师管理；执业药师资格考试；执业药师注册管理；执业药师继续教育管理。

3. 了解：执业药师的法律责任；药学服务管理；美国、英国、德国、日本等药学服务现况。

【引导案例】

提升药学服务水平 关爱公众健康品质——执业药师倡议书

全国的执业药师朋友们：

我是执业药师，你是执业药师，我们有数十万名同仁。我们是药学专业技术人员，我们都是药学服务工作者，服务他人、造福大众，是我们义不容辞的责任！在国际上，执业药师制度已经成为非常科学、健全和社会认可的一项公共制度，执业药师普遍受到民众的拥戴和尊敬，执业药师是一份神圣的职业。

社会在发展，时代会变迁，文明要进步，人们对健康身体的追求和美好生活的期盼，必将日益高涨。我国已经全面启动推进和发展健康服务产业，这是一项长期的战略性工程，是普惠大众的伟大事业。我们执业药师一定要珍惜自己的身份，尊重自己的职业，热爱自己的岗位，要在开展优良药学服务的实践中，自觉学习医药学知识，主动知晓药事管理与法规，不断提升自己的执业技能和服务水平。社会各界朋友和执业药师同仁们，药品是用于防病治病和康复保健的特殊商品。在社会药店和医院药房，发挥好执业药师的专业优势和作用，已经成为一种社会责任与公道，更是创新社会管理、搞好公共服务之必然。我们必须转变执业理念，努力追求更高标准的执业水平。执业药师不是普通的营业员，要在开展临床药学和药学服务中，担当起帮助和指导人们合理用药、安全用药的责任，肩负起社会的使命。同时，不能再把药店当成普通的药品卖场，应当使其成为满足公众健康需要的医疗服务场所。执业药师保安全，公众健康任在肩。在此，我们发起倡议：从我做起，从现在做起，从我们各自所在的单位做起，让大家积极行动起来，投身到开展优良药学服务的实践中，展现执业药师的岗位风采，实现自己的人生价值。我们要遵守职业道德与规范，真心为消费者服务，学会善于引导和帮助患者树立正确的自我药疗和安全用药常识。我们要加强自我宣传，建立专业的公众形象，在疾病预防、用药指导、咨询服务、慢病管理和促进健康等方面有所作为，让社会认可我们的价值。

让我们携起手来，同心同德、精益求精，真正成为老百姓的专业顾问和健康使者！

【思考】

执业药师的职业道德准则和执业药师的职责有哪些？

NOTE

第一节　药师管理概述

一、药师

（一）药师的定义

药师（pharmacist）的定义在不同时代、不同国家有着不尽相同的含义。美国的韦氏词典（Webster）将"药师"定义为"从事药学的人"，美国《州药房法》对"药师"的定义是指"州药事管理委员会正式发给执照并准予从事药房工作的个人"。英国《药品法》规定："药师是指领有执照，可从事调剂或独立开业的人。"中国《辞海》定义药师："指受过高等药学教育或在医疗预防机构、药事机构和制药企业从事药品调剂、制备、检定和生产等工作并经卫生部门审查合格的高级药学人员。"综上所述，药师泛指受过药学专业或相关专业高等教育，经过行业管理部门及人事部门资格审核同意，从事药学方向技术工作的人员。

（二）药师的分类

从不同的角度，药师可划分为不同的类别。

根据工作领域的不同可分为：医院药房药师、社会药房药师、药品生产企业药师、药品销售公司药师、药品研发机构药师、药品监督管理药师。

根据职称的不同分为：药师（初级职称）、主管药师（中级职称）、副主任药师和主任药师（高级职称）。

根据所学专业不同可分为：西药师、中药师、临床药师。

根据是否拥有药房所用权分为：开业药师、被聘任药师。

二、药师的职业道德

药师的职业道德关系到现代药学事业的发展，关系到人民用药安全和生命安危，加强药师职业道德建设应作为药师队伍建设中的一项重要任务贯穿于整个药学教育中。

（一）职业道德概念

职业道德是指从事一定职业的人们在职业生活中所应遵循的道德规范以及与之相适应的道德观念、情操和品质。它是人们同社会中其他成员发生联系的过程中逐渐形成和发展起来的。职业道德是整个社会道德的重要组成部分，也是个人道德的重要内容。

药师职业道德反映了药事组织的社会责任，涵盖了药品研发、生产、经营、使用、价格、广告、药品检验等过程中药师的社会责任。

（二）药学职业道德规范

1. 药学职业道德的基本原则　药学职业道德基本原则是从事药品研究、生产、经营、使用和监督管理等药学人员在药学领域活动和实践中应遵循的指导原则。药学职业道德的基本原则应是：以病人为中心，为人群防病治病提供安全、有效、经济、合理的优质药品和药学服务，实行人道主义。

2. 药学职业道德规范的基本内容　文明礼貌，遵守社会公德；慎言守密，对工作、对事

NOTE

业极端负责；爱岗敬业，对技术精益求精；团结协作，共同为人民健康服务；坚持社会效益和经济效益并重；遵纪守法，廉洁奉公。

药学职业道德规范是判断药师、药学技术人员行为是非、善恶的标准，是药师、药学技术人员在药事实践中形成的一定道德关系的反映和概括。

3. 药学职业道德规范的具体内容

（1）药学工作人员对服务对象的职业道德规范

①仁爱救人，文明服务：药学工作人员对服务对象一定要有仁爱之心，同情、体贴患者疾苦，对患者、服务对象极端负责，应做到不是亲人胜似亲人，无论在药品的科研还是生产实践中，都应该始终把人民的利益放在至高无上的地位，尊重患者，尊重服务对象的人格，一视同仁，满腔热情地为患者、服务对象服务。

②严谨治学，理明术精：药学是一门科学，药学工作人员要以科学的"求真"态度对待药学实践活动。任何马虎或弄虚作假的行为不仅仅会有损科学的尊严，还可能危害人们的生命健康，造成极为严重的后果。

③济世为怀，清廉正派：药学事业是一项解除患者痛苦，促进人体健康的高尚职业。药学工作者在工作中应当抵制各种诱惑，一心一意只为患者的健康服务；不能利用自身在专业上的优势欺诈患者，谋取私利。

（2）药学工作人员对社会的职业道德规范

①坚持公益原则，维护人类健康：药学工作人员在实践中运用自己掌握的知识和技能为患者、服务对象工作的同时，还肩负着对社会公共利益的维护责任。药学工作人员应坚持做到对服务对象负责与对社会负责的高度统一。

②宣传医药知识，承担保健职责：药品的应用不仅在于治疗疾病，还特别强调预防疾病发生的作用。提高人口质量和生命质量已成为医药人员的社会职责。为确保药品对人的健康既不构成威胁又能起到治疗、保健的作用，要求医药人员必须自觉履行向社会宣传医药知识，实现社会公众的合理用药。

（3）药学工作者同仁间的职业道德规范

①谦虚谨慎，团结协作：谦虚的态度是一切求知行为的保障。药学工作者要孜孜不倦地钻研业务知识，以谦虚谨慎的态度向任何对象学习。同时，谦虚也是团结协作的基础。现代药学已经分化出众多的学科，现代药学工作的开展已经离不开各学科之间的精诚合作，唯有合作才能促进药学事业的长足发展。

②勇于探索创新，献身医药事业：解除人类疾病之痛苦，不断满足广大人民群众日益增长的对健康的需求，不断在科学发展的道路上探索新理论、新技术、新产品是药学工作人员的使命和职责。在科研过程中要全身心地献身于药学科学事业，追求至善至美的境界。

（三）药师的职业道德准则

药师的职业道德是调节和正确处理药师与病人或服务对象之间、药师与社会之间以及药师之间关系的行为规范的总和。药师对人们的健康和生命有着特殊的关系。因此，为了保证病人的健康和生命安全，特别需要药师有高尚的道德水准。

1. 药师职业道德基本内容　药师职业道德准则的基本内容包括 3 个方面：

（1）对药师自身的责任

　　爱岗敬业，尽职尽责。认真负责，实事求是。

　　尊重科学，精益求精。不为名利，廉洁正直。

（2）对病人、社会的责任

　　保证质量，满足需求。关爱病人，热忱服务。

　　一视同仁，平等对待。尊重人格，保护隐私。

（3）药师之间的关系

　　相互尊重，平等相待。团结协作，紧密配合。

　　互相关心，维护集体荣誉。共同努力，发展药学科学。

2. 中国执业药师职业道德准则　　执业药师在遵守一般性的药学职业道德规范和药师职业道德准则的基础上，还应遵守与自己的执业活动有关的更具体的道德准则。

2006年10月18日，中国执业药师协会发布实施《中国执业药师职业道德准则》。规定的执业药师职业道德要求共有五项，具体内容如下：①救死扶伤，不辱使命：执业药师应当将患者及公众的身体健康和生命安全放在首位，以我们的专业知识、技能和良知，尽心尽职尽责为患者及公众提供药品和药学服务。②尊重患者，一视同仁：执业药师应当尊重患者或者消费者的价值观、知情权、自主权、隐私权，对待患者或者消费者应不分年龄、性别、民族、信仰、职业、地位、贫富，一律平等相待。③依法执业，质量第一：执业药师应当遵守药品管理法律、法规，恪守职业道德，依法独立执业，确保药品质量和药学服务质量，科学指导用药，保证公众用药安全、有效、经济、合理。④进德修业，珍视声誉：执业药师应当不断学习新知识、新技术，加强道德修养，提高专业水平和执业能力；知荣明耻，正直清廉，自觉抵制不道德行为和违法行为，努力维护职业声誉。⑤尊重同仁，密切协作：执业药师应当与同仁和医护人员相互理解，相互信任，以诚相待，密切配合，建立和谐的工作关系，共同为药学事业的发展和人类的健康奉献力量。

三、药师管理

（一）卫生专业技术系列药师管理

《药品管理法》《药品管理法实施条例》和《医疗机构药师管理暂行规定》规定，按有关规定依法经过资格认定的药学专业技术人员，方可从事药学专业技术工作，非药学专业技术人员不得从事药学专业技术工作。这里指的"依法经过资格认定的药学专业技术人员"主要是指具备药学系列技术职务。

1. 药学专业技术资格考试组织　　药学技术专业资格考试在卫生部、人事部的统一领导下进行。实行全国统一组织、统一考试时间、统一考试大纲、统一考试命题、统一合格标准的考试制度，原则上每年进行一次。考试日期定于每年10月。

2. 考试资格

（1）参加药学技术专业技术资格考试的人员，应具备下列基本条件：遵守中华人民共和国的宪法和法律；具备良好的医德医风和敬业精神。

（2）参加药学专业初级资格考试的人员，除具备上述基本条件外，还必须具备相应专业中专以上学历。

（3）参加药学专业中级资格考试的人员，除具备基本条件外，还必须具备下列条件之一：①取得药学专业中专学历，受聘担任药师职务满 7 年。②取得药学专业大专学历，从事药师工作满 6 年。③取得相应专业本科学历，从事药师工作满 4 年。④取得相应专业硕士学位，从事药师工作满 2 年。⑤取得相应专业博士学位。

（4）有下列情形之一的，不得申请参加药学专业技术资格的考试：①医疗事故责任者未满 3 年。②医疗差错责任者未满 1 年。③受到行政处分者在处分时期内。④伪造学历或考试期间有违纪行为未满 2 年。⑤省级卫生行政部门规定的其他情形。

3. 考试科目 药学专业初、中级资格考试均设置了"基础知识""相关专业知识""专业知识""专业实践能力"4 个考试科目。分 4 个半天进行，各级别考试原则上采用人机对话的方式。考试成绩有效期为 2 年。所有 4 个科目在 2 年内全部合格者可申请该级专业技术资格。

（二）执业药师制度

为不断加强药师队伍建设，提高药师职业道德和业务素质，切实保护人民生命健康，1994 年 3 月 15 日，人事部、劳动部颁布了《执业药师资格制度暂行规定》，1995 年举行了首次执业药师考试、认定和注册，填补了我国执业药师的空白，我国开始了执业药师管理工作。1999 年 4 月国家人事部和国家药品监督管理局，重新修订了《执业药师资格制度暂行规定》（人发〔1999〕34 号），规定将原来的执业药师和执业中药师合并为执业药师（分为药学和中药学），并将执业药师的实施范围由药品的生产、流通领域扩大到药品的使用领域。随后相继修订发布了《执业药师资格考试实施办法》《执业药师注册管理暂行办法》《执业药师继续教育管理暂行办法》等一系列规范性文件，逐步形成了规范的执业药师资格考试、注册、继续教育和监督管理的体系，执业药师管理工作取得了突破性的进展。

1. 执业药师的定义 执业药师（Licensed Pharmacist）是指经全国统一考试合格，取得《执业药师资格证书》并经注册登记，在药品生产、经营、使用单位中执业的药学技术人员。

2. 执业药师资格考试

（1）考试组织部门 人事部、CFDA 共同负责执业药师资格考试工作，日常管理工作由国家食品药品监督管理局负责。《药品管理法》规定，具体考务工作委托人事部人事考试中心组织实施。

（2）考试性质 执业药师资格考试属于职业准入性考试。实行全国统一大纲、统一命题、统一组织的考试制度，考试成绩合格者，国家发给《执业药师资格证书》，该证在全国范围内有效，表明其具备执业药师的水平和能力，可以在药品生产、经营、使用单位执业。

（3）报考条件 国籍条件：中华人民共和国公民和获准在我国境内就业的其他国籍的人员。专业要求：①药学、中药学专业毕业。②相关专业毕业：包括医学、化学、生物。③工作年限要求：中专学历毕业后工作满 7 年；大专学历毕业后工作满 5 年；本科学历毕业后工作满 3 年；双学位、研究生班毕业后工作满 1 年；硕士学位，从事药学或中药学专业工作满 1 年；取得博士学位（药学、中药学或相关专业）可当年报考。

（4）考试科目 执业药师考试科目：药学专业知识（一），包括药剂学、药物化学、药理学、药物分析；药学专业知识（二），包括临床药物治疗学、临床药理学；药学综合知识与技能；药事管理与法规四个科目。执业中药师考试科目：中药学专业知识（一），包括中药学、中药化学、中药炮制学、中药药剂学、中药药理学、中药鉴定学；中药学专业知识（二），包括临床中药学、中成药学和方剂学；中药综合知识与技能；药事管理与法规四个科目。

（5）考试周期 考试以两年为一个周期，参加全部科目考试的人员须在连续两个考试年度内通过全部科目的考试，方可取得执业药师资格。

3. 注册管理 执业药师实行注册制度，持有《执业药师资格证书》者，在取得《执业药师注册证》后，方可以执业药师身份执业。执业药师按照执业类别、执业范围、执业地区注册。执业类别为药学类、中药学类；执业范围为药品生产、药品经营、药品使用；执业地区为省、自治区、直辖市。执业药师只能在一个执业药师注册机构注册，在一个执业单位按照注册的执业类别、执业范围执业。

（1）申请执业药师注册的条件 申请人必须同时具备下列条件：①取得《执业药师资格证书》；②遵纪守法，遵守职业道德；③身体健康，能坚持在执业药师岗位工作；④经执业单位同意。

（2）注册程序 CFDA为全国执业药师注册管理机构，各省级药品监督管理局为本辖区执业药师注册机构。首次申请人填写《执业药师首次注册申请表》，并按规定提交有关材料；注册机构在收到申请30日内，对符合条件者根据专业类别进行注册；在《执业药师资格证书》中的注册情况栏内加盖注册专用印章；发给国家食品药品监督管理部门统一印制的《执业药师注册证》。

（3）再次注册 执业药师注册有效期为3年，有效期满前3个月，持证者须到原注册机构申请办理再次注册。再次注册必须提交执业药师继续教育学分证明。超过期限，不办理再次注册手续者，其《执业药师注册证》自动失效，并不能再以执业药师身份执业。

（4）执业药师有下列情形之一的，由所在单位向注册机构办理注销注册手续 ①死亡或被宣告失踪的；②受刑事处罚的；③受取消执业资格处分的；④因健康或其他原因不能或不宜从事执业药师业务的。

（5）有下列情况之一者不予注册 ①不具有完全民事行为能力的；②因受刑事处罚，自刑罚执行完毕之日到申请注册之日不满二年的；③受过取消执业药师执业资格处分不满二年的；④国家规定不宜从事执业药师业务的其他情形的。

4. 执业药师继续教育管理 执业药师通过继续教育，不断提高依法执业能力和业务水平，正确地履行其职责。执业药师继续教育由各省级药品监督管理部门组织实施，由批准的执业药师培训机构承担，教育内容要适应执业药师的实际需要，注重科学性、先进性、实用性和针对性。

（1）继续教育实行项目制 执业药师继续教育项目包括培训、研修、学术讲座、学术会议、专题研讨会、专题调研和考察、撰写论文和专著以及单位组织的业务学习等。继续教育项目分为指定、指导和自修三类。指定项目为国家有关政策法规和职业道德等，是执业药师的必修项目；指导项目为药学或相关专业的新理论、新知识、新技术、新方法等，作为选修项目；自修项目为执业药师自行选定的项目，如参加学术会议、专题考察、撰写论文专著及单位组织的业务学习等。

（2）继续教育实行学分制 执业药师每年参加继续教育获取的学分不得少于15学分，注册期3年累计不少于45学分。其中必修和选修内容每年不得少于10学分，自修内容学习可累计获取学分。

NOTE

（3）继续教育实行登记制度　登记内容包括：项目名称、内容、形式、学时学分数、考核结果、日期、举办单位等。《执业药师继续教育登记证书》由国家药品监督管理局统一印制，由执业药师本人保存，经考核合格后，由培训机构在证书上登记盖章，并以此作为再次注册的依据。

5. 执业药师的职责

（1）执业药师必须遵守职业道德，忠于职守，以对药品质量负责、保证人民用药安全有效为基本准则。

（2）执业药师必须严格执行《药品管理法》及国家有关药品研究、生产、经营、使用的各项法规及政策。执业药师对违反《药品管理法》及有关法规的行为或决定，有责任提出劝告、制止、拒绝执行并向上级报告。

（3）执业药师在执业范围内负责对药品质量的监督和管理，参与制定、实施药品全面质量管理及对本单位违反规定的处理。

（4）执业药师负责处方的审核及监督调配，提供用药咨询与信息，指导合理用药，开展治疗药物的监测及药品疗效的评价等临床药学工作。

6. 法律责任

（1）对未按规定配备执业药师的单位，应限期配备，逾期将追究单位负责人的责任。

（2）对涂改、伪造或以虚假和不正当手段获取《执业药师资格证书》或《执业药师注册证》的人员，发证机构应收回证书，取消其执业药师资格，注销注册。并对直接责任者根据有关规定给予行政处分，直至送交有关部门追究法律责任。

（3）对执业药师违反本规定有关条款的，所在单位须如实上报，由药品监督管理部门根据情况给予处分。注册机构对执业药师所受处分，应及时记录在其《执业药师资格证书》中的备注《执业情况》栏内。

（4）执业药师在执业期间违反《药品管理法》及其他法律法规构成犯罪的，由司法机关依法追究其刑事责任。

第二节　药学服务管理概述

一、药学服务内容

药学服务是以病人为中心的主动服务。注重关心或关怀，要求药学人员在药物治疗过程中，关心病人的心理、行为、环境、经济、生活方式、职业等影响药物治疗的各种社会因素。药学服务的内容主要有：

1. 药物供应调配服务　药品供应是药学服务的基础，药品调配是药师为病人提供的最基本、最直接的药学服务工作。药师通过严格审查处方排除药品使用中的配伍禁忌；仔细询问病人的疾病情况和用药史；详细介绍药品知识及药物使用的方法、剂量、不良反应、注意事项等，促进病人合理用药。

2. 药物咨询服务　药学咨询服务是药学技术人员应用所学专业知识面向患者提供与药物

使用有关的服务，以期提高药物治疗的安全性、有效性与经济性，实现改善与提高人类生活质量的理想目标。如医疗单位开设专门的药物咨询服务窗口，解答病人关于药品购买、使用、贮藏、不良反应、禁忌证等问题。

3. 药师临床服务　药师通过参与查房、会诊、抢救、病案讨论等，了解病情，增强医药间的沟通，帮助临床医师选择药物，指导合理用药；推荐和介绍新药及药物信息，及时解答医护人员提出的有关药物治疗、相互作用、配伍禁忌以及药物不良反应等方面的问题，提高医护人员的用药能力；通过询问病情、用药史及药物不良反应等情况，建立药历，对药物治疗的全过程进行监护和处理。向病人宣传合理用药和健康教育知识。

4. 治疗药物监测　在药物动力学原理指导下，应用现代先进的分析技术进行治疗药物监测（TDM），在 TDM 指导下，根据患者的具体情况，监测患者用药全过程，分析药物代谢动力学参数，与临床医师一起制定和调整合理的个体化用药方案，是药物治疗发展的必然趋势，也是药师参与临床药物治疗，提供药学服务的重要方式和途径。

5. 药物利用研究和评价　药物利用研究和评价是对全社会的药品市场、供给、处方及临床使用进行研究，重点研究药物引起的医药的、社会的和经济的后果以及各种药物和非药物因素对药物利用的影响，其目的就是保证用药的合理化。包括医疗方面评价药物的治疗效果以及从社会、经济等方面评价其合理性以获得最大的社会、经济效益。药物利用研究是保证药学服务的指南，药物经济学、循证医学等的评估是提供药学服务、保证合理用药的科学信息基础和决策依据，药物临床评价是指导临床用药，提供药学服务的杠杆。药师结合临床、参与临床药物治疗需要进行药物利用研究和评价。

6. 处方点评　依照卫生部《处方管理办法》和世界卫生组织门诊处方评价指标开展处方点评和处方用药的分析。包括处方的规范性（格式、完整性）和合理性（诊断与用药的适宜性、适应证、给药途径、剂量、疗程、药物相互作用等），每月抽取一定数量的处方，进行点评（处方平均用药品种数、基本药物、抗菌药物、注射药物的使用率等）。

7. 药学科研服务　药学科研服务就是通过实验研究解决临床需要的新剂型、解决临床合理用药、制剂稳定性和质量控制等方面的课题。其研究是以现代药剂学和临床药学为中心，通过药动学、药物相互作用、药理学、遗传药理学（药物基因组学）、制剂稳定性和质量控制等进行深入研究，根据疾病特征和药物临床治疗特点，对现有药物疗效进行再评价，并在此基础上设计新思路，研究更具临床疗效的新药。

8. 药物经济学服务　结合临床疗效，针对某一疾病的治疗方案，从经济学的角度出发，以节约卫生资源、保证质量效果，综合分析评价药物使用的合理性。开展药物经济学服务，以减轻病人经济负担，减免不必要的用药浪费。

9. 药学信息服务　药学信息服务目的是指导合理用药，收集药物安全性和疗效等信息，建立药学信息系统，提供用药咨询服务。其内容包括向患者提供药物本身特性、药物疗效、不良反应等信息；向药品供应商提供药物市场需求、临床应用变化等信息；向药物研发者提供疾病变化趋势、药物疗效、新药研究进展等信息，向政府提供药物使用的安全性、有效性及宏观调控药品市场等方面的信息。

10. 不良反应监测和报告　药品不良反应的监测和报告是把分散的不良反应病例资料汇集起来，并进行因果关系的分析和评价，及时上报和网报。其目的是及时发现、正确认识不良反应，并采取相应的防治措施，减少药源性疾病的发生以及保证不良反应信息渠道畅通和准确，保证科学决策，发挥药品不良反应监测工作的"预警"作用。

11. 健康教育　健康教育是医务人员通过有计划、有目的的教育活动，向人们介绍健康知识，进行健康指导，促使人们自觉地采纳有益于健康的行为和生活方式，消除或减轻影响健康的危险因素，预防疾病、促进健康和提高生命质量。对公众进行健康教育是药学服务工作的一项重要内容。药师开展药学服务，在为患者的疾病提供药物治疗的同时，还要为患者及社区居民的健康提供服务。通过开展健康知识讲座、提供科普教育材料以及提供药学咨询等方式，讲授相应的自我保健知识。重点宣传合理用药的基本常识，目的是普及合理用药的理念和基本知识，提高用药依从性。

二、药学服务方法

随着社会的发展，医疗水平的提高，人们对于药学服务提出了更高的要求。药学服务已从以保障药品供应为中心转变为以患者为中心，从以药品调配、药物制剂工作为主体转变为以协助医生制定用药方案为主体。目前药学服务方法主要有：

1. 提供用药信息和用药咨询　药师通过各种形式为医护人员、患者、家属提供药品和用药咨询，如通过门诊药房窗口、社会药房、查房、会诊、义诊、电话、网络接受医务人员、患者及其家属对有关药品详细信息的咨询服务。针对不同人群、不同疾病、不同药品进行宣传教育，向其介绍药品的相关知识，包括药品性能、功效、用法用量以及不良反应等。向某些特殊疾病人群，如老年人、哺乳期妇女、婴幼儿及肝、肾功能不全者重点介绍用药注意事项、用药禁忌证等，为患者提供合理用药指导和安全用药宣传。

2. 处方分析　处方分析包括处方审核、处方点评等。进行处方分析，可采用金额排序法，也可以限定日剂量来计算用药频度，用药频度越大，说明药物的使用频度越高，反映临床对该药的选择倾向性越大。我国《处方管理办法》明确规定，医疗机构应当建立处方点评制度，填写处方评价表，并有药师以上专业技术职务任职资格的人员负责处方审核、评估、核对、发药以及安全用药指导。临床药师通过审核处方和医嘱，不仅可以促进药物合理应用，还可以控制医疗成本，节约医疗资源。社会药房药师通过处方审核分析，保证处方的安全有效。

3. 药学监护　药学监护（pharmaceutical care，PC）是临床药师与患者及其他医务人员共同制定、监控治疗方法的过程，临床药师可根据药物动力学的特点选择合适的药物，避免药物相互作用，减少药物不良反应，促进合理用药和个体化用药。药学监护的目的是提高临床药学服务质量，扩展服务内容。通过药学监护鉴别潜在的或已经发生的药源性问题，如选择药品不当、治疗剂量不足、服药过量、药物不良反应、药物相互作用和药物滥用等；解决已经发生的药源性问题；防止潜在的药源问题的发生。其方法可以通过测定患者的血样、尿样、泪样等体液中药物的浓度，可以为药物中毒等疾病的诊断提供有价值的线索，保证临床用药方案的合理、有效。

4. 药学宣教服务　利用医院药讯、药事网等多种专业信息平台提供药学服务，加强药学专业知识宣教，全面普及和提高患者对于药学知识的认识，还可以深入临床进行宣教工作，使患者获得更多的药物信息，消除患者对不良反应的恐惧心理。尤其是基层医院，临床药师更要加大药学宣教的力度，普及药学知识，促进临床更加安全、有效、合理地用药。

5. 药历书写 药历书写可跟踪医生用药，记录用药的全过程，是药师开展药学服务的必备资料，对用药有疑问的地方向医生请教，询问用药理由，提出合理用药的建议，书写药历时对发现的问题应及时解决，通过药历的记录，将分析用药过程中出现的问题及时反馈给临床医生，可避免用药不当的重复发生，起到辅助医生合理、安全用药的作用。

6. 药物经济学研究 药物经济学是药物学与经济学相结合的一门新兴应用性边缘学科。它将经济学原理、方法和分析技术应用于评价药物治疗过程，以此指导临床药师制定合理的治疗方案。通过药物经济学研究，提供具有较高性价比的治疗方案，尤其是对老年慢性病、多发病具有很好的指导意义。药物经济学研究核心是将有限的卫生资源发挥最大的社会经济效益，努力使药物安全、高效、经济地为患者服务。

三、药学服务管理

1. 医疗机构的药学服务管理 医疗机构应设药师门诊和住院部临床药学室，为门诊患者及住院患者提供药学服务。药师门诊的主要任务是审核医师处方，可通过网络与医师沟通、交流，建议医师修改不合理处方；为患者讲解用药方案，并由患者认可用药方案后，患者在处方上签字确认。药师门诊应配有网络设备、合理用药电子软件、部分工具书等。当班药师应由具有一定医学知识和较高药学知识，并有多年药学工作经验，有一定沟通能力的资深药师担任。

住院部临床药师应与临床医师共同查房，参与并审核用药方案的合理性。临床药师应发挥专业优势，利用血药浓度监测、药动学参数等，为患者设计个体化给药方案；宣传合理用药知识；监测药品不良反应；记录药历。

医疗机构药学服务管理的重点是要强化药师门诊制和药师负责制。药师门诊制就是从制度上保证有药师为门诊患者用药效果负责。药师负责制就是医疗机构各类药师都应对患者用药全程的效果负责。充分体现药师在以患者利益为中心，为患者用药安全、有效、经济、适宜把关，审核医师用药方案。

2. 社会药房的药学服务管理 社会药房的药学服务是以医药消费者利益为中心，由社会药房药师为消费者提供用药安全、有效、经济的服务。社会药房是为解决老百姓常见病、慢性病用药提供药学服务的场所。社会药房的药学服务工作做好了，可以减轻医疗机构药学服务的压力，缓解百姓"看病贵""看病难"。

社会药房的药学服务应为医药消费者提供用药咨询、审核医师外配处方、调配处方药、推荐应用非处方药、指导用药、合理用药宣传、收集用药信息、监测药品不良反应、记录药历等，对医药消费者的用药全程负责。药品监管部门、人力资源和社会保障部门应按药品经营质量管理规范要求，严格管理，对驻店药师、执业药师进行资格审核，明确药师的职责，加强药师对药品质量的监督检查管理，对符合要求的社会药房，能提供高水平药学服务的社会药房，应给予医保定点资格。

3. 社区药学服务管理 社区药学服务是医疗机构和社会药房药学服务的补充和延续，社区药师是指基层乡镇卫生院和城镇社区卫生服务机构等的药师，除了应完成一般医疗机构的用药咨询、指导用药等药学服务的任务外，还应走进社区，深入家庭，了解社区居民的用药情况，发现家庭用药存在的问题，帮助清理家庭小药箱，为慢性病患者建立、管理、应用终生药历，分析用药的合理性，及时纠正不合理用药，宣传合理用药知识等。社区药师应是社区居民的家庭药师，为社区居民家庭用药的安全、有效、经济、适宜性把关、负责。社区药师在社区，以社区居民利益为中心，应为社区居民有病选医院、选医师或应用非处方药治疗小病等提出合理性建议，让社区居民有病不乱投医、不乱用药，能合理使用医疗卫生资源和药物资源。

对社区药学服务管理，应通过制定社区药师工作目标，下达社区药学服务任务，明确社区药师职责，规范社区药师工作流程，以提高社区居民的合理用药率，降低社区药品不良反应发生率等。

4. 药师的管理　药学服务的提供者是药师，是掌握一定医药知识，并有一定工作经验的药学专业人员，药学服务水平的高低，与药师掌握的医药学知识及技能相关。在药学服务管理过程中，制定在职药师学习、进修制度，鼓励药师掌握新知识、新技术。药师可通过远程教育、中短期培训班等形式进行学习提高，加强在职药师继续教育的考核管理办法，不断提高药师药学服务质量。

在药学服务工作中，药师通过治疗方案把关，处方审核，处方点评，用药咨询等工作提高治疗效果，提高全社会对药师的信任度，逐步形成尊重药师的工作氛围，充分调动药师的积极性，充分发挥其药学科技知识在药学服务中的作用。

5. 药学服务的网络管理　加强药学服务网络建设管理，对提高药学服务具有重要的意义。鼓励各级医疗机构及社会药房建立药师网和药学服务网络，在药师网络中，可邀请一些医学专家加入其中，上级药师可通过局域网、电子邮箱等网络功能，在药学服务知识、技能上，辅导和指导下级药师；下级药师可以向上级药师请教工作中遇到的用药问题等。鼓励药师之间，通过网络，实现资源共享，为患者提供高水平的药学服务。

第三节　发达国家药学服务介绍

一、美国药学服务现况

1997 年美国临床药学院正式提出由药师参与的合作药物治疗管理，在这一模式下，药师与医生共同协商开方。药师的主要职责是明确治疗目标，为这一目标设计药物治疗方案，并对整个用药过程进行监测。药师必须综合分析信息，根据与其他服务人员交谈所获得的信息、病人情况、疾病类型和医生提出的治疗观点拿出用药方案；综合和管理所有的药学服务所必需的人和药品等资源。美国临床药师的工作步骤包括与患者建立联系；建立患者药历；评价患者资料；参与制定药物治疗方案和效果评价标准；记录患者用药情况等，并详细规定了具体过程。

到 2003 年，美国已有 75% 的州立法或在原来各州的医疗实践法基础上进行修改，以促进药师在患者药物治疗中发挥作用。2001～2003 年间，美国的参众两院都提出修改社会保障法以确认药师为享有医疗保险的患者提供服务的法律地位。由此可见，美国药师与医生合作进行药物治疗的药学服务是有法律保证的。

二、英国药学服务现况

药师在英国作为卫生执业人员，必须通过注册考试方可注册和执业。药师获得英国药政总局（General Pharma-ceutical Council，GPhC）颁发的药师注册证书即可在全国范围的医院、药店从事相关工作。英国相关法律法规，每个药店必须在有药剂师在场的情况下才能营业，药剂师的主要职能是临床检查，处方药未经药剂师审核不能发药，药店其他的工作人员也都受过严格的训练，并且具有一定的专业水准。在英国的每个村镇、城市小区，都会有以当地卫生院为中心的医疗团队，通常情况下，药店就分布在其周围，英国的社区卫生用药都是以私人承包制的形式来供应。英国政府也出台了一些相关的优惠政策，比如有糖尿病、甲状腺疾病等特定的病症，所有药物免费。需要长期用药的病人如高血压，可以申请提前预付，这样也可以相对减少用药的支出。从事医院药学服务的主要为两种药学专业背景的人员：一是药学硕士毕业的药师，二是经过2～3年药学专科教育的药学技术员。药学技术员在药师指导下从事具体处方操作型工作如调配药品、转抄处方、核对病人的自带药品等，为临床药师承担部分工作，临床药师80%以上的时间就能去病房参与临床治疗工作。临床药师药学服务主要内容为药学查房、医嘱审核、出院用药教育、参与临床用药规范的制定等。

三、德国药学服务现况

德国医院药房只负责为医院的住院病人提供药品，而且不是每个医院都有药房，只有较大型的医院才有药房，一般一个医院药房为五六家医院的药品供应提供服务，德国社会药房一般为注册药剂师自己开的私人药房。门诊病人在私人诊所或医院门诊部看病后，凭处方只能到社会药房去才能得到药品。因此社会药房才是药学服务的主要阵地。在德国，药学工作人员分工明确，在社会药房，药品采购、保管人员担任药品的采购、保管及其他非专业性工作，但不允许担任调配、制剂和药检工作，一般情况下也不允许此类人员在前台出现。药学技术人员在药师当班的情况下，可以负责调配、制剂和药检等各项工作，否则不允许单独工作。药师在社会药房负责全面工作，包括调配、制剂、药检、咨询及指导、监督、管理和把关工作。德国有严格的法律法规，对于社会药房从业人员准入有严格要求。2004年以前，德国没有连锁社会药房，2004年以后政府允许一名药师最多开设三个社会药房，尽管这样，德国的社会药房数量多，但规模都不是很大。德国社会药房药学服务的内容一般包括与药品相关的安全用药与有效用药指导、健康教育，针对不同疾病类型的顾客建立药历，健康教育资料的发放等。

四、日本药学服务现况

2000年以后，日本药学服务的发展更加全面。社区药房药师对患者购买或使用的药物要尽力提供全面的药物信息。严重的老龄化社会更加依赖药师的服务。临床药师为住院患者提供综合的药学监护，包括药物信息服务、住院期间和出院前的药疗指导，通过用药记录为社区药师提供医疗信息。日本药师的工作已从单纯的药品调剂逐步发展为以病人为中心的药学服务，药师在医院里发挥着用药风险管理者的作用，药师的工作着力于防范医疗差错，防止不良反应的发生及减少感染等，以提高病人的生活质量。作为用药风险管理者，日本的医院药师每天需要开展的工作包括提供药物信息及药物信息的计算机筛查；审核处方；核实病人在住院前的药物使用情况；根据处方进行输液的无菌配制；参与医疗小组，实施个体化药物治疗；用药指导和促进用药依从性；治疗药物监测；病人出院前的用药指导，通过医院药师和社区药师合作从而提高病人的用药安全性等。日本药师的职责已不仅限于在零售药店、医院药房审核调剂处

NOTE

方，指导用药，还要参与普及保健事业。

【课后案例】

未来医院药学的展望

21世纪药师的基本任务就是实施药学监护。药学监护在中国得到药学界和医院药学人员的普遍关注。随着人民生活水平的日益提高，对健康保健特别是对用药的要求上升到提高治疗质量，甚至生存质量的高度，因此开展药学监护的客观条件逐渐形成；许多药学领域的领导者已经接受了药学监护思想，并且正在计划和实施使药房从单纯的调配功能向临床专业的转化。未来的医院药师应该既懂药又了解临床，其基本工作内容有：血药浓度监测与解释、临床治疗咨询与会诊、单剂量作业、病人出院后药物使用教育、门诊病员药物咨询、药物不良反应监察与鉴定、新型科研制剂开发、参与新药临床评价方案的制定等。通过发挥药师的专业特长，保证理想的用药结果，降低因药物有关的医疗费用。尽可能使每一位病人在接受药物治疗后能够保持正常的机体功能和精神状态，生活得健康幸福。

【思考】

1. 我国药学监护目前存在的问题有哪些？

2. 针对我国目前的医院药学监护你有何意见和建议？

【思考题】

1. 药学服务的内容有哪些？

2. 药师职业道德是什么？

3. 执业药师的职责有哪些？

4. 简述执业药师职业道德准则。

5. 执业药师注册的条件有哪些？

6. 哪些情况需要对执业药师进行注销注册？